E-Book inside

Mit dem Kauf dieses Buchs erhalten Sie das zugehörige E-Book gratis. Sie können dabei aus drei Dateiformaten wählen: EPUB (gängiges Format für E-Reader und Tablets), PDF (für PC und Laptop) oder MOBI (für den Amazon Kindle). So kommen Sie an Ihr kostenloses E-Book:

Rufen Sie im Internet diese Website auf:
↗ http://www.junfermann.de/ebook-inside

Geben Sie den unten stehenden Code in das dafür vorgesehene Feld ein und klicken Sie → Code einlösen. Nach Eingabe Ihrer E-Mail-Adresse und Auswahl des E-Book-Formats erhalten Sie sofort einen Download-Link für das gewünschte E-Book an Ihre E-Mail-Adresse.

Bitte beachten Sie, dass der Code für Sie personalisiert wird und nur einmal gültig ist. Die Datei müssen Sie zunächst auf Ihrem Computer speichern, bevor Sie sie auf ein mobiles Endgerät überspielen können.

AF645068

3NJFNPQP

Julia Arnhold & Hannah Hoppe

Verhaltenssüchte erfolgreich behandeln

Ein schematherapeutisches Praxisbuch

JULIA ARNHOLD & HANNAH HOPPE

VERHALTENSSÜCHTE ERFOLGREICH BEHANDELN

EIN SCHEMATHERAPEUTISCHES PRAXISBUCH

Junfermann Verlag
Paderborn
2020

Coverfoto © smartboy10 (www.istockphoto.com)

Covergestaltung / Reihenentwurf JUNFERMANN Druck & Service GmbH & Co. KG, Paderborn

Satz & Layout JUNFERMANN Druck & Service GmbH & Co. KG, Paderborn

Bibliografische Information der Deutschen Nationalbibliothek Die Deutsche Nationalbibliothek verzeichnet diese Publikation in der Deutschen Nationalbibliografie; detaillierte bibliografische Daten sind im Internet über http://dnb.d-nb.de abrufbar.

ISBN 978-3-7495-0112-0
Dieses Buch erscheint parallel als E-Book.
ISBN 978-3-7495-0118-2 (EPUB), 978-3-7495-0120-5 (PDF), 978-3-7495-0119-9 (MOBI).

Inhalt

Vorwort

Verhaltenssüchte scheinen zuzunehmen. Zumindest sind sie in den letzten Jahren verstärkt in unser Bewusstsein gerückt und tauchen entsprechend häufiger in Therapien als Thema auf, sei es (Online-)Shoppen, Spielen, Sport, Sex oder exzessives Arbeiten. Angesichts dieser Ausgangslage ist es aus meiner Sicht sehr dankenswert, dass sich zwei (in der Therapie überhaupt und in der Schematherapie im Besonderen) ausgesprochen erfahrene Kolleginnen dieser Thematik annehmen und in diesem Buch überzeugend aufzeigen, wie die Behandlung von Alltagssüchten auf eine schematherapeutische Basis gestellt werden kann, ergänzt durch bewährte verhaltenstherapeutische Interventionen. Das gibt dem Buch eine sehr breite Fundierung. Denn wie z. B. auch bei Essstörungen oder Zwängen kann eine schematherapeutische Behandlungskomponente das Verständnis für die Störung und deren biografische Einbettung und damit die Motivation für die und die Compliance in der Behandlung erhöhen und damit mutmaßlich zu einem besseren Behandlungsergebnis beitragen.

Für mich bestiсht das Buch durch eine sowohl differenzierte, als auch äußerst anschauliche Darstellung der Erscheinungsformen von Verhaltenssüchten, durch deren solide Diagnostik, eine umfassende Skizzierung des Modus-Modells (das passgenau auf das spezielle Erleben der Betroffenen zugeschnitten wird) und einem extrem praxisnahen Interventionsteil. Die Kreativität der beiden Autorinnen drückt sich z. B. darin aus, dass sie erkannt haben, dass es neue Modi braucht, um die verinnerlichten Muster adäquat abzubilden. Diese haben die beiden wegen des vernachlässigenden Verhaltens der Eltern sehr treffend „Laissez-faire-Modi" genannt – ist bei den Betroffenen doch gerade ein Mangel an Begrenzung und entsprechend eine zu gering ausgebildete Impulskontrolle ein wesentlicher Teil des Problem. Dieses Elternverhalten konnte bisher im Modus-Modell nicht angemessen beschrieben werden. Die anschauliche Darstellung der Grundbedürfnisse zeigt den Behandelten hingegen, was sie „eigentlich" brauchen und was sie tun können, um es nachhaltig zu bekommen. Dabei wird auch auf neuere Entwicklungen wie die Einbeziehung von Achtsamkeit in die Behandlung eingegangen. Auch da ist das Buch absolut *up to date*.

In der extrem differenzierten Darstellung der Interventionen, die verschiedene Optionen für alle Eventualitäten beinhaltet, zeigt sich intime Fachkenntnis der Autorinnen. Entsprechend gibt es auch ein eigenes Kapitel für den Umgang mit schwierigen Therapiesituationen. Damit das Ganze übersichtlich bleibt, wird das Wesentliche immer wieder pointiert zusammengefasst.

In zukunftsgerichteten Imaginationen wird z. B. auf ein Leben ohne Verhaltenssüchte bildlich-erlebnisnah vorbereitet. Diese Methode wird auch in der Sportpsychologie angewendet, indem etwa Slalomläufer die Ideallinie durch die Slalomstangen imaginativ antizipieren, was zu einem geschmeidigeren Bewegungsablauf beiträgt. Diese Erkenntnisse auf den Bereich der Psychotherapie zu übertragen ist innovativ. Eine störungsspezifische Stühlearbeit adressiert die störungsimmanente Veränderungsambivalenz.

Den Abschluss bilden wichtige Hinweise für Angehörige, die für lange Zeit mehr unter dem entgrenzten Verhalten der Betroffenen leiden als diese selbst. Es bleibt kein Bereich dieser durchaus komplexen Thematik unberührt, weshalb das Buch auch einen gewissen Umfang hat. Es gibt aber keine Längen beim Lesen, denn alles ist in einer lebendigen, sehr empathischen Sprache beschrieben, bei der das tiefe Verständnis und das Mitgefühl der Autorinnen für „ihr" Klientel immer spürbar ist. Zahlreiche Fallbeispiele und Metaphern tragen zur Anschaulichkeit bei, sodass es Freude macht, dieses Buch zu lesen. Hier und da fühlt man sich vielleicht sogar mit einem Augenzwinkern etwas ertappt, aber nie bewertet. Also ein rundherum gelungenes Buch. Daher wünsche ich ihm viele zufriedene Leser*innen, die es unbedingt verdient hat.

Frankfurt, im Oktober 2020

Eckhard Roediger

Einleitung

Nachdem wir im Mai 2019 den Selbsthilferatgeber *Ausstieg aus Verhaltenssüchten: Wie Schematherapie helfen kann* veröffentlicht haben, der eine CD mit Instruktionen für die Anwendung zu Hause beinhaltet, zeichnete sich auch seitens unserer Kolleg*innen schnell ein großes Interesse am Thema ab. Mit diesem Fachbuch reagieren wir auf die starke Nachfrage der Behandelnden und richten uns gezielt an angehende und zertifizierte Schematherapeut*innen, an Suchtexpert*innen und an Psychotherapeut*innen aller Schulen mit Interesse an neuen Ansätzen zur Behandlung der Verhaltenssüchte. Fachbuch und Ratgeber sind gut aufeinander abgestimmt, sodass Sie Ihren Patient*innen den Ratgeber als Unterstützung für die Zeit zwischen den Sitzungen empfehlen können.

Klinische Relevanz haben die Verhaltenssüchte in der psychotherapeutischen Praxis schon lange. Mit den Neuerungen in der 11. Auflage der *International Classification of Diseases* (ICD-11) und in der 5. Auflage des *Diagnostic and Statistical Manual of Mental Disorders* (DSM-5) kommt eine formale Relevanz hinzu.

Menschen, die an Verhaltenssüchten leiden, erleben vergleichbare Beeinträchtigungen in ihrem Leben wie Menschen mit stoffgebundenen Süchten. Ein bestimmtes Verhalten oder eine bestimmte Aktivität nimmt in ihrem Alltag zu viel Raum ein, kann in Ausmaß und Intensität nicht mehr kontrolliert werden und hat schädliche Auswirkungen auf die soziale Funktionsfähigkeit und die Rollenfunktion der Betroffenen, manchmal auch auf die physische Gesundheit. Betroffene haben das Gefühl, kontrolliert zu werden von dem Drang, einer oder mehrerer der folgenden Aktivitäten nachzugehen: Online- oder Glücksspielen (einschließlich Sportwetten), Nutzung des Internets, Kaufen eigentlich nicht benötigter Produkte, Sex, Arbeit oder Sport.

Abgesehen von den inhaltlichen Herausforderungen der Psychotherapie der Verhaltenssucht, die mit den bisherigen, vorrangig lerntheoretisch basierten, Ansätzen in der klinischen Praxis oftmals an Grenzen stößt, gehören ambivalente Veränderungsmotivation, „Widerstand" und Irritationen der therapeutischen Beziehung zu den häufig beklagten Fallstricken der Behandlung.

Unser schematherapeutisches Modus-Modell der Verhaltenssucht und die daraus abgeleiteten Interventionen ermöglichen zum einen die auf Nachhaltigkeit der Veränderung ausgerichtete Erweiterung klassisch verhaltenstherapeutischer Methoden. Zum anderen bietet das Modell elegante Möglichkeiten, mit schwierigen Therapiesituationen umzugehen, ohne direktiven Veränderungsdruck aufzubauen oder eigene Gefühle von Hilflosigkeit oder Ärger ungesund wegzuschieben. In der Schematherapie dürfen beide Seiten, Patient*innen und Therapeut*innen, *alle* Gefühle empfinden. Sie sind Basis und Gegenstand der Therapie und der therapeutischen Beziehung.

Das Fachbuch thematisiert ebenso wie der Ratgeber ganz bewusst nicht eine spezifische Verhaltenssucht im Sinne von „Behandlung der Onlinesucht" oder „Behandlung der Kaufsucht". Wir haben uns vielmehr dazu entschlossen, uns an den Gemeinsamkeiten aller suchtartig ausgeführten Aktivitäten zu orientieren und diese in ihrem Kern anzugehen. Dieses Vorgehen haben wir deshalb gewählt, weil es aus unserer Sicht ein verbindendes Element zwischen den Verhaltenssüchten gibt, das angegangen werden muss, wenn nachhaltige Lösungen angestrebt werden: den Ursprung des Problems in einer Frustration emotionaler Grundbedürfnisse. Diesen Wesenskern von Verhaltenssucht sehen wir am trefflichsten beschrieben und erklärt im schematherapeutischen Modus-Modell, das zudem nachhaltig wirksame Ansätze zur Veränderung bietet.

Die Schematherapie ist ein vergleichsweise junger psychotherapeutischer Ansatz, der in den 1990er-Jahren von dem amerikanischen Psychotherapeuten Jeffrey Young entwickelt worden ist. Seine ersten Ansätze wurden in den folgenden Jahren und Jahrzehnten stetig weiterentwickelt von einer Vielzahl, der Wissenschaft ebenso wie der Praxis verschriebenen Kolleg*innen. Ausgangspunkt der Entwicklung waren wiederholt beschriebene Grenzen, an die klassische psychotherapeutische Methoden immer wieder stießen und die sie aus sich heraus nicht zu überwinden vermochten. Die Schematherapie fußt vorrangig auf Prinzipien der kognitiven Verhaltenstherapie sowie der Gestalttherapie, die erweitert wurden um gefühlsaktivierende Methoden und den Fokus auf die Verbindung zwischen aktuellen Problemen erwachsener Personen und den Bedingungen der früheren kindlichen und jugendlichen (zwischenmenschlichen) Erfahrungen, die sich als Schemata einbrennen. Im Zentrum steht die Annahme, dass jeder Mensch mit emotionalen Grundbedürfnissen geboren wird, deren angemessene Befriedigung entscheidend ist für eine stabile und „satte" seelische Entwicklung zu einem gesunden Erwachsenen, der befriedigende zwischenmenschliche Beziehungen eingehen und aufrechterhalten kann, seine Gefühle und Bedürfnisse wahrnimmt und berücksichtigt und mit den Herausforderungen, Schwierigkeiten und steinigen Etappen des Lebens konstruktiv umgeht. Werden diese emotionalen Grundbedürfnisse im Laufe der kindlichen Entwicklung verletzt oder frustriert, kann der Aufbau eines gesunden erwachsenen Ichs behindert werden, während jene Strategien begünstigt sind, die in der Ursprungssituation einen Schutz für das Kind darstellten, im späteren Leben aber problematisch werden können – so zum Beispiel die Verhaltenssucht.

In der stetigen Weiterentwicklung der schematherapeutischen Grundlagen werden wissenschaftlich fundierte Erkenntnisse aus der Bindungstheorie, der Transaktionsanalyse und der Neurobiologie sowie die Beobachtungen aus der täglichen psychotherapeutischen Arbeit mit Patient*innen berücksichtigt.

Im schematherapeutischen Modus-Modell wird die Verhaltenssucht, unabhängig davon, um welche spezifische Aktivität es geht, als Verhaltensstrategie im Rahmen eines Bewältigungs-Modus verstanden. Also als Versuch, mit psychischem Schmerz umzugehen, der sich in früheren Erfahrungen von Bedürfnisfrustration begründet. Dieser Versuch produziert jedoch zum einen auf lange Sicht zu hohe Kosten und heilt zum anderen den Schmerz nicht, sondern betäubt ihn nur, weshalb er immer wieder aufs Neue bekämpft werden muss.

Eine Variante der Verhaltenssucht, die wir in diesem Buch ebenfalls beschreiben, ist Ausdruck dysfunktionaler Kind-Modi, die aufgrund eines Mangels an unterstützender Orientierung und Begrenzung in der Kindheit als übermäßige Tendenz zu Impulsivität oder Undiszipliniertheit im Erwachsenenalter fortbestehen.

Dieses Fachbuch gibt zunächst einen Überblick über das klinische Erscheinungsbild, Epidemiologie, Diagnostik und bisherige Erklärungsansätze der Verhaltenssüchte. Wir gehen auf die neue Konzeptualisierung der Verhaltenssüchte im schematherapeutischen Modus-Modell ein und stellen in diesem Zusammenhang auch die allgemeinen Grundlagen der Schematherapie, insbesondere die Rolle von Gefühlen und emotionalen Grundbedürfnissen, dar.

Im nächsten Kapitel beschreiben wir schrittweise die konkreten therapeutischen Interventionen. Eine wichtige Funktion im Rahmen der Schematherapie haben die emotionsaktivierenden Methoden (Imaginationen, Stühledialoge), auf denen behaviorale Strategien aufbauen, die wiederum ergänzt werden um Tools aus der klassischen Verhaltenstherapie, der Akzeptanz-Commitment-Therapie und aus achtsamkeitsbasierten Ansätzen.

Der zweite Schwerpunkt des Buches neben der Beschreibung der Interventionen ist die Gestaltung der therapeutischen Beziehung nach den Prinzipien der begrenzten Nachbeelterung. Mithilfe dieser Prinzipien hilft der*die Behandelnde den Patient*innen dabei, alte maladaptive Modi zugunsten funktionalerer Modi zu überwinden. Zudem bieten sie wirksame Ansätze zur Auflösung schwieriger Therapiesituationen wie zum Beispiel Ambivalenz, Unaufrichtigkeit, Unzuverlässigkeit, Verantwortungsabgabe oder Symptomverschiebung aufseiten der Patient*innen oder Gefühle von Ärger, Hilflosigkeit und Frustration aufseiten der Therapeut*innen.

In den abschließenden Abschnitten wird der Umgang mit Rückfällen sowie der Einbezug von Angehörigen thematisiert.

Das Buch bemüht sich um größtmögliche Anschaulichkeit und bedient sich vor allem in den Kapiteln zu den Interventionen und zur therapeutischen Beziehung auch konkreter Beispiele aus der psychotherapeutischen Praxis.

In unserem 2019 erschienen Ratgeber zum selben Thema hatten wir uns zur Vereinfachung der Lesbarkeit noch dazu entschlossen, auf die gleichzeitige Verwendung der männlichen und weiblichen sowie intersexuellen Sprachform zu verzichten. Wir hatten die männliche Form gewählt und in der Einleitung darauf hingewiesen, damit die gesamte Leserschaft anzusprechen, Männer, Frauen und diversgeschlechtliche Menschen. In der Nachschau haben wir unsere Entscheidung noch einmal kritisch reflektiert und sind dabei zu dem Schluss gekommen, dass die vereinheitlichte Sprachform zur Vereinfachung der Lesbarkeit nicht mehr zeitgemäß und das Risiko der Zementierung von Diskriminierung zu groß ist. Zugunsten der Gleichberechtigung und zum Schutz der Würde aller Menschen sollte uns allen eine gewisse Einschränkung der guten Lesbarkeit zuzumuten sein. In diesem Buch wird daher eine geschlechtergerechte Sprachform verwendet.

Ihre Julia Arnhold und Ihre Hannah Hoppe

Berlin und Köln im Juni 2020

1. Klinik der Verhaltenssüchte

1.1 Phänomenologie

1.1.1 Klinische Beschreibung

Gegenstand einer Verhaltenssucht können Verhaltensweisen und Aktivitäten werden, die grundsätzlich normal, unproblematisch und gesellschaftlich akzeptiert sind. Diesen Aktivitäten gehen sehr viele, in manchen Fällen die allermeisten, Menschen in mehr oder weniger starkem Ausmaß mehr oder weniger regelmäßig nach: im Internet surfen (inklusive Streaming / Serien schauen), soziale Medien nutzen, Sex haben oder Pornografie konsumieren, online oder im Geschäft shoppen, arbeiten, Sport treiben, klassisches Glücksspiel oder Online-Games spielen. Normalerweise sind diese Aktivitäten weder für die Person selbst noch für andere Menschen mit negativen Konsequenzen verbunden. Im Gegenteil: Es sind Verhaltensweisen, die prinzipiell guttun, die Freude oder Lust bereiten und sogar die Gesundheit und das Wohlbefinden verbessern können.

Gleiches gilt auch für den mäßigen Genuss von Alkohol. „Ein Gläschen in Ehren" schadet nach heutigem Wissensstand dem Körper nicht, sondern wird sogar als „Superfood" für das Herz-Kreislauf-System gehandelt. Im Übermaß kann Alkohol jedoch zum Suchtmittel werden und gravierende gesundheitliche und soziale Schäden anrichten.

Genauso sind Internetnutzung, Arbeit, Sex usw. prinzipiell salutogen. Im Übermaß ausgeübt können diese Aktivitäten jedoch zu einer stoffungebundenen beziehungsweise Verhaltenssucht werden.

In Anlehnung an die sechs von Griffiths (2005) postulierten allgemeinen klinischen Kriterien der Verhaltenssucht beschreiben wir im Folgenden das Erscheinungsbild der Verhaltenssucht.

Salienz

Spielen, Surfen, Sex, Sport, Einkaufen, Medienkonsum oder Arbeiten werden im Leben Betroffener zur wichtigsten Aktivität. Sie beherrscht die Gedanken (einhergehend mit Präokkupation und kognitiven Verzerrungen), die Gefühle (einhergehend mit Verlangen / Craving) und das Verhalten (einhergehend mit Beeinträchtigungen sozialisierter Verhaltensmuster).

Betroffene beschäftigen sich gedanklich vorwiegend mit der Aktivität, empfinden ein starkes Verlangen, der Aktivität nachzugehen und haben sich ihr zugunsten von anderen wichtigen Aktivitäten und sozialen Kontakten zurückgezogen.

Selbst wenn Betroffene der Aktivität gerade nicht nachgehen, denken sie zum Beispiel daran, wie sie es das nächste Mal tun werden.

Beeinflussung der Stimmung

Die Beschäftigung mit der jeweiligen Aktivität führt rasch zu einem Hochgefühl oder aber zu einer Betäubung unangenehmer Gefühle, sodass die Aktivität instrumentellen Charakter bekommt.

Toleranz

Wie bei den stoffgebundenen Süchten kommt es auch im Rahmen von Verhaltenssüchten zu einer Toleranzentwicklung. Um die gewünschte Befriedigung beziehungsweise das Hochgefühl oder die Betäubung zu erreichen, müssen Betroffene der Aktivität in immer größerem Ausmaß nachgehen, was womöglich mit einer Ausdehnung der Investition von Zeit und / oder Geld einhergeht. Eine kaufsüchtige Person muss zum Beispiel mehr Kleidungsstücke, Gegenstände etc. kaufen, eine spielsüchtige Person muss höhere Wetteinsätze machen, um das zufriedenstellende Maß an Euphorie oder Ablenkung zu erreichen.

Entzugssymptome

Entzugssymptome wie Stimmungsschwankungen, Zittern, Nervosität, innere Unruhe oder Schlafstörungen treten auf, wenn Betroffene der Aktivität nicht in der gewünschten Weise und Häufigkeit nachgehen können.

Konflikt und Kontrollverlust

Betroffene erleben interpersonelle Konflikte und Beeinträchtigungen des sozialen und Rollenfunktionsniveaus aufgrund der intensiven Beschäftigung mit dem Verhalten. Familie, Freunde oder Partner fühlen sich vernachlässigt oder Betroffene können ihre Arbeit nicht zur Zufriedenheit erledigen. Betroffene erleben auch einen intrapsychischen Konflikt. Sie spüren einerseits ein großes Verlangen, sich mit der Aktivität zu beschäftigen. Andererseits möchten sie diesem Druck nicht nachgeben, aus Sorge, dass sie in eine Abhängigkeit geraten sein könnten: Betroffene erleben die Unfreiheit und die aversiven Nebenwirkungen des übermäßigen Verhaltens als unangenehm.

Betroffene einer Verhaltenssucht erleben wie Menschen mit stoffgebundenen Süchten einen Kontrollverlust, während sie der Aktivität nachgehen. Sie beschäftigen sich also deutlich häufiger, länger oder intensiver mit der Aktivität als ursprünglich geplant. Sie sind auch dann mit der Aktivität beschäftigt, wenn sie eigentlich beruflichen, schulischen, häuslichen oder sozialen Verpflichtungen nachgehen sollten. Auch wenn Betroffene bereits festgestellt haben, dass die Beschäftigung mit der Aktivität immer wieder zu sozialen, finanziellen, psychischen oder körperlichen Problemen führt, können sie sich nicht von ihr abwenden.

Rückfall

Betroffene, die schon einmal versucht haben, der fraglichen Aktivität für eine Weile nicht nachzugehen, machen die Erfahrung, dass sie leicht „in alte Muster" zurückfallen, also Rückfälle erleben. Oder aber jedweder Versuch, der Aktivität einmal nicht nachzugehen, scheitert im Ansatz.

Übersicht: Allgemeine Kriterien zur Identifikation einer Verhaltenssucht

(Vgl. Griffiths, 2005)

Salienz:	Das Verhalten wird zur wichtigsten Aktivität im Alltag: Gedanken, Gefühle und Handlungen sind davon beherrscht, andere Lebensbereiche werden vernachlässigt.
Beeinflussung der Stimmung:	Das Verhalten führt zu einem Hochgefühl oder betäubt unangenehme Gefühle, sodass es eine stimmungsregulierende Funktion bekommt.
Toleranz:	Um die gleichen Effekte auf die Stimmung zu erzielen, sind immer höhere „Dosen" des Verhaltens notwendig.
Entzugssymptome:	Es treten unangenehme emotionale oder körperliche Empfindungen auf, wenn dem Verhalten nicht nachgegangen werden kann.

Konflikt und Kontrollverlust:	Das Verhalten führt zu interpersonellen und / oder intrapsychischen Konflikten, zu Rückzug von sozialen Kontakten, Hobbys und Interessen oder verhindert die Erledigung von Verpflichtungen und / oder ruft innere Spannung hervor. Das tatsächliche Ausmaß der Ausübung des Verhaltens überschreitet das geplante Ausmaß. Fortführung des Verhaltens trotz aversiver Auswirkungen.
Rückfall:	Es besteht eine Tendenz, immer wieder in exzessive Verhaltensmuster zurückzufallen und nur für kurze Phasen Abstand davon nehmen zu können.

1.1.2 *Fallbeispiele*

Im Folgenden möchten wir zur Veranschaulichung des klinischen Bildes und seiner Heterogenität einige Fallbeispiele vorstellen.

Internet- / Onlinesucht

Verloren im World Wide Web: Lars W. – onlinesüchtig

Der 28-jährige Sozialarbeiter befindet sich zum Zeitpunkt der Aufnahme einer ambulanten Psychotherapie in einer berufsbegleitenden Weiterbildung zum systemischen Therapeuten. Er wirkt sehr ehrgeizig, arbeitet regulär mindestens 50 Stunden in der Woche, nach Feierabend geht er noch ins Fitnessstudio oder liest Fachliteratur. Er berichtet, unter sehr starkem Leistungsdruck zu stehen. Wenn er einmal nichts „Sinnvolles" tut, fühlt er sich sehr angespannt und schuldig, weshalb er „Leerlauf" vermeidet. Wenn er abends nach Hause kommt, geht Herr W. immer sofort online. Er besucht zunächst Facebook, wo er jedoch mit niemanden in Kontakt tritt, sondern „ziemlich wahllos und ohne eigentlich viel vom Inhalt mitzubekommen", durch seine Timeline scrollt. Dann folgen verschiedene andere Online-Aktivitäten: Er liest in verschiedenen Foren, macht Tests und Quizze, spielt kleinere Spielchen, schaut YouTube-Clips an und „surfe so umher". Dieses Umhersurfen dauert oft Stunden. Am Ende landet er meist bei einem Video-on-Demand-Anbieter und sieht sich zum Einschlafen mehrere Folgen einer Serie an. So verbringt Herr W. ab 21 Uhr regelmäßig die Abendstunden. Erst gegen drei Uhr morgens schläft er ein, während er, mit dem Laptop auf der Brust, eine Serie schaut. Wenn er morgens um sieben Uhr aufstehen muss, fühlt er sich nicht erholt, sondern „erschlagen und wie gerädert". Bei der Arbeit ist er zunehmend unkonzentriert, in letzter Zeit unterlaufen ihm auch vermehrt Fehler. Von seinen Freunden hat er sich zurückgezogen: Er weiß nicht, wann er sich bei diesen melden geschweige denn Zeit mit ihnen verbringen soll. Abends ist er einfach zu erschöpft für irgendeine andere Aktivität als das Surfen im Internet. Außerdem empfindet er es als angenehm, durch all die Online-Inhalte und -Angebote „eingelullt" zu sein und „nicht mehr weiter grübeln zu müssen". Als Sozialarbeiter weiß Herr W., dass sein Verhalten problematisch ist und er womöglich bereits in einem Teufelskreis steckt. Doch wann immer er versucht, den Laptop einmal auszulassen oder nur eine Stunde online zu gehen, schlägt dieser Versuch fehl. Sobald er online ist, vergisst er die Zeit und alles um ihn herum. Im Nachhinein fühlt er sich jedoch schlecht, und er leidet unter dem Schlafmangel. Er hat Angst, dass seine Leistungsfähigkeit weiter absinkt.

(Glücks-)Spielsucht

Nur noch das eine Mal: Malte H. – spielsüchtig

Herr H., der 29-jährige Medienwissenschaftler, berichtet, schon seit mehreren Jahren suchtartig Sportwetten zu betreiben. Begonnen hat das Spielen während seines Studiums, zunächst als einmaliges Event zusammen mit Kommilitonen. Herr H. hat sich immer unter sehr hohen Leistungsdruck gesetzt. Schon in seinem Elternhaus lautete die Devise: „Nur Erfolg und Geldverdienen zählen etwas im Leben!" Im weiteren Verlauf seines Studiums ging Herr H. dann immer häufiger alleine ins Wettbüro, bald mehrfach in der Woche. Das Wetten hatte ihm das Gefühl vermittelt, Einfluss nehmen zu können, und ihn abgelenkt, wenn er unter starker Belastung aufgrund anstehender Prüfungen stand und ihn die Angst vor Versagen plagte. Damals konnte er diesen inneren Druck phasenweise aber auch durch Sport regulieren. Dann wettete er weniger häufig.

Eine Verschlechterung trat ein, nachdem Herr H. eine Knieverletzung erlitten hatte und Sport erst einmal nicht mehr möglich war. Der Druck, den Herr H. heute in seinem Job erlebt, steigert sich immer wieder in eine Höhe, die er nicht mehr abbauen kann. Er hat dann das Gefühl, dass ihm alles zu viel wird und er seinen Aufgaben nicht mehr gewachsen ist. Er hat mehrere Accounts bei Online-Wettplattformen und geht darüber hinaus fast jeden Tag in ein Wettbüro in der Nähe seiner Wohnung. Beinahe täglich sagt er sich „Nur noch das eine Mal!" und findet sich am nächsten Tag dann doch wieder beim Wetten. Andere Freizeitaktivitäten kann er schon seit langer Zeit nicht mehr genießen, und er hat auch mit finanziellen Problemen zu kämpfen. Frühere Schulden bei der Bank hat er vor zwei Jahren durch zwei Nebenjobs tilgen können, es bestehen jedoch noch 6000 Euro Schulden bei Freunden und der Familie. Von sozialen Kontakten hat er sich aus Scham bis auf regelmäßige Treffen mit seiner besten Freundin weitgehend zurückgezogen. Scham, Einsamkeit und Angst vor der Zukunft motivieren Herrn H., eine Beratung aufzusuchen.

Kaufsucht

Mit Online-Shopping gegen Selbstzweifel: Linda S. – kaufsüchtig

Die 38-jährige Personalerin nimmt eine psychologische Beratung in Anspruch, weil sie das Gefühl hat, die Kontrolle über ihre Ausgaben verloren zu haben. Mit zunehmender Verbreitung und Verfügbarkeit von Internet und Online-Shopping in den letzten Jahren hat sich ihr Kaufverhalten immer mehr verändert. Schon früher hatte Frau S. sich für Mode und Design interessiert und sich gerne etwas gegönnt. Mit der Geburt ihrer Tochter vor acht Jahren vernachlässigte sie dieses Interesse jedoch zunächst. In den ersten drei Lebensjahren ihrer Tochter war sie nur für diese und ihren Mann da, pausierte vom Beruf und ging ganz in ihrer Rolle als Mutter auf. Der Wiedereinstieg fiel ihr dann schwer. Sie verglich sich viel mit Kolleg*innen, die ohne Unterbrechung berufstätig waren, sich weitergebildet und hochgearbeitet hatten. Außerdem fühlte sie sich im Vergleich mit anderen Frauen auch weniger attraktiv. Schwangerschaft und Alter hatten Spuren hinterlassen, die Frau S. nicht tolerieren konnte. Sie litt unter Minderwertigkeitsgefühlen.

Über die Zeit hinweg ist sie immer wieder „ins Internet geflüchtet“. Über lange Zeiträume, aktuell über mehrere Stunden, schaut sie sich das Angebot von Onlineshops an. Früher hatte sie allein das Anschauen befriedigt und sie von ihrer Unzufriedenheit abgelenkt. Irgendwann begann sie jedoch, sich öfter auch etwas zu bestellen. Da sie wieder selbst Geld verdiente, erlaubte sie sich das. Es hat sich sehr gut angefühlt, sich wieder etwas gönnen zu können und sich mit aktueller Mode aufzuwerten. Das hat die Selbstzweifel nahezu verschwinden lassen. Die Anzahl von Kleidungsstücken, die Frau S. pro Monat bestellte, erhöhte sich schnell. Ihr Mann hat sie zunächst machen lassen, sich gefreut, dass sie etwas für sich tut. Seit dem letzten Jahr kritisiert er sie jedoch immer wieder wegen der hohen Ausgaben. Er weist sie darauf hin, dass die monatlichen Summen, die sie ausgibt, deutlich gestiegen sind. Wiederholt hat er sie gebeten, psychologische Hilfe aufzusuchen, da er ihr Kaufverhalten als problematisch einstuft. Auch Frau S. selbst merkt mittlerweile, dass ihr das einstige Hobby entgleitet. Sie verliert schon bald nach Monatsbeginn den Überblick über ihre Finanzen.

Sexsucht

Wenn das Verlangen zu groß ist: Christina T. – sexsüchtig

Die 31-jährige Steuerfachangestellte lebt in einer langjährigen Beziehung. Sie berichtet, dass sie ihren Partner liebt und im Grunde glücklich mit ihm ist. Seit nun etwas mehr als zwei Jahren erlebt sie die Beziehung jedoch auch als „etwas eingefahren" und „nicht mehr so spannend". Das Paar unternimmt nicht mehr viel miteinander, der Partner muss beruflich oft verreisen, und man tauscht sich weniger aus. Die Probleme anzusprechen ist für Frau T. jedoch sehr schwierig, da sie befürchtet, den Freund zu verletzen. Zudem will sie „keinen unnötigen Konflikt heraufbeschwören". Die Eltern von Frau T. haben sich früh getrennt, und sie selbst hat sich geschworen, dass sie ihre eigene Beziehung auf keinen Fall gefährdet. Sie wünscht sich, mit ihrem Partner eine Familie zu gründen. Der Freund steht ihrem Wunsch allerdings skeptisch gegenüber. Irgendwann kam sie im Rahmen eines Junggesellinnenabschieds mit einem Callboy in Kontakt. Er war an dem Abend engagiert worden, um für die Frauenrunde zu strippen, was Frau T. als spannend und „mal was anderes" erlebte. Sie habe sich damals gesagt, es könne ihr und damit auch der Beziehung zu ihrem Partner nur guttun, wenn sie „mal wieder ihren Spaß" hätte.

Als ihr Freund auf einer Geschäftsreise war, buchte Frau T. für sich selbst einen Callboy in der festen Absicht, es bei einer einmaligen Sache zu belassen. Sie bezahlte den Callboy für Sex mit ihr, was ihr „einen solchen Kick" gab, dass es entgegen ihrem ursprünglichen Vorhaben „zur Gewohnheit" wurde, sich immer dann einen Callboy zu bestellen, wenn ihr Freund verreist war. Das Geld für diese Dienstleistungen nahm sie von einem Sparbuch, ihrem über Jahre ersparten „Notgroschen". Zusätzlich begann sie bald, im Internet Sex-Chats zu besuchen und dort mit fremden Männern über Webcam sexuell aktiv zu sein. Das Verlangen nach diesen sexuellen Abenteuern wurde so groß, dass sie zunehmend mehr Zeit dafür investieren musste, um die Anspannung zu reduzieren, die sie in den Zeiträumen zwischen den sexuellen Aktivitäten erlebte. Einmal hatte sie so großes Verlangen gespürt, dass sie ihren Arbeitsrechner benutzen musste, um sexuell aktiv zu werden, während ihr Chef und ihre Kolleg*innen beim Mittagessen waren. Sie blieb unter einen Vorwand im Büro, rief pornografische Seiten auf und masturbierte. Um ein Haar wäre sie dabei von einer Kollegin überrascht worden, die wegen eines Mandantentermins vorzeitig aus der Mittagspause zurückgekehrt war. Im Nachhinein ist Frau T. entsetzt und schämt sich sehr. Dennoch spürt sie seither schon tagsüber bei der Arbeit den Drang, ihrem Verlangen nachzugeben, hat aber große Angst, entdeckt zu werden und ihren Job zu verlieren. Außerdem ist von ihrem Sparguthaben nicht mehr viel Geld übrig, was sie sehr beunruhigt. Auch die Angst, ihr Freund könnte von ihren sexuellen Aktivitäten erfahren und sie verlassen, macht ihr sehr zu schaffen.

Arbeitssucht

Sich voll und ganz in die Arbeit stürzen: Carola M. – arbeitssüchtig

Die 51-jährige Betriebswirtin arbeitet als Teamleiterin in einem renommierten Großkonzern. Sie berichtet von einer durchschnittlichen Arbeitszeit von mindestens 65 Stunden pro Woche. Arbeiten am Abend und am Wochenende ist die Regel. Zwar hat sie bisher immer viel Lob und Anerkennung für ihren Einsatz erhalten, doch verlangt weder ihre direkte Vorgesetzte noch die Geschäftsführung ein solches Arbeitspensum. Es ist vielmehr so, dass es Frau M. ein tiefes Gefühl von Befriedigung verschafft, sich „voll und ganz in die Arbeit zu stürzen". Sie wird nervös, wenn sie mal keinen Zugriff auf die beruflichen E-Mails hat oder ihre Vorgesetzte ihr einen Tag „Zwangsurlaub" verordnet. Sie kann dann nur an die Arbeit denken und daran, was sie dort alles tun muss und will.

Frau M. selbst sah lange Zeit kein Problem darin, für die Arbeit zu leben. Sie ist alleinstehend und kinderlos, gut in dem, was sie tut, und sie identifiziert sich mit den Unternehmenszielen und -werten. In den letzten Wochen war ihr seitens des Managements jedoch immer wieder nahegelegt worden, kürzerzutreten. Man habe den Eindruck, sie erhole sich nicht ausreichend. Dies hat Frau M. nachdenklich gemacht. Auf Nachfrage berichtet sie, dass sie sich nicht mehr erinnern kann, wann sie zuletzt einmal in einem Supermarkt gewesen ist. Sie lässt sich samstagsfrüh das Nötigste von einem Bringdienst liefern und isst sonst oft unterwegs. Private Verabredungen trifft sie gar nicht, der Kontakt zu Freunden ist über die Jahre eingeschlafen, Familie hat sie nicht, für eine Paarbeziehung hat sie nie Zeit gehabt. Es hat über viele Jahre nur unverbindliche kurze Affären gegeben, sie fühlt sich „mit dem Beruf verheiratet". Im Verlauf des Gesprächs offenbart Frau M., dass sie im Büro zwar alles unter Kontrolle hat und es bestens läuft, jedoch gewisse Probleme aufgetreten sind, sich privat zu organisieren. Sie vergisst, Rechnungen zu bezahlen, und hat keine Zeit, sich um wichtige Erledigungen zu kümmern. Sie erhält regelmäßig Mahnungen, zum Teil mehrere mit stattlichen Säumnisgebühren. Zuletzt hat der Stromversorger ihr damit gedroht, den Strom abzustellen, wenn sie die Zahlung nicht fristgerecht leistet. Für diese persönlichen Dinge bleibt ihr einfach keine Zeit, und wenn sie einmal etwas Zeit hat, fühlt sie sich sehr matt und, aufgrund der Gedanken an die Arbeit, unkonzentriert. Auch ärztliche Vorsorgeuntersuchungen und zahnärztliche Prophylaxen haben seit über zwei Jahren nicht mehr stattgefunden. Dass ihr Privatleben so „durcheinandergeraten" sei, belastet Frau M., und sie sieht auch einen Zusammenhang mit dem starken beruflichen Engagement, doch kann sie sich nur schwerlich vorstellen, der Arbeit weniger Aufmerksamkeit zu schenken.

Sportsucht

Training gegen innere Leere: Steffen K. – sportsüchtig

Der 38-jährige Informatiker ist auf der Suche nach einem Therapieplatz, da ihn schon länger ein vages Gefühl von Unzufriedenheit mit seinem Leben begleitet und er sich nicht mehr an Dingen freuen kann, die ihm früher Spaß gemacht haben. Er empfindet die meiste Zeit des Tages „quasi gar nichts". Alles sei wie hinter einem Schleier und sehr gedämpft. Ein Stück weit begleitet ihn dieses Erleben schon seit seiner Jugend, es hat sich in letzter Zeit aber gesteigert. Seine Tätigkeit als Programmierer übt er nun im zehnten Jahr in der gleichen Position aus, die ihn zunehmend langweilt, er erlebt dort keine Herausforderung und keine Sinnhaftigkeit mehr. Seit seine letzte Beziehung vor drei Jahren auseinandergegangen ist, hatte er an keiner Frau mehr Interesse. Er fragt sich häufig, „ob es das jetzt schon gewesen ist im Leben". Einzig beim Sport im Fitnessstudio spürt er sich wirklich, und das umso besser, je härter das absolvierte Programm ist. Im letzten Jahr hat er die Häufigkeit der Besuche dort gesteigert, er trainiert täglich abends nach der Arbeit, manchmal auch in der Mittagspause. Der Sport ist für ihn inzwischen „der Höhepunkt des Tages". Einladungen von Kolleg*innen oder Verabredungen mit Freund*innen fallen dem Drang zum Opfer, mehr zu trainieren. Auch ein Infekt oder Schmerzen halten ihn nicht davon ab, ins Fitnessstudio zu gehen. Anzeichen körperlicher Überlastung häufen sich, abends fällt Herr K. völlig ausgelaugt ins Bett und schläft sofort ein. Er hat festgestellt, dass er eigentlich nie in Ruhe und „bei sich" ist, sondern entweder arbeitet oder Sport treibt.

1.2 Diagnostik

1.2.1 Kategoriale Diagnostik in den Diagnosesystemen

Die Internationale Klassifikation psychischer Störungen ICD-10 (Dilling, Mombour & Schmidt, 1991) bietet keine eigenständigen Diagnosen mit der Bezeichnung „Sucht" für Verhaltenssüchte. Im klinischen Alltag nutzen wir zur kategorialen Diagnostik der Verhaltenssüchte in Deutschland das Kapitel „F63. – Abnorme Gewohnheiten und Störungen der Impulskontrolle" mit den Subkategorien „F63.0 Pathologisches Spielen" für die Spielsucht und „F63.8 Sonstige abnorme Gewohnheiten und Störungen der Impulskontrolle" für alle anderen Verhaltenssüchte. Die nosologische Einordnung einer Verhaltenssucht als Impulskontrollstörung ist aus unserer Sicht problematisch. Dies zum einen, weil keine Befunde bekannt sind, die eine gemeinsame ätiologische Grundlage der Verhaltenssucht mit Impulskontrollstörungen wie

Pyromanie, Kleptomanie und Trichotillomanie nahelegen. Zum anderen zeigt die klinische Praxis, dass die Ausführung des problematischen Verhaltens im Rahmen einer Verhaltenssucht nicht primär dem zwanghaften Abführen einer unangenehmen Spannung zuzuordnen ist wie bei den Impulskontrollstörungen, sondern einhergeht mit der Betäubung schmerzhafter Gefühle oder dem Herbeiführen von Hochgefühlen beziehungsweise einer unzureichend erlernten Fähigkeit zum Aufschub von Impulsen *im Allgemeinen* (siehe auch Abschnitt 4.3).

Die Neuauflage ICD-11 (in Vorbereitung, zum 1. Januar 2022 soll sie laut dem Deutschen Institut für Medizinische Dokumentation und Information DIMDI in Kraft treten) definiert eine Diagnose für „Spielstörung" *(gambling disorder)* mit Differenzierung zwischen Online- und Offline-Spielsucht, wieder jedoch als Impulskontrollstörung. Darüber hinaus kann mit der ICD-11 eine Diagnose für „Zwanghaftes Sexualverhalten" vergeben werden, ebenfalls wie die Spielstörung als Impulskontrollstörung, nicht als Suchterkrankung.

Die Umbenennung des Pathologischen Spielens in Spiel*störung* sorgte im Zuge der Entwicklung der Neuauflage für Kontroversen. Kritiker wiesen darauf hin, dass möglicherweise eine auf das Spielen bezogene Diagnose vergeben werden könnte, wo eigentlich primär depressive oder Angststörungen zu diagnostizieren wären und das problematische Spielverhalten mehr im Sinne einer Bewältigung der eigentlichen psychischen Erkrankung denn als eine eigenständige Erkrankung zu verstehen ist. Da jedoch klare Kriterien der Spielstörung in Abgrenzung zu nicht pathologischem Spielen benannt werden und komorbide Erkrankungen im Zuge der Diagnostik immer mit zu berücksichtigen sind, konnten derlei Einwände sich nicht halten. Diese zentralen Abgrenzungskriterien sensu ICD-11 sind:

- Kontrollverlust hinsichtlich Häufigkeit und Dauer des Spielens,
- Priorisierung des Spielens vor anderen Lebensbereichen, Interessen und Aktivitäten und
- Fortsetzen des Spielens trotz schädlicher Konsequenzen.

Die Diagnose „Spielstörung" ist zudem konkordant mit der Diagnose „Störung durch Glücksspielen" in der 5. Auflage des *Diagnostic and Statistical Manual of Mental Disorders* DSM-5 (Falkai & Wittchen, 2015). Das DSM ist aufgrund der gegenüber der ICD stärkeren Differenziertheit und empirischen Fundierung der diagnostischen Kriterien schon in früheren Auflagen das für Wissenschaft und klinische Praxis relevantere Diagnosesystem gewesen. Im DSM-5 ist die Störung durch Glücksspielen tatsächlich auch erstmals dem Kapitel „Störungen im Zusammenhang mit psychotropen Substanzen und abhängigen Verhaltensweisen", also klar den Suchterkrankungen zugeordnet. Dies vorrangig aufgrund der klinischen Ähnlichkeit zwischen stoffgebundenen und stoffungebundenen Süchten sowie aufgrund neurowissenschaftlicher Befunde zu vergleichbaren beobachtbaren Veränderungen im Gehirn, die gemeinsame zugrunde liegende physiologische Prozesse implizieren (Romanczuk-Seiferth, van den Brink & Goudriaan, 2014). Derlei Parallelen des pathologischen Spielens zu anderen Störungen wie Pyromanie, Kleptomanie und Trichotillomanie, die in der ICD-10 gemeinsam mit dem pathologischen Spielen als Impulskontrollstörungen eingeordnet werden, konnten bisher nicht nachgewiesen werden, weshalb die nosologische Einordnung der Spielsucht als Impulskontrollstörung in der ICD weiterhin als kritikwürdig anzusehen ist (siehe zum Beispiel auch Albrecht & Grüsser, 2003).

Insgesamt sind die diagnostischen Kriterien des DSM-5 sehr viel differenzierter und enger angelehnt an die den stoffgebundenen Süchten ähnliche Phänomenologie und die klinischen Kriterien nach Griffiths (2005).

Im Anhang des DSM-5 findet sich zudem die onlinespielbezogene Störung *(Internet Gaming Disorder)*, die aufgrund bisher mangelnder Befundlage noch nicht als offizielle Diagnose verwendet werden darf. Sie schließt explizit das Glücksspiel (sowie alle anderen Onlineaktivitäten außer dem Spielen) aus, welches unter der Störung durch Glücksspielen gefasst werden sollte, unabhängig davon, ob online oder „analog" in einem Casino gespielt wird. In Betracht gezogen werden kann die Diagnose, wenn zum Beispiel Rollen- und Strategiespiele, Shooter-, Battle- oder Plattformspiele online mit suchtartigem Charakter gespielt werden.

Übersicht: Diagnostische Kriterien Pathologisches Glücksspielen: ICD-10

(Dilling, Mombour & Schmidt, 1991)

Die Störung besteht in häufigem und wiederholtem episodenhaften Glücksspiel, das die Lebensführung des betroffenen Patienten beherrscht und zum Verfall der sozialen, beruflichen und familiären Werte und Verpflichtungen führt.

Dabei gelten die folgenden Kriterien:

- Es gibt wiederholte (2 oder mehr) Episoden von Glücksspielverhalten über einen Zeitraum von mindestens einem Jahr.
- Diese Episoden bringen den Betroffenen keinen Gewinn, sondern werden trotz subjektiven Leidensdrucks und Störung der Funktionsfähigkeit im täglichen Leben fortgesetzt.
- Die Betroffenen beschreiben einen intensiven Drang zu spielen, der nur schwer kontrolliert werden kann. Sie schildern, dass sie nicht in der Lage sind, Glücksspiel durch Willensanstrengung zu unterbrechen.
- Die Betroffenen sind ständig mit Gedanken oder Vorstellungen vom Glücksspiel oder mit dem Umfeld des Glücksspiels beschäftigt.

Übersicht: Diagnostische Kriterien Störung durch Glücksspielen: DSM-5

(Falkai & Wittchen, 2015)

A. Dauerhaftes und häufig auftretendes problematisches Glücksspielen führt nach Angabe der Person in klinisch bedeutsamer Weise zu Beeinträchtigungen oder Leiden, wobei mindestens vier der folgenden Kriterien innerhalb eines Zeitraums von 12 Monaten vorliegen:

1. Notwendigkeit des Glücksspielens mit immer höheren Einsätzen, um eine gewünschte Erregung zu erreichen.
2. Unruhe und Reizbarkeit bei dem Versuch, das Glücksspielen zu kontrollieren, einzuschränken oder aufzugeben.
3. Wiederholte erfolglose Versuche, das Glücksspielen zu kontrollieren, einzuschränken oder aufzugeben.
4. Starke gedankliche Eingenommenheit durch Glücksspielen (z. B. starke Beschäftigung mit gedanklichem Nacherleben vergangener Spielerfahrungen, mit Verhindern oder Planen der nächsten Spielunternehmung, Nachdenken über Wege, Geld zum Glücksspielen zu beschaffen).
5. Häufiges Glücksspielen in belastenden Gefühlszuständen (z. B. bei Hilflosigkeit, Schuldgefühlen, Angst, depressiver Stimmung).
6. Rückkehr zum Glücksspielen am nächsten Tag, um Verluste auszugleichen (dem Verlust „hinterherjagen" („Chasing").
7. Belügen anderer, um das Ausmaß der Verstrickung in das Glücksspielen zu vertuschen.
8. Gefährdung oder Verlust einer wichtigen Beziehung, eines Arbeitsplatzes, von Ausbildungs- oder Aufstiegschancen aufgrund des Glücksspielens.
9. Verlassen auf finanzielle Unterstützung durch andere, um die durch das Glücksspielen verursachte finanzielle Notlage zu überwinden.

B. Das Glücksspielen kann nicht besser durch eine manische Episode erklärt werden.

Ferner kann zusätzlich bestimmt werden, ob die diagnostischen Kriterien episodisch (mit mehrmonatigen Pausen) oder dauerhaft (über mehrere Jahre) erfüllt sind und ob eine frühe (3 bis 12 Monate) oder anhaltende (mindestens 12 Monate) Remission vorliegt. Zudem kann der Schweregrad anhand der Anzahl der erfüllten Kriterien angegeben werden von leicht (4 bis 5 erfüllte Kriterien) bis schwer (8 bis 9 erfüllte Kriterien).

Übersicht: Diagnostische Kriterien onlinespielbezogene Störung: DSM-5 (Anhang)

Anhaltende und wiederkehrende Internetnutzung zum Onlinespiel – oft mit anderen Spielern – welche zu klinisch bedeutsamer Beeinträchtigung oder Stress führt: zu diagnostizierende Störung, wenn 5 oder mehr der folgenden Symptome innerhalb einer Zeitspanne von 12 Monaten vorliegen:

1. Vertieftsein in Onlinespiele (über frühere Spielaktivitäten nachdenken oder das nächste Spiel kaum erwarten können; Onlinespiel als dominante Aktivität des täglichen Lebens). *Hinweis: Diese Störung ist vom Onlineglücksspiel abzugrenzen, welches der Glücksspielstörung zuzuordnen ist.*
2. Entzugssymptome, wenn kein Onlinespiel möglich ist (Symptome typischerweise beschrieben als Irritabilität, Ängstlichkeit oder Traurigkeit, doch keine körperlichen Zeichen eines pharmakologischen Entzugs).
3. Toleranz – zunehmender Zeitbedarf für Onlinespiele.
4. Erfolglose Versuche, die Mitwirkung an Onlinespielen zu kontrollieren.
5. Verlust des Interesses an früheren Hobbys und Zerstreuungen, bedingt durch das Onlinespiel.
6. Fortgesetztes exzessives Onlinespiel trotz Wissens über daraus resultierende psychosoziale Probleme.
7. Täuschung von Familienmitgliedern, Therapeuten oder anderen über die Intensität des betriebenen Onlinespiels.
8. Betreiben von Onlinespielen, um negativen Stimmungen (z. B. Gefühlen von Hilflosigkeit, Schuld, Angst) zu entkommen oder sie zu lindern.
9. Gefährdung oder Verlust einer wichtigen Beziehung, eines Arbeitsplatzes, von Ausbildungs- oder Aufstiegschancen aufgrund des Onlinespielens. *Hinweis: Die Symptome dieser Störung beziehen sich nur auf Onlinespiele, die kein Glücksspiel enthalten. Die Internetnutzung für erforderliche Aktivitäten innerhalb eines Unternehmens oder Berufs ist nicht eingeschlossen und die Symptome der Störung beziehen sich auch nicht auf andere Freizeitnutzung des Internets oder auf den sozialen Internetgebrauch. Gleichermaßen wird die Nutzung von Onlinepornografie ausgeschlossen.*

Zusammenfassend lässt sich sagen, dass die in diesem Buch beschriebenen Verhaltenssüchte, die in der klinischen Praxis als komplexe Bilder von Sucht existieren, in den Diagnosesystemen noch nicht umfassend und trefflich beschrieben und verankert sind. Weder sind sie zu verstehen als Störungen auf dem Zwangsspektrum, noch (ausschließlich) als Störungen der Impulskontrolle im Sinne einer Abfuhr von Spannung. Zudem erweisen sich in der Praxis auch Internetsucht (unabhängig von Onlinespielen im Sinne der übermäßigen Nutzung sozialer Medien, Streamingdiensten usw.), Arbeitssucht, Kaufsucht und Sportsucht im klinischen Alltag als behandlungsrelevante Störungsbilder mit bedeutsamen Beeinträchtigungen der Lebensqualität und des Funktionsniveaus.

Vor diesem Hintergrund nutzen wir die diagnostischen Bezeichnungen Spielsucht, Internetsucht, Sexsucht, Arbeitssucht, Kaufsucht und Sportsucht in diesem Buch sehr bewusst, auch wenn sie in dieser Form weder in der ICD noch im DSM auftauchen. Beide Diagnosesysteme waren und sind stetig im Prozess der Weiterentwicklung befindlich. Oftmals sind es Impulse aus der Praxis, die Neuerungen anstoßen. Tatsächlich gab es zum Beispiel ein geradezu verzweifeltes Drängen südkoreanischer Psychotherapeut*innen zur Aufnahme einer Onlinespielsucht ins DSM, nachdem sich die Problematik mit zum Teil dramatischen Folgen in Südkorea in den Praxen und Kliniken häufte (zum Beispiel Park, Kim & Cho, 2008).

Im Sinne eines Hands-on-Ansatzes möchten wir psychotherapeutisch tätigen Kolleg*innen mit diesem Buch Konzept und Werkzeuge an die Hand geben, die klinischen Bilder der Verhaltenssüchte, die uns in der Praxis begegnen, nachhaltig wirksam zu behandeln.

Für die Diagnostik in der Praxis empfehlen wir bis auf Weiteres die Orientierung an den klinischen Kriterien nach Griffiths (2005, vgl. Abschnitt 1.1) und die formale Einordnung der jeweiligen Verhaltenssucht als „F63.0 Pathologisches Spielen" für die Spielsucht beziehungsweise als „F63.8 Sonstige abnorme Gewohnheiten und Störungen der Impulskontrolle" im Sinne einer Internetsucht / Kaufsucht / Sexsucht / Arbeitssucht / Sportsucht für alle anderen Verhaltenssüchte.

1.2.2 *Erfassung mit Fragebögen und Interviews*

Fragebögen und Screenings zur Selbsteinschätzung

Es existieren verschiedene Fragebögen zur Sammlung von Hinweisen auf das Vorliegen einer Verhaltenssucht. Wir haben eine kleine Auswahl an Instrumenten in der folgenden Tabelle 1.1 zusammengestellt, die mit relativ geringem Aufwand bei relativ guter psychometrischer Fundierung in der Praxis als Screeningverfahren eingesetzt werden können.

Internetsucht:	*Skala zur zwanghaften Internetnutzung CIUS* (Meerkerk et al., 2009)
Spielsucht:	*Kurzfragebogen zum Glücksspielverhalten KFG* (Petry & Baulig, 1996) *Schweriner Fragebogen zum Glücksspielen SFG* (Premper, Sobottka & Fischer, 2007)
Kaufsucht:	*Screeningverfahren zur Erhebung von kompensatorischem und süchtigem Kaufverhalten SKSK* (Raab et al., 2005)

Sexsucht:	*Hypersexual Behavior Inventory HBI-19* (Reid, Garos & Carpenter, 2011)
Arbeitssucht:	*Work Addiction Risk Test WART* (Robinson, 1998)
Sportsucht:	*Exercise Dependence Scale EDS-R* (Zeeck et al., 2013)

Tabelle 1.1: Fragebögen zur Erfassung von Verhaltenssüchten

Eine weiterführende Übersicht von Diagnostika mit knapper Vorstellung ihrer Merkmale findet sich für die Verhaltenssüchte bei Bilke-Hentsch, Wölfling & Batra (2014).

In unserem Ratgeber für Betroffene finden sich zudem kurze Selbsteinschätzungsskalen für alle Verhaltenssüchte, die wir in Anlehnung an bestehende Skalen und die klinischen Kriterien nach Griffiths (2005) selbst entwickelt haben, um Betroffenen eine erste Orientierung zu geben (Arnhold & Hoppe, 2019, S. 76 ff.). Diese Screenings sind nicht psychometrisch entwickelt und evaluiert worden. Sie bieten auch keine Cutoffs zur Stellung der Diagnose oder als Hinweis für die Notwendigkeit weiterführender Diagnostik. Sie dienen vielmehr der groben Orientierung an den allgemeinen klinischen Kriterien und können Betroffene dabei unterstützen, das eigene Problembewusstsein und den subjektiven Leidensdruck auszuloten.

Klinisch-diagnostisches Gespräch und Strukturiertes Interview

Neben den genannten Screenings empfehlen wir für die klinische Praxis immer die detaillierte Exploration des kritischen Verhaltens und seiner Folgen im klinisch-diagnostischen Gespräch. Neben Häufigkeit, Dauer und Intensität des fraglichen Verhaltens sowie der Folgen für andere Lebensbereiche, soziale Beziehungen und das Funktionieren in verschiedenen Rollen sollten auch typische auslösende Situationen, Gefühle und Gedanken erfragt werden sowie die Auswirkungen des Verhaltens auf das emotionale Erleben der Betroffenen.

Unbedingt einzuholen sind Informationen über die realen psychosozialen Umstände im familiären, beruflichen und finanziellen Bereich sowie mögliche gesundheitliche Beeinträchtigungen durch das fragliche Verhalten.

Sofern Patient*innen es zulassen, ist immer auch eine Fremdanamnese einzuholen. Dies zum einen, da nahestehende Angehörige die Konsequenzen aus dem problematischen Verhalten zum Teil direkt zu spüren bekommen (was Betroffenen nicht bewusst sein muss). Zum anderen nehmen Angehörige schädliche Folgen des fraglichen Verhaltens im Außen zuweilen früher wahr als Betroffene selbst beziehungsweise schätzen diese realistischer ein (sofern sie nicht im Rahmen einer Co-Abhängigkeit selbst zu Bagatellisierung neigen; siehe hierzu auch Abschnitt 7.9).

Hinweise für zentral bedeutsame Fragen liefert zum Beispiel das Strukturierte Klinische Interview-Modul für Impulskontrollstörungen SKID-IKS (First et al., 2002) oder das Strukturierte Klinische Interview für DSM-5-Störungen (Klinische Version SCID-5-CV, Modul I „Screening für andere aktuelle Störungen“, Beesdo-Baum, Zaudig & Wittchen, 2019).

Das Strukturierte Interview bezieht sich aus den in Abschnitt 1.2 genannten Gründen nicht auf die einzelnen spezifischen Verhaltenssüchte, kann jedoch ein Leitfaden sein, der entsprechend auf die jeweilige Verhaltenssucht angepasst werden muss.

1.2.3 *Differentialdiagnostik*

Manische Episode im Rahmen einer bipolaren Störung

Im Zuge einer manischen Episode kann es zu Überaktivität in verschiedenen Verhaltensbereichen kommen. Betroffene zeigen leichtsinniges Verhalten und Exzesse in kurzfristig angenehmem, langfristig aber schädlichem Verhalten. Sollte dies zum Beispiel im Bereich Glücksspiel, Kaufen oder Sexualität der Fall sein, muss vor der Stellung der Diagnose einer Verhaltenssucht eine Manie ausgeschlossen werden. Differentialdiagnostisch müssen also die anderen Kriterien der manischen Episode abgeklärt werden (vgl. ICD-10, Dilling, Mombour & Schmidt, 1991):

- situationsinadäquat gehobene Stimmung
- unkontrollierbare Erregung und erhöhter Antrieb mit Überaktivität, Rededrang und herabgesetztem Schlafbedürfnis
- hohe Ablenkbarkeit
- übersteigerte Selbsteinschätzung mit Größenideen oder unrealistischem Optimismus und
- Verlust normaler sozialer Hemmungen mit persönlichkeitsfremdem Charakter

Zudem muss ausgeschlossen werden, dass das exzessive Verhalten ausschließlich während manischer Phasen auftritt.

Anorexia nervosa, Bulimia nervosa und Binge-Eating-Störung

Speziell bei der Sportsucht muss abgeklärt werden, ob die exzessive Ausübung sportlicher Aktivitäten ausschließlich der Reduktion oder Kontrolle des Körpergewichts im Rahmen einer Anorexia nervosa beziehungsweise der Kompensation von Essanfällen im Rahmen einer Bulimia nervosa dient. Zu diesem Zweck muss zunächst exploriert werden, welche Gedanken, Gefühle und situativen Bedingungen das Sporttreiben auslösen und welche Konsequenzen die sportliche Aktivität auf und für Betroffene hat. Zudem müssen die weiteren diagnostischen Kriterien einer spezifischen Essstörung ausgeschlossen werden:

- **Anorexie:** selbst herbeigeführter oder aufrechterhaltener Gewichtsverlust unter ein gesundes Maß (mindestens 15 % unter dem erwarteten Gewicht oder BMI ≤ 17.5) bei bestehender Körperschemastörung und sehr niedriger akzeptierter Gewichtsschwelle sowie übertriebener Angst, zu dick zu werden / sein, im Sinne einer überwertigen Idee sowie Bestehen einer Hormonstörung, die sich bei Frauen im Ausbleiben der Regel und bei Männern als Libido- oder Potenzverlust zeigen kann.
- **Bulimie:** andauernde Beschäftigung mit Essen und unwiderstehliche Gier nach Nahrungsmitteln mit Essattacken, bei denen in sehr kurzer Zeit sehr große Mengen an hochkalorischen Nahrungsmitteln konsumiert werden, wobei im Anschluss Gegenmaßnahmen wie selbst induziertes Erbrechen, Missbrauch von Abführmitteln, Diuretika, Appetitzüglern, Fasten oder exzessive sportliche Aktivität ergriffen werden, um dickmachende Effekte der Essanfälle zu verhindern, da auch hier eine große Angst besteht, zu dick zu werden.

Insbesondere also die übertriebene Angst, zu dick zu werden oder zu sein, trotz Normal- oder Untergewicht kennzeichnet beide Störungsbilder. Die Angst ist die Triebfeder für unangemessene Maßnahmen zur Gewichtsregulation beziehungsweise -reduktion. Eine dieser Maßnahmen kann exzessive körperliche Aktivität beziehungsweise Sport sein. Bei der Sportsucht im Sinne einer Verhaltenssucht sehen wir bei den Betroffenen jedoch nicht speziell die Regulation der Angst, zu dick zu werden, durch den Sport oder den direkten Wunsch, das Körpergewicht mit dem Sport zu beeinflussen. Es handelt sich vielmehr um eine dysfunktionale Verhaltensstrategie zur generellen Betäubung unangenehmer Gefühle oder aber das Erreichen eines Hochgefühls im Zuge der Ausschüttung von Serotonin bei Ausdauersportarten oder Adrenalin bei Extremsportarten.

Anorexia und Bulimia nervosa werden im Volksmund auch als „Mager*sucht*“ und „Ess-Brech*sucht*“ bezeichnet, was nahelegt zu diskutieren, ob die beiden Störungsbilder selbst nicht als Verhaltenssucht verstanden und klassifiziert werden können.

Betrachtet man die klinischen Kriterien nach Griffiths (2005, vgl. Abschnitt 1.1.1), kann man für die Anorexie und die Bulimie sicherlich feststellen, dass das Thema „Essen" für Betroffene eine hohe *Salienz* zeigt. Die *stimmungsregulierende Funktion* kann zumindest für die Essattacken im Rahmen einer Bulimie ebenfalls angenommen werden. Im schematherapeutischen Modus-Modell der Essstörungen werden Essattacken und anschließendes selbst induziertes Erbrechen explizit dem Modus des Distanzierten Selbstberuhigers (vgl. Abschnitt 4.1.3) zugeschrieben, der unangenehme Gefühle betäubt (Simpson, 2016). In diesem Rahmen könnten auch das Hungern und die exzessive gedankliche Beschäftigung mit Nahrung und Gewicht im Rahmen einer Anorexie als dysfunktionale Strategie zur Bewältigung unangenehmer Gefühle und Konflikte verstanden werden. Allerdings werden schematherapeutisch noch einige andere Bewältigungs-Modi als charakteristisch für Menschen mit Essstörungen beschrieben, die sich bei Menschen mit Verhaltenssüchten weniger regelhaft finden, insbesondere im Bereich der Überkompensation (Selbsterhöhung, Perfektionismus).

Phänomenologisch findet sich bei den Essstörungen auch eine Art *Toleranz*entwicklung, in dem Sinne, dass zur Beruhigung der Angst vor dem Dicksein häufig ein immer niedrigeres Gewicht notwendig ist beziehungsweise zur Betäubung unangenehmer Gefühle immer größere Lebensmittelmengen im Rahmen von Essattacken notwendig sind. Auch *Kontrollverlust* und *Rückfalltendenz* sind klinische Merkmale bei Anorexie und Bulimie.

Ähnliches gilt für die Binge-Eating-Störung, bei der ohne Hungergefühl unkontrolliert große Mengen an Nahrung verzehrt werden, was im Nachgang mit qualvollen Gefühlen von Scham und Ekel einhergeht, ohne dass aber kompensatorische Gegenmaßnahmen ergriffen werden.

In Zusammenschau der klinischen Kriterien der Verhaltenssucht ist festzuhalten, dass Essstörungen durchaus auch näherungsweise mithilfe dieser Kriterien zu beschreiben sind. Die den Störungsbildern Verhaltenssucht und Essstörung zumindest partiell zugrunde liegende Neurobiologie legt jedoch nahe, dass es sich um unterschiedliche diagnostische Entitäten handelt. Während für die Verhaltenssucht Besonderheiten des Belohnungssystems als neurobiologisch begünstigende Faktoren diskutiert werden, soll eine Dysregulation des Serotoninhaushalts sowohl bei Anorexie als auch bei Bulimie einen prädisponierenden Einfluss haben (Kaye, 2008). Zudem gibt es im Falle der Anorexia nervosa Hinweise darauf, dass eine Hypoaktivität des exekutiven Kontrollsystems zwischen präfrontalem Cortex, Basalganglien und Thalamus eine reduzierte kognitive Flexibilität mit einer Minderung der Fähigkeit zum Verhaltenswechsel bedingt (Zastrow et al., 2009), einhergehend mit der bei Menschen mit Essstörungen typischen perfektionistisch-rigiden Haltung, die sich bei Menschen mit Verhaltenssüchten unserer Erfahrung nach nicht charakteristischerweise findet.

Vor diesem Hintergrund und nicht zuletzt deshalb, weil es für die psychotherapeutische Behandlung der Essstörungen bereits wirksame und praktikable Ansätze gibt (zum Beispiel Legenbauer & Vocks, 2005; Archonti, Roediger & de Zwaan, 2016), haben wir uns dazu entschlossen, sie in unserem Modell der Verhaltenssucht unberücksichtigt zu lassen.

Zwangsstörungen und pathologisches Horten

Bei Zwangsstörungen fehlt gänzlich das Element, dass die Aktivität prinzipiell oder anfänglich als angenehm empfunden wird. Zudem kann bei zwanghaft ausgeführtem Verhalten keine Stimmungsregulation oder Entwicklung von Toleranz beschrieben werden.

Zwangsgedanken oder -impulse werden ausschließlich als unangenehm sich aufdrängend und aversiv beschrieben, während die Eingenommenheit des Bewusstseins durch die fragliche Aktivität bei Verhaltenssucht zumindest in Teilen auch immer etwas Reizvolles hat. Auch das Sichwehren gegen Zwangsgedanken oder -impulse, was gemäß kognitiven Modellen maßgeblich ist für die Entstehung und Aufrechterhaltung der Störung (z. B. Salkovskis, 1985), kann bei Verhaltenssüchten nicht in diesem definierenden Maße festgestellt werden.

Aus diesem Grund halten wir es nicht für sinnvoll, die Verhaltenssüchte den Zwangsspektrumstörungen zuzuordnen. Zumal auch für die Zwangsstörungen von anderen prädisponierenden neurobiologischen Besonderheiten auszugehen ist als für die Verhaltenssüchte (vergleiche Baxter, 1992; Baxter et al., 1996).

Eine Besonderheit stellt das *pathologische Horten* dar, welches im DSM-5 (Falkai & Wittchen, 2015) und in der ICD-11 (in Vorbereitung) den Zwangsstörungen (und verwandten Störungen beziehungsweise dem Zwangsspektrum) zugeordnet wird. Im Kern besteht beim pathologischen Horten

- eine anhaltende Schwierigkeit, sich von Gegenständen zu trennen, verbunden mit einem
- starken Bedürfnis, Dinge stattdessen zu horten, wobei eine
- starke emotionale Bindung an die Gegenstände erlebt wird, und
- der Wohnraum bis zur Vermüllung überbeansprucht wird.
- Das pathologische Horten kann, muss aber nicht, mit exzessivem Beschaffen von Dingen und mit oder ohne angemessene Einsicht einhergehen.

Es besteht eine hohe Rate an Komorbidität zwischen pathologischem Horten und Kaufsucht von mindestens 50 Prozent (Mueller et al., 2007), beide Störungsbilder sind aber nicht gleichzusetzen, sondern aufgrund der genannten Kriterien gut voneinander abgrenzbar.

Störungen der Sexualpräferenz und Paraphilien

Die Abgrenzung der Sexsucht von Störungen der Sexualpräferenz sensu ICD-10 (Dilling, Mombour & Schmidt, 1991) und Paraphilen Störungen sensu DSM-5 (Falkai & Wittchen, 2015) erfolgt relativ simpel darüber, dass bei der Sexsucht eine *quantitativ* übermäßige Beschäftigung mit und Ausübung von sexuellen Aktivitäten stattfindet, während bei Paraphilien eine Normabweichung hinsichtlich des *Gegenstands,* der *Art und Weise* oder *der Zielgruppe* vorliegt, auf die sich die sexuelle Präferenz bezieht (Voyeurismus, Exhibitionismus, Frotteurismus, Masochismus, Sadismus, Sadomasochismus, Pädophilie, Fetischismus, Nekrophilie). Bei der Sexsucht findet sich in der Regel eine Präferenz sogenannter normophiler sexueller Reize und Aktivitäten, die jedoch exzessiv konsumiert und ausgeübt werden. In einigen Fällen der Sexsucht kann es im Verlauf jedoch dazu kommen, dass die sexuellen Stimuli und Aktivitäten immer „wahlloser“ werden, wovon zum Beispiel Berner und Schmidt (2014) berichten. Im Vordergrund steht dann aber auch der Drang, sexuell aktiv zu werden, es wird aufgrund des hohen Cravings jedoch in manchen Fällen gleichgültiger, wie die sexuelle Aktivität aussieht, unter welchen Umständen und mit wem sie stattfindet.

Impulsives Verhalten im Rahmen einer Borderline-Störung

Impulsives, potenziell selbstschädigendes beziehungsweise Hochrisikoverhalten, zum Beispiel auch im Sinne von Geldausgeben und Sexualität / Promiskuität, ist Teil der diagnostischen Kriterien der Borderline-Persönlichkeitsstörung sensu DSM-5 (Falkai & Wittchen, 2015). Um die Diagnose der Persönlichkeitsstörung zu rechtfertigen, müssen darüber hinaus jedoch mindestens vier weitere spezifische Kriterien sowie die allgemeinen Kriterien für Persönlichkeitsstörungen erfüllt sein. Sofern das Kriterium des impulsiven Verhaltens sowie die für die Diagnose der Borderline-Persönlichkeitsstörung notwendigen weiteren Kriterien erfüllt sind, kann die Abgrenzung des impulsiven Verhaltens von einer eventuell *komorbid* vorliegenden Verhaltenssucht über die allgemeinen klinischen Merkmale der Verhaltenssucht erfolgen, da bei dem „rein impulsiven“ Verhalten im Rahmen der Borderline-Störung nicht davon auszugehen ist, dass zum Beispiel die Kernkriterien von Salienz und Toleranz vorliegen beziehungsweise das klinische Bild beherrschen.

Analoges gilt für die Diagnose der emotional instabilen Persönlichkeitsstörung sensu ICD-10, bei der „intensives, unbeständiges (häufig promiskuides) Beziehungsverhalten" ein Kriterium darstellt. Hier müssen mindestens zwei spezifische Kriterien sowie das allgemeine Kriterium für Persönlichkeitsstörungen hinsichtlich tiefer Verwurzelung, Verlauf und übergreifendem Charakter erfüllt sein.

1.2.4 Abschließende Hinweise zur informellen Diagnose Verhaltenssucht

Die Tatsache, dass Experten sich schwer damit tun, die Verhaltenssüchte formal und offiziell als psychische Erkrankungen zu deklarieren und zu definieren, spiegelt wider, was viele Menschen, auch Kolleg*innen, ganz intuitiv denken: Süchtig werden nach einem Verhalten – wie soll das denn überhaupt gehen? Da wirkt ja keine Substanz auf das Gehirn! Und wenn Verhaltenssüchte existieren, kann dann nicht jedes beliebige Verhalten eine Sucht werden? Kann man süchtig danach werden, Skateboard zu fahren, Bücher zu lesen, Kuchen zu backen, Auto zu fahren oder ins Kino zu gehen? Danach, philosophischen Überlegungen nachzuhängen oder tiefschürfende Gespräche zu führen? Danach, in den Friseursalon oder ins Kosmetikstudio zu gehen? Briefmarken zu sammeln oder Bilder zu malen? Klavierstücke zu schreiben oder Straftäter*innen vor Gericht juristisch zu vertreten? Wäre dann nicht jedes Hobby oder jeder Beruf, dem jemand mit großer Leidenschaft nachgeht, eine Sucht?

Tatsächlich warnen auch wir davor, den Begriff „Verhaltenssucht" inflationär anzuwenden, um nicht etwas zu pathologisieren, was völlig normal und unbedenklich ist – zum Beispiel ein mit Leidenschaft verfolgtes Hobby.

Von einigen Verhaltensweisen ist jedoch bekannt, dass sie ein gewisses Potenzial bergen, zu einer Verhaltenssucht zu werden. Dazu gehören die bis hierhin genannten: das Spielen von klassischem Glücksspiel oder PC- / Online-Gaming, Surfen im Internet, Nutzung sozialer Medien, Sex und der Konsum von pornografischem Material, online oder im Geschäft shoppen gehen, arbeiten und Sport treiben. Dies erschließt sich vorrangig aus der klinischen Beobachtung, dass gewisse Aktivitäten besonders häufig dazu führen, dass eine Therapie aufgesucht wird. Im Rahmen der Therapie offenbart sich dann, dass dem Verhalten „suchtartig" nachgegangen wird *und* dass es für den Betroffenen negative Konsequenzen hat.

Entscheidend für die Diagnose ist der Leidensdruck des*r Patienten*Patientin.

Diagnostik der Verhaltenssüchte

- Bei den Verhaltenssüchten handelt es sich um heterogene Störungsbilder.
- Die formale kategoriale Diagnostik der Verhaltenssüchte ist nicht ausgereift.
- Es stehen nur begrenzte Möglichkeiten der Diagnostik sensu ICD-10 zur Verfügung.
- Als Orientierung dienen die klinischen Merkmale nach Griffiths (2005).
- Entscheidend für die Diagnose ist der Leidensdruck der Betroffenen.

Bestimmten Freizeitaktivitäten gehen viele Menschen mit so großer Leidenschaft nach, dass scheinbar die Kriterien einer Sucht erfüllt sind. So erfüllten in einer Studie fast die Hälfte der befragten Tangotänzer die Verhaltenssuchtkriterien des zur Zeit der Veröffentlichung für die Forschung verbindlichen Diagnosesystems für psychische Erkrankungen (DSM-IV). Allerdings berichteten die Befragten kaum negative Konsequenzen des sehr intensiv betriebenen Tangotanzens, sondern fast ausschließlich positive. Daher kann man hier wohl kaum von einer Erkrankung, einer „Tango-Sucht“ oder einem „Tangoholismus“ ausgehen (Targhetta, Nalpas & Perney, 2013).

Von einer Verhaltenssucht sprechen wir nur dann, wenn das Verhalten so viel Raum einnimmt, dass es mit den sozialen und beruflichen Anforderungen im Leben eines Menschen kollidiert und Probleme in der Partnerschaft, in der Familie, hinsichtlich der finanziellen Situation oder am Arbeitsplatz entstehen. Weitere Folgeerscheinungen einer Verhaltenssucht können sekundär auftretende psychische Probleme wie Depressivität und Suizidalität sein.

Verhaltenssüchte haben ebenso schwerwiegende Folgen wie stoffgebundene Süchte (zum Beispiel Alkohol, Cannabis, Kokain oder Heroin). Allerdings können auch dann, wenn die diagnostischen Kriterien nicht oder nicht voll erfüllt sind, bereits erste subjektive oder auch objektive Beeinträchtigungen durch die (zu) häufige oder (zu) intensive Ausübung einer bestimmten Aktivität entstehen.

Daher benutzen wir die Bezeichnung „süchtig“ weiter gefasst und losgelöst von den diagnostischen Systemen. Dies vor allem vor dem Hintergrund unserer Konzeptualisierung der Verhaltenssucht im Modus-Modell, welches keine Diagnosen „braucht“.

Wir beziehen uns auf den Wortsinn des Begriffs Sucht. Das deutsche Wort Sucht, so vermutet man, hat indogermanische Wurzeln. Es geht auf das Wort für „saugen“ zurück *(suk, sug, seuk* oder *seug)* und versinnbildlicht als alter Begriff für Krankheit im Allgemeinen, wie Betroffene von einer Krankheit *ausgesaugt* werden. Gehen wir dem englischen Wort *addiction* nach, stoßen wir auf die lateinische Herkunft *ad-*

dicere, was übersetzt bedeutet „sich jemandem willenlos ergeben“ oder „jemandem sklavisch zugetan sein“.

Das Gefühl unfrei zu sein und das eigene Verhalten nicht mehr willentlich kontrollieren zu können, sondern vielmehr von diesem kontrolliert beziehungsweise „versklavt“ zu sein, ist das Kernstück einer Sucht – ob nach einer Substanz oder nach einem bestimmten Verhalten. Menschen, die sich derart unfrei und versklavt von einem Verhalten fühlen und unter bestimmten Konsequenzen dieses Verhaltens leiden, sind es, an die sich die in diesem Buch beschriebenen Ansätze richten.

Daher sprechen wir im Buch auch ganz allgemein von „Verhaltenssucht“, ohne damit zu unterstellen, dass alle Betroffenen tatsächlich die diagnostischen Kriterien erfüllen.

1.3 Epidemiologie

Prävalenz

Aufgrund der bisher unzureichenden beziehungsweise unvollständigen Repräsentanz der Verhaltenssüchte in den verbindlichen Diagnosesystemen und der methodischen Probleme entsprechender Studien sind konkrete epidemiologische Zahlen schwierig zu bestimmen (siehe zum Beispiel Petersen et al., 2010).

Es ist zudem von einer sehr hohen Zahl Betroffener auszugehen, die sich nicht in Behandlung befinden. In einer repräsentativen Erhebung hatten 76,9 Prozent der identifizierten Spielsüchtigen noch nie im Leben Kontakt zu jedweder Form von Hilfe einschließlich Selbsthilfegruppen (Meyer et al., 2011).

Für die besser empirisch gesicherten Diagnosen Spielsucht und Internetsucht gibt es nur einzelne repräsentative Prävalenzstudien.

Für die Spielsucht beziehungsweise das „Pathologische Glücksspiel“ gemäß Diagnostischem und Statistischem Manual Psychischer Störungen DSM-IV-TR (Saß et al., 2003) wird eine Lebenszeitprävalenz von 1,0 Prozent für 14- bis 64-jährige Personen berichtet, wobei die Prävalenz unter Jugendlichen (14 bis 17 Jahre) bei 1,5 Prozent liegt. Werden auch Ausprägungen berücksichtigt, die nicht alle notwendigen Kriterien der Suchterkrankung (also Pathologisches Glücksspiel sensu DSM-IV) erfüllen, steigen die Zahlen auf 1,4 Prozent für problematisches Glücksspiel beziehungsweise 5,5 Prozent für risikoreiches Glücksspiel (Meyer et al., 2011).

Anhand der gleichen repräsentativen Stichprobe berichten Rumpf et al. (2011) eine Prävalenz der Internetabhängigkeit von 1,5 Prozent. Auch hier zeigt sich eine höhere Prävalenz von 2,4 Prozent für jüngere Menschen (14 bis 24 Jahre) und 4,0 Prozent für Jugendliche (14 bis 16 Jahre).

Eine weitere repräsentative Untersuchung stellte anhand strenger klinischer Kriterien eine Prävalenz der Internetsucht von 2,1 Prozent in der Allgemeinbevölkerung fest (Müller et al., 2014).

Für die anderen Verhaltenssüchte liegen angesichts der bis dato fehlenden Operationalisierung in den Diagnosesystemen noch keine verlässlichen epidemiologischen Zahlen vor, die auf validen und repräsentativen Interviewerhebungen basieren und anderen üblichen methodischen Standards gerecht werden.

Mehr oder weniger vage gehen Expert*innen aufgrund von Fragebogenerhebungen für die deutsche Bevölkerung davon aus, dass

- 6,5 Prozent (Osten) bis 8 Prozent (Westen) pathologisches Kaufverhalten zeigen (Neuner, Raab & Reisch, 2005),
- 3 Prozent bis 6 Prozent sexsüchtig sind (Grüsser & Thalemann, 2006),
- weniger als 1 Prozent der Allgemeinbevölkerung (Breuer & Kleinert, 2009) bis zu 7 Prozent der Fitnessstudiomitglieder und mehr als 7 Prozent der Ausdauersportler sportsüchtig sind (Griffiths et al., 2015; Szabo & Griffiths, 2007; zusammenfassend siehe auch Walter & Heinen, 2017),
- etwa jede*r siebte Arbeitnehmer*in kritisch übersteigertes Arbeitsverhalten zeigt (Poppelreuter & Windholz, 1999), wobei schätzungsweise knapp 0,5 Prozent der Erwerbstätigen den klinischen Kriterien zufolge arbeitssüchtig sind (Poppelreuter, 2004[1]).

1.4 Komorbidität

Bei Menschen mit Spielsucht ergibt sich eine im Vergleich mit der Allgemeinbevölkerung deutlich erhöhte Rate weiterer psychischer Störungen im Lebensverlauf. In der Studie von Meyer et al. (2011) erfüllten 95,4 Prozent der pathologischen Glücksspieler*innen die Kriterien mindestens einer weiteren psychischen Symptomstörung. Bei 89,1 Prozent war dies eine Störung im Zusammenhang mit dem Konsum psychotroper Substanzen, in 44,3 Prozent der Fälle eine stoffgebundene

1 Poppelreuter (2004) schätzt eine absolute Zahl von 200.000 Menschen in Deutschland. 2019 waren 44,7 Millionen Menschen in Deutschland erwerbstätig, wodurch sich ein Anteil von circa 0,5 Prozent ergibt.

Abhängigkeit (Tabak ausgenommen). Ebenfalls häufig kamen affektive Störungen (63,1 %) und Angststörungen vor (37,1 %). 34 Prozent der Personen mit Glücksspielsucht erfüllten zudem die Kriterien mindestens einer Persönlichkeitsstörung, vor allem aus den Clustern B (antisozial, emotional instabil, histrionisch, narzisstisch) und C (selbstunsicher, dependent, zwanghaft).

Für die Internetabhängigkeit deuten die vorliegenden Befunde darauf hin, dass am häufigsten depressive und Angststörungen, gefolgt von stoffgebundenen Süchten komorbid auftreten (vergleiche Carli et al., 2013; Ha et al., 2006; Wei et al., 2012).

Auch bei Sexsucht werden affektive und Angststörungen sowie stoffgebundene Süchte am häufigsten komorbid diagnostiziert, zudem in bis zu 50 Prozent der Fälle Persönlichkeitsstörungen (Black et al., 1997; Raymond, Coleman & Miner, 2003).

Auch bei der Kaufsucht sind affektive und Angststörungen sowie stoffgebundene Süchte die häufigsten komorbiden Störungen. Ebenfalls eine hohe Komorbidität von bis zu 60 Prozent weisen Persönlichkeitsstörungen auf. Zusätzlich wird hier von hohen Raten komorbider Binge-Eating-Störungen und Störungen mit zwanghaftem Horten berichtet (zusammenfassend siehe Müller & Voth, 2014, S. 132 f.).

Für die Sportsucht werden als häufigste Komorbiditäten die Anorexia nervosa und die Zwangsstörungen berichtet (zusammenfassend bei Kleinert, 2014). Aus unserer Sicht muss hier aber besonders sorgfältig differentialdiagnostisch ausgeschlossen werden, dass die exzessive sportliche Aktivität ausschließlich der Regulation des Körpergewichts dient. In diesem Falle lägen nicht komorbide eine Essstörung *und* eine Verhaltenssucht vor, sondern eine spezielle Variante der Anorexie im Sinne der *Anorexia athletica* (Smith, 1980) oder eine Anorexie vom restriktiven Typ. Gleichsam muss ausgeschlossen werden, dass der Sport als Komorbidität einer Zwangsstörung tatsächlich die klinischen Kriterien der Verhaltenssucht erfüllt (Griffiths, 2005) oder eher *im Rahmen* der Zwangsstörung als Neutralisationsverhalten fungiert, was aus Sicht des*der Praktikers*Praktikerin aber eher selten vorkommen dürfte.

Im Hinblick auf die Arbeitssucht geht man insbesondere von Erschöpfungs- und Burn-out-Syndromen als häufige komorbide Folgeerscheinung der übermäßigen Arbeitsbelastung bei mangelnder Erholung aus (Schneider & Bühler, 2001). Darüber hinaus spielen auch hier komorbide affektive und Angststörungen, substanzgebundene Süchte und Persönlichkeitsstörungen eine bedeutsame Rolle (zusammengefasst bei Musalek & Zeidler, 2014).

Zusammenfassend lässt sich sagen, dass Komorbidität bei den Verhaltenssüchten eher die Regel als die Ausnahme darstellt. Insbesondere affektive und Angststörungen, stoffgebundene Abhängigkeiten und Persönlichkeitsstörungen sind hier zu nennen. Im Einzelfall bedarf es einer sehr sorgfältigen Anamnese. Vielfach bemühen sich Psychotherapeut*innen darum, zu eruieren, welche der Störungen primär und welche sekundär ist, um den Schwerpunkt des Behandlungsplans entsprechend anpassen zu können. Im schematherapeutischen Konzept von psychischen Störungen im Allgemeinen werden die Diagnosen, die eine Person bekommt, prinzipiell als verschiedene (dysfunktional gewordene) Bewältigungsversuche für ein und denselben psychischen Schmerz aufgrund frustrierter Grundbedürfnisse in der Kindheit verstanden. Dies betrifft vor allem Menschen mit chronischen und / oder multiplen psychischen Störungen, für deren Behandlung die Schematherapie ursprünglich entwickelt wurde. Allerdings kann es im Einzelfall durchaus sein, dass wir die Störungsbilder nach ausführlicher Anamnese in eine zeitliche Abfolge und in einen internen Sinnzusammenhang bringen, der auch Implikationen für den Therapieplan hat. Eine Depression zum Beispiel, die sich im Zuge des sozialen Rückzugs im Zusammenhang mit der Verhaltenssucht durch den Verlust von Verstärkern entwickelt hat, verstehen wir schematherapeutisch als eine Konsequenz aus der nicht mehr greifenden Bewältigung (exzessiv spielen, arbeiten, Sport treiben usw.). Entsprechend behandeln wir in diesen Fällen primär die Verhaltenssucht, was ohnehin beinhaltet, sich wieder anderen Aktivitäten und Kontakten zuzuwenden.

2. Ätiologie: bisherige Erklärungsansätze für Verhaltenssucht

Der Stand der Forschung legt nahe, dass der Entwicklung und Aufrechterhaltung von Verhaltenssüchten ähnliche neurobiologische Faktoren und Mechanismen sowie Lernprozesse zugrunde liegen wie den stoffgebundenen Süchten.

2.1 Neurobiologie

Die Stimulation des mesocorticolimbischen oder Belohnungssystems mit den Ankerpunkten Nucleus accumbens, Amygdala und Hippocampus führt zur Ausschüttung des Neurotransmitters Dopamin. Diese Ausschüttung lässt uns angenehme Gefühle erleben. Das passiert ständig auf ganz natürlichem Weg in unserem Alltag: wenn wir ein leckeres Stück Kuchen in der Auslage sehen, geliebte Menschen erblicken, Sport treiben, Sex haben, eine interessante Entdeckung machen, eine Sonderzahlung vom Arbeitgeber erhalten usw. Sowohl die Erwartung einer solchen Belohnung als auch die Belohnung selbst führen zu erhöhter Dopaminausschüttung. Der Neurotransmitter Gamma-Aminobuttersäure (GABA) hemmt die Ausschüttung von Dopamin normalerweise ab einem bestimmten Punkt, ist also als natürlicher Gegenspieler des Dopamins zu verstehen. Hochgefühle flauen üblicherweise nach einer Weile von alleine wieder ab, das Befinden entwickelt sich zurück zum Ausgangsniveau.

Der Konsum psychoaktiver Substanzen führt ebenfalls zu einem Anstieg der Dopaminausschüttung. Durch Konditionierungsprozesse kommt es sogar bereits bei Konfrontation mit suchtrelevanten Stimuli zu erhöhter dopaminerger Aktivität (zum Beispiel beim Anblick einer Bar bei alkoholabhängigen Menschen oder beim Geruch von Cannabis bei tetrahydrocannabinolabhängigen Personen), was das Verlangen zu konsumieren bedingt (siehe auch Abschnitt 2.2). Zum einen begünstigt dieser mit angenehmen Gefühlen verbundene Anstieg des Dopamins die Suchtentwicklung. Zum anderen wird vermutet, dass bei Menschen mit stoffgebundenen Süchten die Dopaminreagibilität bei nicht substanzassoziierten Belohnungen geringer ausfällt, als zu erwarten wäre: Im nüchternen Zustand scheint weniger Dopamin und mehr GABA ausgeschüttet zu werden als bei Menschen ohne Abhängigkeitsproblematik, weshalb die betroffene Person eher geneigt ist, dem System „nachzuhelfen“, um sich gut zu fühlen. Entsprechend schwer fällt es Betroffenen, sich ohne Substanzen „genauso gut“ zu fühlen beziehungsweise sich Hochgefühle zu verschaffen. Das Belohnungssystem reagiert auf gewöhnliche Reize wenig sensitiv, Betroffene erleben, ohne „nachzuhelfen“, weniger Wohlgefühl. Eine ähnliche Dysfunktion des dopaminergen Systems wurde auch für Menschen mit Glücksspielsucht beschrieben (Wölfling et al., 2011; Reuter et al., 2005; Côté et al., 2003), die Befunde werden konsensuell übertragen auf andere Verhaltenssüchte. Abgesehen von einer reduzierten Sensibilität für Belohnungen (und Bestrafungen!), liegt bei Betroffenen eine erhöhte Reaktivität auf anregende Reize vor, die spezifisch für die jeweilige Verhaltenssucht ist (zum Beispiel Werbung bei Kaufsucht, Bildschirme bei Internetsucht, Spielkarten bei Spielsucht, sexuelle Reize bei Sexsucht etc.). Dies erklärt Salienz und Rückfallneigung. Da unser Gehirn sich in stetiger Veränderung befindet und neuronale Netzwerke sich plastisch in Abhängigkeit davon entwickeln und verändern, womit wir uns beschäftigen, entstehen mit der Zeit sehr starke neuronale Repräsentationen der Suchtgegenstände und des damit assoziierten Wohlgefühls.

Zudem stumpft das Belohnungssystem mit der Zeit ab, sodass immer höhere „Dosen“ notwendig werden, um denselben Effekt hervorzurufen. Ohne die Zuführung einer Substanz von außen, verändern sich also (mutmaßlich bereits anfällige) biochemische Prozesse im Gehirn – allein durch die übermäßig häufige Ausführung eines belohnend wirkenden Verhaltens.

Beck und Seiferth (2012, S. 12) resümieren sehr trefflich: „Insgesamt ist von einer neuronalen Dysfunktion in der Belohnungserwartung und -verarbeitung bei abhängigen Menschen auszugehen, unabhängig davon, ob die Sucht an eine Substanz gebunden ist oder sich in einem Verhalten manifestiert.“

Obgleich die Fundierung der entsprechenden Ansätze noch unzureichend ist und über den langfristigen Einsatz diskutiert werden kann, sprechen auch Hinweise auf die Wirksamkeit pharmakologischer Therapien für gemeinsame biologische Mechanismen stoffgebundener und stoffungebundener Süchte (siehe auch „Exkurs Psychopharmakotherapie“).

EXKURS

Psychopharmakotherapie

Bis dato liegen nur vereinzelte Nachweise der Wirksamkeit psychopharmakologischer Therapien bei Verhaltenssucht vor.

Vorrangig für die Spielsucht kann davon ausgegangen werden, dass das Verlangen, dem Spielen nachzugehen, mithilfe von Opioidantagonisten reduziert werden kann, die auch zur Unterstützung der Abstinenz von Alkohol eingesetzt werden (Grant et al., 2010). In

Übersichtsarbeiten zur Behandlung von Glücksspielsucht und Internetsucht wird auch von wirkungsvollem Einsatz von Medikamenten aus der Gruppe der Antidepressiva, Amphetamine und Stimmungsstabilisatoren berichtet (Lupi et al., 2014; Winkler et al., 2013).

Eine mögliche Kombinationsbehandlung aus Psychotherapie und Psychopharmakotherapie kann nur im individuellen Einzelfall gemeinsam mit einem*r Facharzt*Fachärztin für Psychiatrie und dem*r Patienten*Patientin abgewogen werden.

Die Reagibilität und Funktionalität des Belohnungssystems sind vermutlich multifaktoriell beeinflusst durch genetische und epigenetische Prozesse, prä-, peri- und postnatale psychische und physische Einflüsse sowie Stress.

2.2 Lerntheorie

Für die stoffgebundenen Süchte gilt es als erwiesen, dass Konditionierungsprozesse eine Rolle in der Entwicklung und Aufrechterhaltung spielen. Auch für die Verhaltenssucht kann angenommen werden, dass operante Konditionierungsprinzipien ätiologisch beteiligt sind und klassische Konditionierung zur Aufrechterhaltung beiträgt.

Die lerntheoretischen Mechanismen sind einer von vielen Faktoren, die die individuelle Entstehungsgeschichte einer Verhaltenssucht bedingen. Alle anderen Faktoren müssen selbstverständlich auch in Fallkonzept und Therapieplan Beachtung finden.

Welches Verhalten Suchtcharakter bekommen kann und dass überhaupt eine Anfälligkeit für ein Suchtproblem besteht, wird beeinflusst von unserer genetischen Ausstattung und unseren frühen Lernerfahrungen, unserer Prägung und Sozialisation, die mitunter schädliche Introjekte „hinterlassen". Introjektion meint die Aufnahme und Verinnerlichung von Haltungen und Wertungen anderer Menschen in die eigene innere Repräsentanz der Welt beziehungsweise in das eigene Ich. Das Introjekt ist dann ein Konglomerat solcher Wertungen und Normen, die im Laufe der Sozialisation verinnerlicht worden sind. Die sogenannten Modi werden in der Schematherapie teilweise auch als Introjekte verstanden (siehe auch Kapitel 4). All jene Faktoren haben wiederum Einfluss darauf, wie feinfühlig und wie ausgeprägt Menschen ihre emotionalen Grundbedürfnisse wahrnehmen und inwieweit sie in der Lage sind, diese angemessen zu befriedigen. Auch die persönliche Ausgestaltung des Belohnungssystems und unser Temperament spielen eine Rolle.

2.2.1 Operante Konditionierung

Grundannahme bei der operanten Konditionierung ist, dass jedes Verhalten dadurch beeinflusst wird, welche Konsequenz es nach sich zieht. Den Nachweis dieser Annahme lieferte der amerikanische Psychologe Burrhus Frederic Skinner an Ratten, die er in einen Käfig einsperrte. Zur Erinnerung: Eine Gruppe von Ratten konnte durch das Drücken eines Hebels die Freigabe von Futterpellets erwirken. Eine andere Gruppe von Ratten war einem schmerzhaften Stromfluss im Boden des Käfigs ausgesetzt, den sie durch das Drücken eines Hebels beenden konnte. In beiden Gruppen wurde das Drücken des Hebels durch die jeweils dem Verhalten folgende Konsequenz verstärkt. Die Ratten, die durch das Drücken des Hebels Futter bekamen, wurden positiv verstärkt – ihr Verhalten führte zu einer positiven Erfahrung beziehungsweise zu einer Belohnung. Die Ratten, die durch das Drücken des Hebels den Strom abschalten konnten, wurden negativ verstärkt – ihr Verhalten führte zur Beendigung einer negativen Erfahrung. Die Tiere lernten, ihr Verhalten (Hebel drücken) operant beziehungsweise instrumentell einzusetzen, also um eine bestimmte Wirkung zu erzielen, die als angenehm erlebt wurde. In der Folge trat das jeweilige Verhalten häufiger auf – aufgrund dieser Erhöhung der Auftretenswahrscheinlichkeit des Verhaltens wird der Begriff „Verstärkung“ benutzt.

Übertragen auf die Verhaltenssucht (vgl. Abb. 2.1 und 2.2) können wir davon ausgehen, dass die Auftretenswahrscheinlichkeit eines bestimmten Verhaltens steigt, wenn es zu angenehmen Gefühlen führt (positive Verstärkung) oder unangenehme Gefühle beendet (negative Verstärkung).

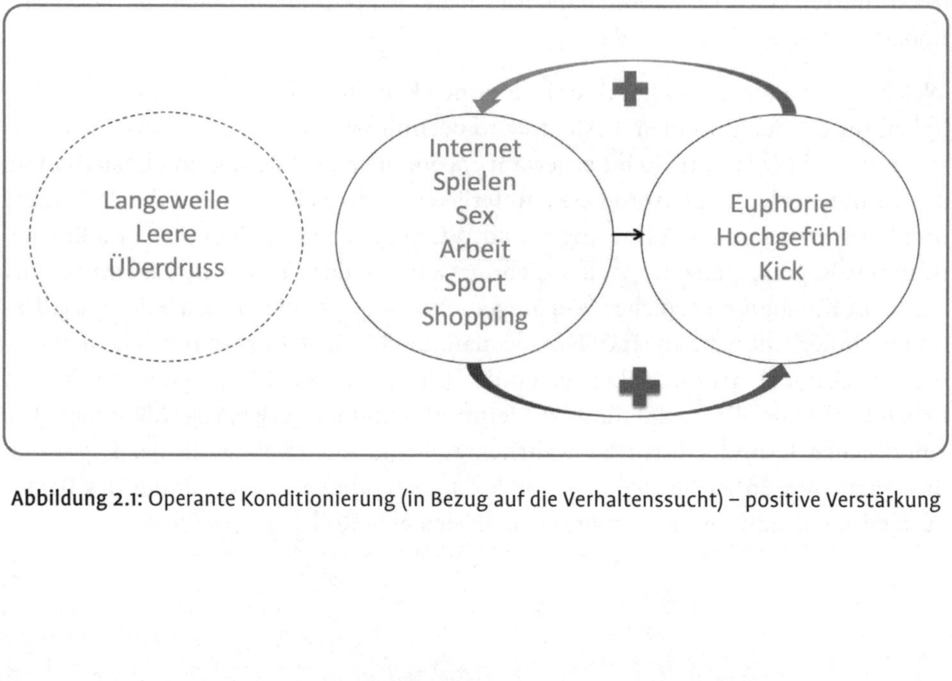

Abbildung 2.1: Operante Konditionierung (in Bezug auf die Verhaltenssucht) – positive Verstärkung

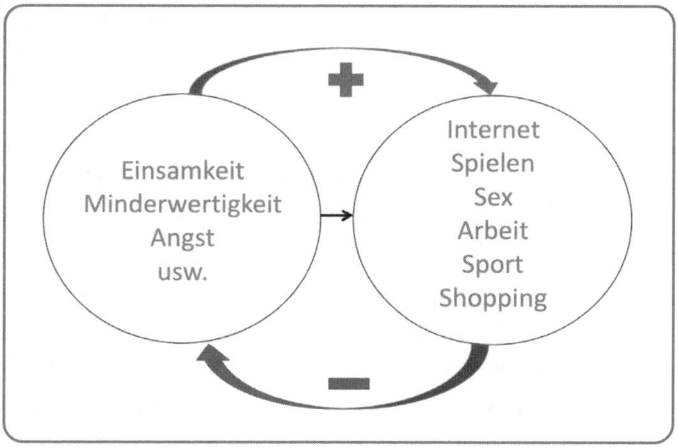

Abbildung 2.2: Operante Konditionierung (in Bezug auf die Verhaltenssucht) – negative Verstärkung

Während des Glücksspiels zum Beispiel werden Hochgefühle bis hin zur Euphorie beschrieben; kaufsüchtige Menschen beschreiben, dass Gefühle von Einsamkeit oder Minderwertigkeit für den Moment schwinden, während sie online oder im Geschäft über das nötige Maß hinaus Kleidung, Schuhe, elektronische Geräte oder Sonstiges kaufen. Aufgrund der kurzfristig angenehmen Konsequenzen des Verhaltens wird es in Zukunft häufiger gezeigt werden – unser Belohnungssystem ist „angepikst“. Fatalerweise wird die Auftretenswahrscheinlichkeit zusätzlich durch die klassische Konditionierung gesteigert.

2.2.2 *Klassische Konditionierung*

Auch hier zur Erinnerung: Der russische Mediziner und Physiologe Iwan Petrowitsch Pawlow konnte in Experimenten mit Hunden zeigen, dass der unwillkürlich oder reflexhaft beim Anblick von Futter einsetzende Speichelfluss auch durch einen ursprünglich neutralen Reiz ausgelöst werden kann, der zuvor keinerlei Reaktion beim Hund bewirkt hatte. Pawlow ließ zeitgleich zur Darreichung des Futters wiederholt auch einen Glockenton erklingen, der in der Folge selbst den Speichelfluss beim Hund auslöste, auch wenn das Futter gar nicht mehr gezeigt wurde. Der Glockenton wurde somit zum konditionierten Reiz.

Zu einem ähnlichen Phänomen kommt es auch im Zuge der Suchtentwicklung (vgl. Abb. 2.3). Wenn man zum Beispiel im Internet ein Spiel spielt, ist diese Handlung ganz automatisch begleitet von verschiedenen Reizen. Da ist zunächst natürlich der Computer selbst, da ist der Tisch, auf dem der Computer steht, das Zimmer, in dem er sich befindet, usw. Diese zunächst neutralen Umgebungsreize können im Laufe der Zeit an das Erleben von Hochgefühlen oder die Linderung unangenehmer Gefühle gekoppelt werden (einfach nur dadurch, dass sie da sind, wenn das Computerspiel seine Wirkung entfaltet) und dadurch den Drang auslösen oder verstärken, sich dem Spiel hinzugeben.

Manchmal sind die konditionierten Reize und Gegenstände über die Zeit so zahlreich geworden, dass Betroffene häufig getriggert werden, ohne sich dessen überhaupt bewusst zu sein.

Alle zunächst neutralen Reize, die gekoppelt mit der Wirkung der Aktivität auftreten, können im Laufe der Zeit selbst die Wirkung auslösen beziehungsweise den Drang danach evozieren, der Aktivität nachzugehen (das Craving). Dies können Reize sein, die direkt mit der Aktivität gekoppelt sind, wie Kreditkarte und Geld mit Shopping oder Würfel und Roulettetisch mit Glücksspiel. Oder aber es handelt sich um zunächst auch inhaltlich neutrale Reize, die rein zufällig bei der Aktivität präsent sind wie Einrichtungsgegenstände oder ein Musikstück. Es kann lange dauern und aufwendig sein, die klassisch konditionierten Trigger zu identifizieren (um sie dann von der Assoziation mit dem Craving zu entkoppeln).

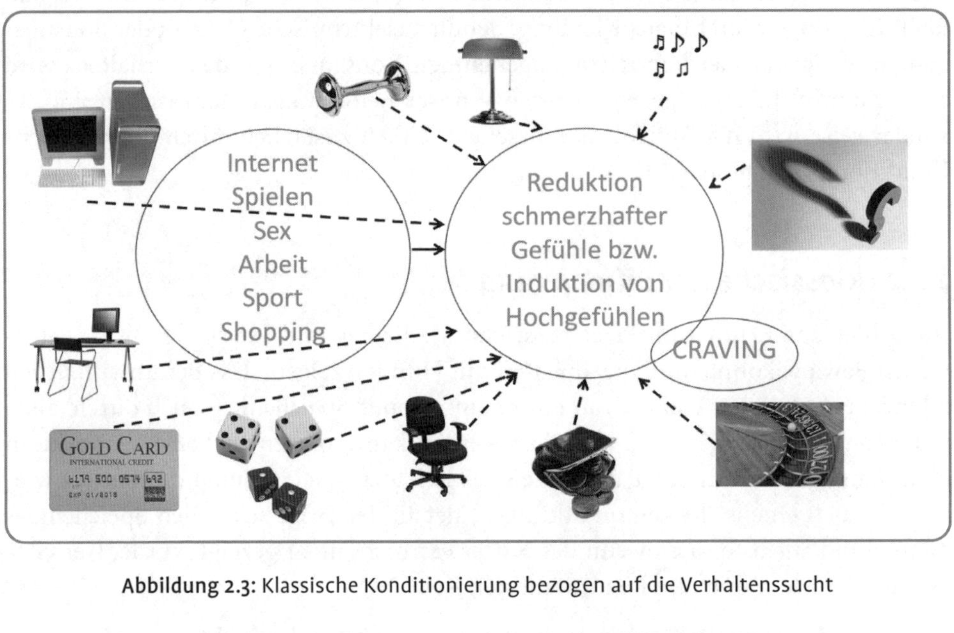

Abbildung 2.3: Klassische Konditionierung bezogen auf die Verhaltenssucht

Operante und klassische Konditionierungsprozesse können somit auch stark zur Aufrechterhaltung von Verhaltenssucht beitragen und Rückfälle produzieren (siehe auch Abschnitt 7.8). Wie sie identifiziert und „gelöscht" werden, wird in Abschnitt 6.3.1 beschrieben.

3. Die schematherapeutische Basis

3.1 Emotionale Grundbedürfnisse

Die emotionalen oder psychischen Grundbedürfnisse des Menschen stellen den Ausgangs- und Kernpunkt des schematherapeutischen Modells dar. Sie treiben alles Handeln an, und zwar universell und von Geburt an. Entscheidend für unser inneres System und damit für unser Erleben und Verhalten im Erwachsenenalter sind unsere frühen Erfahrungen mit der Erfüllung oder Frustration der fünf emotionalen Grundbedürfnisse nach Young (Young, Klosko & Weishaar, 2005) durch wichtige Bezugspersonen:

1. Bedürfnis nach sicherer Bindung
2. Bedürfnis nach Autonomie, Identität und Kompetenz (oder Selbstwertsteigerung)
3. Bedürfnis nach realistischen Grenzen und Selbstkontrolle
4. Bedürfnis nach Freiheit im Ausdruck von Bedürfnissen und Emotionen
5. Bedürfnis nach Spontaneität und Spiel

Ein an den Grundbedürfnissen des Kindes orientiertes Verhalten bedeutsamer Bezugspersonen zeichnet sich dadurch aus, dass die Bedürfnisse des Kindes wahrgenommen sowie ausreichend und angemessen befriedigt werden:

3.1.1 Bedürfnis nach sicherer Bindung

Jedes Kind braucht liebevolle Zuwendung, Akzeptanz und Sicherheit.

Befriedigung dieses Bedürfnisses bedeutet, dass das Kind Nähe, Konstanz, Verfügbarkeit, Zuverlässigkeit und nährende Zuwendung durch wichtige Bezugspersonen erfährt. Es fühlt sich geliebt, angenommen, geborgen, sicher und zugehörig.

Erwachsene Menschen erfahren diese Nähe, Konstanz und Geborgenheit in funktionalen Paarbeziehungen, familiären Beziehungen und Freundschaften.

Eine Frustration des Bedürfnisses nach Bindung kann bedeuten, dass das Kind zu wenig Nähe, Annahme, Konstanz, Verfügbarkeit, Geborgenheit, Zuverlässigkeit und nährende Zuwendung erfährt. Stattdessen erlebt es Verlassenheit, nicht vorhersehbare oder mangelnde Verfügbarkeit von Bezugspersonen, Ablehnung und Vernachlässigung. Es fühlt sich verlassen, einsam, alleine, abgelehnt, abgeschnitten oder ängstlich. Diese Form der Frustration des Bindungsbedürfnisses in der Kindheit kann im Erwachsenenalter zu stark anklammerndem Verhalten in Beziehungen führen oder auf der anderen Seite zu Schwierigkeiten, sich wahrhaft auf eine verbindliche Partnerschaft und den anderen Menschen einzulassen.

Eine andere Art der Frustration des Bindungsbedürfnisses in der Kindheit kann darin bestehen, dass wichtige Bezugspersonen zwar viel Nähe herstellen, diese Nähe allerdings zur Befriedigung eigener Bedürfnisse und Wünsche missbrauchen. Dies ist zum Beispiel dann der Fall, wenn Kinder als Ersatz für eine*n fehlende*n Partner*in herhalten oder im Sinne von Parentifizierung in der Beziehung zum Elternteil selbst die Rolle des oder der Versorgenden übernehmen müssen oder sexuell missbraucht werden.

Das Bindungsbedürfnis ist evolutionsbiologisch zentral für den Menschen. Allein der Blick auf die ersten Lebensjahre legt dies nahe. Das Neugeborene ist vollkommen abhängig von der nährenden und kontinuierlichen Fürsorge einer Bezugsperson. Und das weit über die ersten Lebenswochen hinaus. Selbst wenn das Kleinkind um den ersten Geburtstag herum in der Lage ist, sich selbständig fortzubewegen, wäre es verloren, wenn es sich selbst überlassen wäre. Es benötigt eine Bezugsperson, um seinen Hunger und Durst zu stillen, für die Körperhygiene und um vor Gefahren geschützt zu sein. Neben der Befriedigung der physischen Bedürfnisse des Kindes sind jedoch auch emotionale Zuwendung und Fürsorge überlebensnotwendig. Tragische Experimente Kaiser Friedrichs des II. zur Auffindung der „Ursprache" im 13. Jahrhundert zeigten, dass Säuglinge sterben, wenn sie keinerlei freundliche Ansprache und tröstliche körperliche Zuwendung erfahren. Ammen sollten die Kinder ausschließlich mit Nahrung versorgen, dabei aber weder verbal noch emotional mit ihnen interagieren. Keines der Kinder lernte jemals auch nur ein Wort zu sprechen, alle Säuglinge verstarben (Horst, 1975). In den 1940er-Jahren veröffentlichte der Psychoanalytiker René Spitz ebenfalls erschütternde Ergebnisse seiner Beobachtungsstudien in Waisenhäusern. Kleinkinder, die von häufig wechselndem Personal vorrangig physisch versorgt wurden und über längere Zeit einem Mangel an emotionaler Zuwendung ausgesetzt waren, zeigten dramatische Entwicklungsverzögerungen und -rückschritte sowie schwerwiegende emotionale und soziale Auffälligkeiten (Spitz, 1945; 1946a; 1946b). Es ist bemerkenswert, dass die Studien des Psychologen Harry Harlow an Rhesusaffen über zehn Jahre später noch für Erstaunen darüber sorgten, dass Geborgenheit für Primaten von „überwältigender Bedeutung" (Harlow, 1958, S. 673) und die Befriedigung des Bedürfnisses nach Nahrung der Sehnsucht nach behaglichem Körperkontakt nachgeordnet ist. Harlow hatte Rhesusaffenbabys von ihren Müttern getrennt und ihnen zwei Mutter-Attrappen zur Verfügung gestellt. Eine Attrappe war ein nacktes kaltes Drahtgestell mit Milchspender, das andere eine Attrappe aus Holz und Moosgummi mit weicher und durch eine Glühbirne angenehm erwärmter Umhüllung, dafür aber ohne Milch. Die Affenkinder suchten die nackte Attrappe mit der Milch nur kurz auf, um sich mit Nahrung zu versorgen, die restliche Zeit verbrachten sie ausschließlich an die flauschige Stoffattrappe gekuschelt. Harlow schlussfolgerte, dass auch beim Menschen die primäre Funktion des Stillens „darin besteht, häufigen und intimen Körperkontakt des Säuglings mit der Mutter sicherzustellen" (Harlow, 1958, S. 673).

Die allermeisten Kinder reagieren im ersten Lebensjahr mit Angst, wenn die primäre(n) Bezugsperson(en) sich aus dem Blickfeld entfernt/entfernen, während sie sich bei physischem Kontakt zu diesen Person(en) entspannen. Es vergehen Jahre, bis das Menschenkind die physische Nähe zu den wichtigsten Bezugspersonen seltener benötigt und sucht. Zeitlebens allerdings bleibt das Bedürfnis nach Kontakt und Verbundenheit mit anderen Menschen bestehen. Der Mensch ist ein durch und durch soziales Wesen. Zum einen bringt das Sichbinden an andere Menschen – die Integration in die „Herde" – einen physischen Überlebensvorteil. Das zeigt ein Blick in die Menschheitsgeschichte. Hätte ein Säugling in der Steinzeit alleine im offenen Gelände gelegen, wäre das Kind von einem wilden Tier gerissen worden. Es war darauf angewiesen, im Sozialverband sicher eingebunden zu sein. Unsere erwachsenen Vorfahren haben sich mit ihren individuellen Stärken und Fähigkeiten in die Gemeinschaft eingebracht, sodass diese als Kollektiv mit einer Vielzahl von Skills und Expertisen auf die Herausforderungen des Lebens adaptiv reagieren konnte. Diese Zusammenhänge haben sich seit der Steinzeit nicht geändert. Unabhängig davon, wie weit die Menschheit sich entwickelt hat und welche Errungenschaften das digitale Zeitalter hervorbringt: Der Säugling überlebt alleine nicht lange und als Erwachsene*r könnte man ohne sozialen Bezug nur in einem recht bescheidenen Setting als Selbstversorger*in agieren. Für eine Anbindung an die Außenwelt müssten bereits die Expertise und die Tatkraft von anderen Menschen genutzt werden, um Telefon, Internet, öffentliche Verkehrsmittel oder ein Auto zu bemühen. Auch würde es als Einzelne*r schwierig, mit außergewöhnlichen Umständen oder einer Krise umzugehen. Während wir diesen Text schreiben, befindet die Welt sich im Ausnahmezustand. Das neuartige Coronavirus zeigt uns auf eindringliche Weise, wie wenig das einzelne Mitglied einer groß gewachsenen Gesellschaft isoliert auszurichten vermag. Zumindest nicht dort, wo diese Gesellschaft sich einen begrenzten Lebensraum teilt. Nicht nur, dass offenkundig wird, wie abhängig unser westlicher Alltag von den verschiedensten Dienstleister*innen ist. Wir erleben auch, dass das Kollektiv gemeinsam agieren muss, um der extremen Herausforderung einer Pandemie standzuhalten. Wer jetzt zu sehr auf seine Autonomie pocht (siehe nächsten Abschnitt), der gefährdet sich selbst und andere Menschen.

Von den oben beschriebenen eher praktischen Aspekten abgesehen, braucht der Mensch auch den emotionalen Zuspruch, um seelisch gesund zu bleiben. Einsamkeit und mangelnde soziale Unterstützung erweisen sich in Übersichtsarbeiten als zentrale Prädiktoren für depressive Störungen beziehungsweise psychische Gesundheit im Allgemeinen (Erzen & Cikrikci, 2018; Harandi, Taghinasab & Nayeri, 2017). Auch für Ätiologie und Prognose schwerwiegender Beeinträchtigungen der körperlichen Gesundheit, wie zum Beispiel durch die koronare Herzerkrankung, wird soziale Unterstützung als wesentlicher Prädiktor angesehen (Barth, Schneider & Känel, 2010).

3.1.2 Bedürfnis nach Autonomie, Identität und Kompetenz (oder Selbstwertsteigerung)

Kinder brauchen Handlungs- und Entscheidungsspielräume. Ist das Bedürfnis nach Autonomie erfüllt, darf das Kind sich aus seinem sicheren Bindungshafen entfernen und von dort aus eigenständig die Welt erkunden und eigene Erfahrungen machen. Es darf sich selbst und seine Bedürfnisse spüren und Möglichkeiten ausprobieren, diese zu befriedigen. Es darf Alltagsverrichtungen selbst tun und dabei Fehler machen, es darf an diesen Erfahrungen wachsen und lernen.

Erwachsene Menschen, deren Bedürfnis nach Autonomie erfüllt ist, erleben die Freiheit, eigene Entscheidungen treffen zu können und Gestaltungsspielraum zu haben. Dies nicht nur in ihren privaten Beziehungen, sondern auch im Beruf. Sie können sich einbringen und über wichtige Aspekte ihres Lebens und Alltags in bedeutsamem Ausmaß selbst bestimmen.

Bei Frustration des Bedürfnisses im Sinne einer Beschneidung der Autonomie fühlt das Kind sich eingeengt, bevormundet, klein, unfähig, hilflos und unwirksam. Wird dem Kind zu viel autonomes Handeln und Entscheiden zugestanden beziehungsweise zugemutet, kann es sich überfordert, orientierungslos und vernachlässigt fühlen.

Bei Erwachsenen kann sich eine Frustration des Bedürfnisses nach Autonomie in der Kindheit in dependentem oder selbstunsicherem Verhalten, im Erleben eigener Inkompetenz und in Angst vor Versagen äußern oder aber in Schwierigkeiten darin, sich unterzuordnen.

Das Bedürfnis nach Autonomie ist ebenso zentral wie das Bedürfnis nach Bindung. Bereits Säuglinge zeigen ihren Willen nach Selbstbestimmung, indem sie zum Beispiel den Kopf wegdrehen, wenn sie satt sind oder wenn die Umgebungsreize ihnen zu viel werden. Das Bestreben, Dinge selbst zu tun, ist bereits bei wenige Monate alten Kindern zu beobachten. Sobald es motorisch möglich ist, fangen sie zum Beispiel an, sich die Mütze vom Kopf oder die Socken von den Füßen zu ziehen. Weil sie es können, weil sie es wollen. Werden etwas ältere Kinder im Alter zwischen ein und zwei Jahren daran gehindert, etwas selbst zu tun, löst das in der Regel sehr starke Gefühle von Wut und Ärger aus. Das Kind spürt einen ebenso starken Drang danach, über sich selbst zu bestimmen, ein eigenständiges Individuum zu sein und die Welt zu erkunden und zu verstehen, wie es einen Drang danach spürt, in sicherer und enger Verbindung mit den wichtigsten Bezugspersonen zu sein. Sobald das Kleinkind sich eigenständig durch Krabbeln oder Robben fortbewegen kann, tut es das auch mit großem Vergnügen und großer Ausdauer. Allerdings nicht ohne sich dabei immer wieder umzudrehen, um sich zu vergewissern, dass die Bezugsperson noch da ist. Und nicht ohne das Gegenüber immer wieder mit Lauten und Gesten darauf aufmerksam zu machen, was es entdeckt hat, um die *eigenständig* gemachte Entdeckung zu einer *gemeinsamen* Erfahrung mit der Bezugsperson zu machen. Die beiden gleichermaßen stark ausgeprägten und früh beobachtbaren Bestrebungen nach Bindung und Autonomie sind eng miteinander verbunden. Das Bedürfnis nach Bindung und das Bedürfnis nach Autonomie können verstanden werden als Pole einer Achse, die in beide Richtungen wechselseitig aufeinander bezogen sind (siehe auch Loose, Graaf & Zarbock, 2013; Zarbock, 2014).

Die Bedürfnisse nach Bindung und Autonomie können leicht miteinander in Konflikt geraten und kollidieren. Dieser in zwischenmenschlichen Beziehungen immer wieder mal mehr oder weniger offenkundige Konflikt wurde in der Coronakrise ganz besonders präsent. Wir können die Krise nur bewältigen, wenn wir im Kollektiv handeln, indem wir *alle* auf physische Distanz zu unseren Mitmenschen gehen. Zugleich regt sich in den meisten Menschen der Drang, beieinander und miteinander zu sein ebenso wie der Drang, über das eigene Tun und den eigenen Aufenthaltsort selbst zu bestimmen (oder im Falle von Familien auch einfach mal einen Moment allein zu sein). Beim Kind wie beim Erwachsenen scheint eine Ausgewogenheit von Verbindung und Unabhängigkeit, ein Mäandern zwischen den Polen Bindung und Autonomie, wichtig für seelisches Wohlbefinden und Zufriedenheit.

Das Gewähren von Freiräumen vor dem Hintergrund einer sicheren Bindung ist essenziell für die Entwicklung von Selbstwirksamkeit und Kompetenzen eines Kindes. Der westliche Volksmund sagt: „Aus Kindern, die nichts dürfen, werden Erwachsene, die nichts können“ (Anonymus) – und die sich selbst auch als nicht wirksam und nicht kompetent wahrnehmen und somit erwarten, in wichtigen Bereichen zu versagen oder auf die Versorgung durch andere Menschen angewiesen zu sein.

Die wechselseitige Bezogenheit von Bindung und Autonomie ist auch schön in der chinesischen Volksweisheit „Eine gute Bindung braucht keinen Knoten“ (Laotse zugeschrieben) ausgedrückt. Bindung soll sicher und verlässlich sein, den Menschen jedoch nicht fest*binden*.

3.1.3 Bedürfnis nach realistischen Grenzen und Selbstkontrolle

Das Kind braucht die Erfahrung, dass andere Menschen ebenfalls Bedürfnisse und Interessen haben, die denen des Kindes gleichwertig und auch zu berücksichtigen sind. Dahinter steckt das indirekte Bestreben, die beiden übergeordneten Bedürfnisse nach Bindung und Autonomie beziehungsweise Kompetenzerleben zu befriedigen. Das Bindungsbedürfnis kann langfristig nur dann erfüllt werden, wenn man in der Lage ist, die eigenen Bedürfnisse und Belange mit denen der anderen zu vereinbaren. Das Bedürfnis nach Autonomie und Kompetenzerleben kann zum anderen nur dann befriedigt werden, wenn man unmittelbare Impulse und Freuden zugunsten der Erreichung langfristiger Ziele bewusst und absichtsvoll zurückstellen kann.

Um das Bedürfnis nach realistischen Grenzen und Selbstkontrolle zu befriedigen, muss das Kind ein authentisches Gegenüber erleben, welches eigene Bedürfnisse und Interessen offenlegt und in die Beziehung zum Kind einbringt. Dadurch werden diesem angemessene Grenzen gesetzt, was seine Integration in die Gemeinschaft sichert und damit das zentrale Bindungsbedürfnis befriedigt. Auch die Unterstützung dabei, kurzfristigen Lustgewinn zugunsten langfristiger Ziele zurückzustellen, bedeutet eine Befriedigung des Bedürfnisses nach Grenzen und ermöglicht die Entwicklung von Selbstverantwortung und Impulsregulation, wodurch dann auch eine Befriedigung des zentralen Bedürfnisses nach Autonomie, Identität und Kompetenz möglich wird.

Eine Frustration des Bedürfnisses nach Grenzen und Selbstkontrolle bedeutet, dass die persönlichen Grenzen anderer sehr spät oder gar nicht aufgezeigt werden, die Bedürfnisse des Kindes ungeachtet der Bedürfnisse anderer Menschen immer und ohne Aufschub an erster Stelle stehen. Das Kind kann nicht lernen, sich in Gemeinschaften mit anderen so einzufinden, dass gegenseitig wertvolle Bindungen entstehen. Ebenso lernt es nicht, sich für längerfristige Ziele im Hier und Jetzt anzustrengen und somit Identität, Kompetenz und stabiles Selbstwerterleben zu entwickeln. Selbstverständlich muss die Begrenzung alters- beziehungsweise entwicklungsangemessen sein.

Insbesondere im Erwachsenenalter sind die Erfahrung und das Respektieren von persönlichen Grenzen anderer Menschen unerlässlich dafür, ein Teil der Gemeinschaft zu sein. Ignorieren wir die Interessen und Bedürfnisse anderer Menschen, besteht ein hohes Risiko, ausgeschlossen zu werden, was wiederum das wichtige Bindungsbedürfnis frustrieren würde. Zudem ist die Orientierung an längerfristigen Zielen statt an kurzfristig hedonistischen Erfahrungen auch im Erwachsenenalter wichtig für die Befriedigung des ebenfalls zentralen Bedürfnisses nach Autonomie und Kompetenz, vor allem im Leistungsbereich.

Wir glauben also nicht, dass das Bedürfnis nach Grenzen und Kontrolle wirklich ein für sich allein stehendes Grundbedürfnis ist. Dann würde die Befriedigung dieses einen Bedürfnisses nämlich bereits ein Wohlgefühl hervorrufen. Doch das tut es weder bei Kindern noch bei Erwachsenen: Kein Kleinkind freut sich, wenn das Elternteil ihm die schöne rote Schaufel abnimmt mit den Worten: „Die Schaufel ist ganz toll, aber die gehört leider Jonas, deshalb geben wir sie ihm jetzt zurück." Und weder Sie noch wir empfinden Freude oder Befriedigung, wenn wir uns regelkonform an der langen Supermarktschlange anstellen, „nur" weil die anderen Leute eben zuerst da waren und auch etwas kaufen möchten. Man achtet die Grenzen der anderen, weil es die impliziten oder expliziten sozialen Regeln verlangen, *um* das höherwertige beziehungsweise wahre Grundbedürfnis nach Bindung zu erfüllen und damit das Überleben zu sichern. Auch macht es nicht unmittelbar Freude, sich den Hausaufgaben oder der Steuererklärung zuzuwenden oder sich intensiv und kontinuierlich mit neuem Lernstoff zu beschäftigen, statt im Park in der Sonne zu liegen. Diese Zurückstellung kurzfristigen Genusses zugunsten langfristig lohnenswerter Ergebnisse ruft für sich genommen keine Zufriedenheit hervor. Die Zufriedenheit rührt aus der Befriedigung des übergeordneten Bedürfnisses nach Autonomie und Kompetenzerleben.

Kinder, deren Bedürfnis nach realistischen Grenzen und Selbstkontrolle dadurch frustriert wird, dass sie zu wenig persönliche Grenzen anderer Menschen erfahren, fühlen sich anspruchsberechtigt (*entitled* im Englischen), höherwertig beziehungsweise besonders, grenzenlos und gierig. Im Erwachsenenalter zeigt sich ein narzisstisches Interaktionsverhalten mit Minderbeachtung der Belange anderer Menschen bis hin zu der Überzeugung, dass diese gar nicht existent sind, sondern dass andere Menschen lediglich zur Befriedigung der Bedürfnisse der Person selbst da zu sein haben. Betroffene erleben häufig Gefühle von Ärger und Kränkung, wenn andere Menschen ihnen signalisieren, dass sie ihnen die subjektiv wahrgenommene Sonderrolle nicht zuschreiben.

Erfahren Kinder zu wenig Unterstützung bei der Orientierung an langfristigen Zielen und der Entwicklung von Belohnungsaufschub, fühlen sie sich schnell gelangweilt und ihrer Aufgaben und Pflichten überdrüssig. Erwachsene Menschen mit dieser Prägung haben Schwierigkeiten damit, eigene Impulse zu regulieren und kurzfristigen Genuss beziehungsweise kurzfristige Bedürfnisbefriedigung zugunsten langfristiger Perspektiven zurückzustellen. Es resultieren häufig Probleme in Ausbildung und Beruf, weil Leistungsziele nicht oder nicht in der vorgegebenen Zeit erreicht werden. Die von außen vorgegebenen Strukturen werden als einschränkend wahrgenommen und rufen negative Gefühle bei ihnen hervor.

Wird das Kind zu stark begrenzt, übernimmt es die Vorstellung, dass die Bedürfnisse anderer Menschen über denen des Kindes stehen. Es resultieren emotionale Hemmung und Selbstaufopferung in zwischenmenschlichen Beziehungen im Erwachsenenalter. Wird die Erfüllung von Pflichten und die Orientierung an von außen gegebenen Strukturen gegenüber hedonistischem Erleben übermäßig hoch bewertet, können rigides und perfektionistisches Leistungsverhalten mit zwanghaften Zügen im Erwachsenenalter problematisch werden.

3.1.4 Bedürfnis nach Freiheit im Ausdruck von Bedürfnissen und Emotionen

Das Kind braucht Raum, sich emotional zu äußern, sowie Zuspruch als Reaktion auf seine Gefühlsäußerungen. Das Bedürfnis wird erfüllt, wenn das Kind seine Emotionen in allen Facetten ausdrücken darf und Validierung seiner Gefühle erfährt. Dem Kind wird darüber hinaus aufgezeigt, dass hinter einer unangenehmen Emotion ein unbefriedigtes Bedürfnis steckt und die angemessene Befriedigung das unangenehme Gefühl reguliert – und dass auch seine angenehmen und ausgelassenen Gefühle willkommen sind und „herausgejauchzt“ werden dürfen.

Das Kind erfährt, dass all seine Bedürfnisse und Gefühle wichtig und in Ordnung sind. Diese Validierung geschieht unter Berücksichtigung des Bedürfnisses nach realistischen Grenzen und Selbstkontrolle: Die Bedürfnisse und Gefühle des Kindes sind wichtig, die Bedürfnisse und Gefühle anderer Menschen sind gleichsam wichtig. Im Idealfall lernt das Kind, dass Bedürfnisse und Gefühle universell wichtig sind. Es lernt, dass niemand mehr oder weniger Recht und Anspruch auf das Empfinden, Äußern und Befriedigen seiner Gefühle und Bedürfnisse hat, sondern alle Menschen sich in gleichem Maße äußern und einbringen dürfen und die sozial verträgliche *Verbindung* der jeweiligen Bedürfnisbefriedigung entscheidend ist. Zudem ist von großer Bedeutung, dass Kinder den Unterschied zwischen Bedürfnissen und Wünschen lernen. Jedes Bedürfnis darf geäußert werden und sollte auch Befriedigung erfahren, Wünsche dürfen auch da sein und geäußert werden, müssen aber keineswegs erfüllt werden. Werden Wünsche nicht erfüllt, dürfen Enttäuschung und Trauer oder Ärger darüber geäußert werden. Sollte als Reaktion auf Frustration jedoch ein Verhalten gezeigt werden, das für das Gegenüber oder Dritte schädlich, beeinträchtigend oder verletzend ist, sollte dies wiederum klar zurückgemeldet werden im Sinne einer persönlichen Grenzsetzung. Anderenfalls wäre wiederum ein anderes Grundbedürfnis vernachlässigt und die Bindung zu anderen gefährdet.

Nach diesem Verständnis der adäquaten Befriedigung des Bedürfnisses nach Freiheit im Ausdruck von Gefühlen und Bedürfnissen unter Berücksichtigung der anderen Grundbedürfnisse ist es im Grunde nicht möglich, dem Kind zu viel von dieser Freiheit zu geben. Natürlicherweise wird die Äußerung von Gefühlen und Bedürfnissen dort an Grenzen stoßen und reguliert werden, wo Gefühle und Bedürfnisse anderer Menschen beginnen.

Der erwachsene Mensch erlebt die Freiheit, seine Gefühle zu offenbaren, in engen Beziehungen zu anderen Menschen. Auch Gefühle von Trauer, Angst oder Wut dürfen geäußert werden. Die Beziehung ist frei von der Erwartung, das Gegenüber müsse immer guter Stimmung sein und Contenance wahren.

Bei Frustration des Bedürfnisses nach Freiheit im Ausdruck von Bedürfnissen und Emotionen erfährt das Kind Negierung, Bagatellisierung oder Abwertung, wenn es seinen Gefühlen und Bedürfnissen Ausdruck verleiht. Es empfindet in der Folge Scham, Schuld und Hemmung als sekundäre Gefühle bei emotionaler Aktivierung. Der erwachsene Mensch agiert in zwischenmenschlichen Beziehungen emotional gehemmt, hat Angst vor Gefühlen und versagt sich deren Äußerung. Es können zum Beispiel Süchte, somatoforme Beschwerden und depressive Störungen entstehen.

Für die Entwicklung zu einem seelisch gesunden Erwachsenen ist es unerlässlich, dass das Kind die gesamte Bandbreite menschlicher Gefühle nicht nur zeigen darf, sondern die Gefühle durch ein Gegenüber auch validiert und eingeordnet werden. Dieser Prozess zieht sich über Jahre: Wann immer das Kind ein Gefühl ausdrückt,

- benennt die Bezugsperson das Gefühl („Ich sehe, dass du gerade sehr wütend bist"),
- ordnet es ein („Dich ärgert, dass das Mädchen dir einfach den Ball weggenommen hat"),
- signalisiert, dass sie das Empfinden des Kindes nachvollziehen kann („Das verstehe ich sehr gut"),
- benennt die Bedürfnisfrustration dahinter („Es ist schließlich dein Ball") und
- bietet einen Weg an, wie das Bedürfnis hinter der Emotion angemessen befriedigt werden kann („Komm, wir gehen gemeinsam zu dem Mädchen hin und sagen ihr, dass es dein Ball ist und dass du ihn zurückhaben möchtest").

Dieser Validierungsprozess ist Voraussetzung für den Erwerb der Kompetenz, eigene Gefühle wahr- und ernst zu nehmen, sie den ihnen zugrunde liegenden Bedürfnissen zuzuordnen und diese zu befriedigen. Dafür ist auch entscheidend, dass *alle* Gefühle okay sind. Kinder lernen so, dass all ihre Empfindungen richtig sind und wichtigen Signalcharakter haben. Dass es kein Gefühl gibt, das unerwünscht, falsch, gefährlich oder peinlich ist. Denn tatsächlich sind Gefühle von Kindern niemals falsch, gefährlich oder peinlich, es sind die Erwachsenen, die ihre eigene emotionale

Reaktion auf die Gefühlsäußerung des Kindes manchmal nicht aushalten können. Die Bezugsperson versucht dann, die eigenen unangenehmen Gefühle loszuwerden, indem die Gefühle des Kindes „abgestellt" werden. Das kann die Äußerung negativer Gefühle in Form von lautstarkem Weinen betreffen („Stell das Wasserwerk ab, stell dich nicht so an!") oder auch die ausgelassene Äußerung positiver Gefühle wie stürmisches Jauchzen („Mach nicht so einen Quatsch, das ist viel zu laut!"). Auch das entschiedene Äußern des eigenen Wollens (beziehungsweise Willens) kann bei Erwachsenen Ärger hervorrufen, den sie durch Unterbinden zu lindern versuchen („Sei kein Sturkopf, du tust jetzt, was ich sage, und damit basta!").

Das Gefühl des Kindes weist stets auf ein Bedürfnis hin, das versorgt werden möchte. Das sollte das Kind lernen. Was das Gefühl des Kindes im Erwachsenen auslöst, sollte der*die Erwachsene mit sich ausmachen.

Kurz gesagt: Die Erfüllung des Grundbedürfnisses nach Freiheit im Ausdruck von Bedürfnissen und Emotionen ist die Voraussetzung dafür, für sich selbst zu sorgen, befriedigende soziale Beziehungen zu leben und seelisch gesund und im Gleichgewicht zu sein.

3.1.5 Bedürfnis nach Spontaneität und Spiel

Das Kind braucht das freie Spiel

- für sein seelisches Wohlbefinden,
- für den Aufbau funktionaler Konzepte von der sozialen und dinglichen Umwelt,
- für die Verarbeitung seiner alltäglichen Erlebnisse und
- für die Entwicklung sozialer, emotionaler und praktischer Kompetenzen.

Darüber hinaus lernt das Kind im Spiel, seinen eigenen Körper zu spüren, ihn einzusetzen und seine Funktionen weiterzuentwickeln.

Ist das Bedürfnis nach Spontaneität und Spiel erfüllt, darf das Kind ausgelassen sein, Spaß haben, Quatsch machen, sich gehen lassen, sich treiben lassen, genießen, ziellos sein. Es darf stundenlang schaukeln, matschen oder malen, es darf auf dem Weg von A nach B an jedem Halm und jedem Stöckchen und Steinchen stehen bleiben und es bewundern. Es darf laut und wild sein und sich auf den Moment einlassen.

Der erwachsene Mensch kann und darf sich gehen lassen und lustvoll sein. Das bedeutet, loslassen, entspannen und genießen zu können, und bezieht sich vor allem auf die Bereiche Humor, Bewegung und Ausdruck, Spiel und Sexualität.

Bei Frustration des Bedürfnisses wird das Kind immer wieder zu Ruhe, Ordnung und Angepasstheit aufgefordert, der Raum für kindlichen Flow und Spaß wird verschlossen. Das Kind fühlt sich gehemmt und kann sein inneres Erleben im Spiel nicht ausdrücken, bearbeiten und regulieren.

Spiel, Spaß und Ausgelassenheit sind tatsächlich essenziell wichtig für unsere seelische Gesundheit. Sie stärken Beziehungen und inneres Gleichgewicht. Aus der Behandlung von Menschen mit depressiven Störungen ist bekannt, dass depressives Erleben durch einen Verlust positiver Verstärker zustande kommen kann. Das depressive Verhalten selbst wird im Verstärkerverlustmodell (Lewinsohn, 1974) als dysfunktionale Adaptation an den Verstärkerverlust verstanden, die kurzfristig zu sozialer Zuwendung (also positivem Erleben) führt, später aber zu Isolation und Verfestigung der Depression. Zudem ist vielfach nachgewiesen, dass insbesondere der Aufbau angenehmer Aktivitäten eher zu einer nennenswerten Reduktion depressiver Symptome führt (Barrera, 1979; Cuijpers, van Straten & Warmerdam, 2006), als der Versuch, das negative Erleben zu reduzieren.

Die Freude ist eines der vier Grundgefühle (Jack et al., 2016). Sie stellt sich nicht automatisch ein, wenn negative Empfindungen oder Einflüsse reduziert werden. Die Freude ist etwas, um das wir uns aktiv bemühen müssen. Wir verwenden zur Verdeutlichung dieses Umstands in den Therapien gerne das Bild des Gartens. Damit es im Garten so richtig hübsch ist, reicht es nicht aus, Unkraut zu zupfen. Man muss auch Blumen und Sträucher sähen und pflegen.

Die adäquate Befriedigung der fünf emotionalen Grundbedürfnisse im Laufe von Kindheit und Jugend ermöglicht die gesunde seelische Entwicklung. „Gesund“ bedeutet, dass der erwachsene Mensch eigenständig und authentisch in der Lage ist, gegenseitig befriedigende zwischenmenschliche Beziehungen einzugehen und aufrechtzuerhalten, eigene Gefühle und Bedürfnisse und auch die des Gegenübers wahrzunehmen und zu berücksichtigen und Konflikte und Probleme im Laufe des Erwachsenenlebens konstruktiv zu lösen. Diese Fähigkeiten sind wesentliche Merkmale des Modus des Gesunden Erwachsenen. Eine Frustration der emotionalen Grundbedürfnisse in der frühen Biografie kann hingegen die Entwicklung des Modus des Gesunden Erwachsenen beeinträchtigen. Es entsteht ein psychischer Schmerz, den das Kind im Sinne einer Anpassungsleistung (unbewusst) durch ein bestimmtes Verhalten nicht oder zumindest weniger zu spüren versucht. Zum Teil ist es auch ein Versuch, das frustrierte Grundbedürfnis auf Umwegen doch noch zu befriedigen, was jedoch nur eine Pseudobefriedigung darstellt. Das bedeutet, dass die Etablierung von Strategien begünstigt wird, die das Kind vor dem aus der Bedürfnisfrustration entstehenden psychischen Schmerz schützen. Diese sogenannten Bewältigungs-Modi sind in der widrigen Ursprungssituation eine hilfreiche und adaptive Lösung, werden im späteren Leben aber oftmals problematisch. Zum Beispiel lernt das oft allein gelassene Kind, dass es sich weniger einsam und ungeliebt fühlt, wenn es in Fantasiewelten, Hörspielen oder Fernsehsendungen abtaucht. Im Erwachsenenalter kann diese gelernte und auf emotionaler, körperlicher und kognitiver Ebene eingebrannte Strategie dysfunktional werden: Ist es die alleinige Strategie, um Gefühle von Einsamkeit zu lindern, dann bleibt das zugrunde liegende Bedürfnis nach Bindung unbefriedigt und der (zu diesem Zeitpunkt womöglich verhaltenssüchtige) Mensch vereinsamt tatsächlich, obwohl er sich in seinem heutigen Leben die wichtigen Bezugspersonen selbst aussuchen könnte und einem vernachlässigenden Gegenüber nicht ausgeliefert wäre, wie es das Kind damals war.

Die fünf universellen emotionalen Grundbedürfnisse
nach Young, Klosko & Weishaar (2005)

1. Bedürfnis nach sicherer Bindung

Das Kind erfährt Nähe, Konstanz, Verfügbarkeit, Zuverlässigkeit und nährende Zuwendung, fühlt sich geliebt, angenommen, geborgen, sicher und zugehörig.

Erwachsene Menschen erfahren diese Nähe, Konstanz und Geborgenheit in funktionalen Paarbeziehungen, familiären Beziehungen und engen Freundschaften.

2. Bedürfnis nach Autonomie, Identität und Kompetenz (oder Selbstwertsteigerung)

Das Kind darf sich aus seinem sicheren Bindungshafen entfernen und von dort aus eigenständig die Welt erkunden und eigene Erfahrungen machen, es darf sich selbst und seine Bedürfnisse spüren und Möglichkeiten ausprobieren, diese zu befriedigen. Es darf Alltagsverrichtungen selbst tun und dabei Fehler machen, es darf an diesen Erfahrungen wachsen und lernen. Dem Kind wird ermöglicht, Selbstwirksamkeit zu erfahren.

Erwachsene Menschen erleben die Freiheit, eigene Entscheidungen treffen zu können und Gestaltungsspielraum zu haben. Dies nicht nur in ihren privaten Beziehungen, sondern auch im Beruf.

3. Bedürfnis nach realistischen Grenzen und Selbstkontrolle

Das Kind erlebt ein authentisches Gegenüber, welches eigene Bedürfnisse und Interessen und die Bedürfnisse und Interessen Dritter offenlegt und in die Beziehung zum Kind einbringt, wodurch den Bedürfnissen und Interessen des Kindes natürliche und angemessene Grenzen gesetzt werden, was seine Integration in die Gemeinschaft sichert (und damit auch das Bindungsbedürfnis befriedigt). Auch die Unterstützung dabei, neben kurzfristigem Lustgewinn langfristige Ziele im Auge zu haben, bedeutet eine Befriedigung des Bedürfnisses nach Grenzen und ermöglicht die Entwicklung von Selbstverantwortung und Impulsregulation.

Insbesondere im Erwachsenenalter sind die Erfahrung und das Respektieren von persönlichen Grenzen anderer Menschen indirekt unerlässlich dafür, ein Teil der Gemeinschaft zu sein. Ignorieren wir die Interessen und Bedürfnisse anderer Menschen, besteht ein hohes Risiko, ausgeschlossen zu werden, was wiederum das wichtige Bindungsbedürfnis frustrieren würde. Zudem ist die Orientierung an längerfristigen Zielen statt kurzfristig hedonistischen Erfahrungen wichtig für die Befriedigung des ebenfalls zentralen Bedürfnisses nach Autonomie und Kompetenz, vor allem im beruflichen Bereich.

4. Bedürfnis nach Freiheit im Ausdruck von Bedürfnissen und Emotionen

Das Kind darf all seine Emotionen in allen Facetten ausdrücken und erfährt Validierung der Emotionen. Dem Kind wird darüber hinaus aufgezeigt, dass hinter einer unangenehmen Emotion ein unbefriedigtes Bedürfnis steckt und die angemessene Befriedigung des Bedürfnisses auch das unangenehme Gefühl reguliert – und dass auch seine angenehmen und ausgelassenen Gefühle willkommen sind und herausgejauchzt werden dürfen. Es erfährt, dass seine Bedürfnisse und Gefühle wichtig und in Ordnung sind.

Der erwachsene Mensch erlebt die Freiheit, seine Gefühle zu offenbaren, in engen Beziehungen zu anderen Menschen. Auch Gefühle von Trauer, Angst oder Wut dürfen geäußert werden. Die Beziehung ist frei von der Erwartung, das Gegenüber müsse immer gut drauf sein und Contenance wahren.

5. Bedürfnis nach Spontaneität und Spiel

Das Kind darf ausgelassen sein, Spaß haben, Quatsch machen, sich gehen lassen, sich treiben lassen, genießen, ziellos sein. Es darf stundenlang schaukeln, matschen oder malen, es darf auf dem Weg von A nach B an jedem Halm und jedem Stöckchen und Steinchen stehen bleiben und es bewundern. Es darf laut und wild sein und sich auf den Moment einlassen.

Der erwachsene Mensch kann und darf sich gehen lassen und lustvoll sein. Das bedeutet, loslassen, entspannen und genießen zu können, vor allem in den Bereichen Humor, Bewegung und Ausdruck, Spiel und Sexualität.

3.2 Gefühle

Freude, Angst, Wut und Trauer sind nach neueren Erkenntnissen die Grundemotionen, die als angeboren und universell gelten (Jack et al., 2016). Andere Empfindungen wie zum Beispiel Hilflosigkeit, Scham, Verletzung oder Verbitterung können als Mischformen aus den Grundgefühlen verstanden werden.

Tatsächlich sind die unangenehmen oder negativen Gefühle in der Überzahl. Sie sind es, die ein unerfülltes oder bedrohtes Bedürfnis anzeigen, weshalb sie evolutionspsychologisch betrachtet überlebensnotwendig sind. Während Freude anzeigt, dass Bedürfnisse befriedigt und wir auf dem richtigen Weg sind (wie die in der Mitte befindliche Luftblase bei der Wasserwaage), sind Angst, Wut und Trauer Hinweise darauf, dass etwas in unserem System in Schieflage geraten ist.

- Angst zeigt potenzielle Gefahr an beziehungsweise die Bedrohung unseres Bedürfnisses nach Sicherheit / Bindung,
- Wut zeigt Bedrohung oder Überschreitung unserer persönlichen Grenzen an und damit eine Frustration unseres Bedürfnisses nach Autonomie,
- Trauer zeigt einen drohenden oder tatsächlichen zwischenmenschlichen Verlust an beziehungsweise eine Verletzung unseres Bedürfnisses nach Bindung.

Gefühle sind wie das wahrnehmbare Kräuseln an der Wasseroberfläche, das unerfüllte Bedürfnis ist der dem Kräuseln zugrunde liegende Strudel in der Tiefe des Wassers. Um die Oberfläche zu glätten, müssen wir darunter schauen.

Eine Orientierungshilfe, die nicht evidenzbasiert ist, sondern auf eigenen klinischen Erfahrungen beruht und keinen Anspruch auf Vollständigkeit erhebt, bietet die Übersicht in Tabelle 3.1.

Gefühl (Grundgefühl oder Mischform)	Bedrohtes oder frustriertes Bedürfnis
Angst	Bindung / Sicherheit
Wut	Autonomie, Identität und Kompetenz (oder Selbstwertsteigerung)
Trauer	Bindung
Einsamkeit	Bindung
Scham	Bindung oder Freiheit im Ausdruck von Bedürfnissen und Emotionen

Gefühl (Grundgefühl oder Mischform)	Bedrohtes oder frustriertes Bedürfnis
Frustration	Autonomie, Identität und Kompetenz (oder Selbstwertsteigerung)
Verbitterung	Autonomie, Identität und Kompetenz (oder Selbstwertsteigerung) oder Bindung
Skepsis	Bindung / Sicherheit
Misstrauen	Bindung / Sicherheit
Hilflosigkeit	Bindung / Sicherheit
Gehemmtheit	Freiheit im Ausdruck von Bedürfnissen und Emotionen oder Bedürfnis nach Spontaneität und Spiel
Gier	Bedürfnis nach realistischen Grenzen und Selbstkontrolle
Langeweile	Bedürfnis nach realistischen Grenzen und Selbstkontrolle

Tabelle 3.1: Gefühle und worauf sie hindeuten

Dass die Gefühle Signalcharakter haben, ist auch in der Psychoedukation der Patient*innen ein wichtiger Punkt (siehe auch Abschnitt 5.1). Zur therapeutischen Vermittlung der Bedeutsamkeit von Gefühlen und der Wichtigkeit ihrer Beachtung greifen wir besonders gerne auf eine Metapher von Marshall Bertram Rosenberg zurück, dem Begründer der Gewaltfreien Kommunikation. Rosenberg verglich menschliche Gefühle mit den Signalleuchten am Armaturenbrett des Autos. Es finden sich Kontrollleuchten, die, wenn sie sichtbar werden, einen (zu) niedrigen Stand von Benzin (oder Diesel oder Strom), Öl oder Kühlwasser anzeigen. Leuchtet das Lämpchen für niedrigen Benzinstand, fahren die meisten Menschen die nächste Zapfsäule an. Leuchtet das Lämpchen für geringen Ölstand, füllen wir an der nächsten Tankstelle Öl nach, usw. All das, damit das Auto nicht liegen bleibt und keinen Schaden nimmt und wir unser Ziel erreichen. Wir Menschen haben von der Natur ein solches Signalsystem mitbekommen: unsere Gefühle. Sie zeigen an, was gerade fehlt und welches Bedürfnis versorgt werden muss. Oder aber im Fall von Freude und Zufriedenheit: dass Bedürfnisse befriedigt sind und wir durch unser Verhalten ebendiese Bedürfnisbefriedigung erzielt haben. Wir haben einen Schritt in die richtige Richtung getan.

In der Fahrschule lernen wir, wie die Lämpchen am Armaturenbrett des Autos zu lesen sind und wie wir darauf angemessen reagieren. Analog lernen wir im Laufe unserer Entwicklung durch die oben beschriebenen Validierungsprozesse, unsere Gefühle richtig zu deuten und das zugrunde liegende Bedürfnis trefflich zu versorgen.

Diese wertvolle Lernerfahrung bleibt aus, wenn die Gefühle des Kindes wiederholt durch wichtige Bezugspersonen invalidiert oder ignoriert werden. Eine dritte ungünstige Variante im Verhalten von Bezugspersonen ist, dass Gefühle zwar beachtet, aber nicht adäquat dem Bedürfnis zugeordnet werden, sodass auch keine angemessene Unterstützung bei der Regulation möglich ist. Wir nennen diese Variante Pseudo-Fürsorge.

- **Invalidierung:** Erfährt ein Kind im Zusammenhang mit Gefühlsäußerungen Ablehnung oder Strafe, dann passt es sich an diese Umgebungsbedingungen an. Das Kind unterdrückt seine Gefühle. Das zugrunde liegende Bedürfnis bleibt unbeachtet, das Gefühl wird direkt ausgeschaltet, zum Beispiel indem das Kind sich ablenkt, sich in Tagträumen verliert und sich aus dem Kontakt zu den Eltern herausnimmt. Etwas älter geworden, nutzt das Kind womöglich Computerspiele, um seine Gefühle auf dysfunktionale Weise zu regulieren. Die Strategie, unangenehme Gefühle schnell zu betäuben, wird im Laufe des Heranwachsens „perfektioniert", was den Grundstein für die Entwicklung einer Verhaltenssucht bedeuten kann.
- **Ignoranz:** Wenn die Bezugsperson auf Gefühlsäußerungen des Kindes regelmäßig *nicht* reagiert, lernt das Kind, dass seine Gefühle keinerlei Bedeutung haben. Als Anpassung daran, erlernt das Kind die Strategie, seine Gefühle selbst zu ignorieren. Und sich womöglich mit einer Aktivität abzulenken, die das Ignorieren der Gefühle erleichtert, weil diese betäubt werden: Tagträumen, Hörspiele hören, Fernsehen, später vielleicht die Beschäftigung mit dem Computer oder mit dem Sport. Im Laufe der Adoleszenz kann unter widrigen Umständen diese eine Strategie im Umgang mit Gefühlen vorherrschend werden und sich gegebenenfalls zu einer Verhaltenssucht entwickeln. Diese muss nicht denselben Inhalt haben wie das ursprüngliche Anpassungsverhalten. Das Kind hat womöglich ferngesehen, der oder die Erwachsene reguliert unangenehme Gefühle womöglich mit exzessivem Spiel- oder Sexualverhalten.
- **Pseudo-Fürsorge:** Die Bezugsperson nimmt die Gefühlsäußerungen des Kindes wahr und widmet sich dem Kind auch in freundlich zugewandter Weise. Allerdings findet keine treffliche Zuordnung des Gefühls zum zugrunde liegenden Bedürfnis statt. Strategien, die zur Regulation des Gefühls angeboten werden, gehen am emotionalen Grundbedürfnis vorbei, sodass dieses frustriert bleibt. Auch hier lernt das Kind nicht, die Signalfunktion seiner Gefühle richtig zu deuten und die Gefühle über Zuwendung zum Grundbedürfnis zu regulieren.

Nehmen wir zum Beispiel ein Kind, das beim Abschied von den Eltern weint, wenn es zu einem Übernachtungsbesuch bei den Großeltern gebracht wird. Ein Großelternteil könnte sagen: „Oh, du bist traurig, komm, du kriegst ein Eis und kannst deine Lieblingssendung anschauen, dann geht es dir gleich besser!" In diesem Beispiel war Oma oder Opa durchaus liebevoll und hat auch das Gefühl des Kindes wahrgenommen und sich sogar darum gekümmert. Allerdings blieb das in diesem Moment zentrale Bedürfnis nach Bindung unbeachtet, unbenannt und unversorgt. Das Kind lernt, sein Gefühl durch Ablenkung und Stimulation direkt abzuschalten – als Kind mit Fernsehen und Eis, später womöglich mit exzessivem Spiel, Internetgebrauch oder Kaufen. Das Beispiel klingt harmlos, aber derartige Erfahrungen sollten nicht unterschätzt werden. In der psychotherapeutischen Praxis befinden sich oftmals Patient*innen, deren Bezugspersonen in der Kindheit freundlich agiert haben und an deren Verhalten man auf den ersten Blick nichts für das Kind Schädliches erkennen kann. Wenn Erfahrungen wie in dem Beispiel mit der Lieblingssendung und dem Eis bei den Großeltern allerdings häufig und überdauernd gemacht werden, wird die Entwicklung von Kompetenzen in der funktionalen emotionalen Selbstregulation vermutlich beeinträchtigt.

Sowohl Invalidierung oder Ignoranz seiner Gefühlsäußerungen als auch Pseudo-Fürsorge verhindert, dass das Kind lernt, worauf seine Gefühle es hinweisen und wie es sich adäquat helfen und seine Bedürfnisse angemessen befriedigen kann. Oder, um in Rosenbergs Bild zu sprechen: Dem Aufleuchten der Kontrollleuchten wird keine angemessene Beachtung geschenkt. Das Kind lernt nicht, was zu tun ist. Stattdessen werden die Kontrollleuchten am Armaturenbrett ausgebaut oder abgeklebt. Oder das Autoradio wird lauter gestellt, um nicht an das Blinken der Leuchten denken zu müssen.

Nach unserem Verständnis von Symptomverhalten als ursprünglich adaptive Anpassungsleistung ist dieses Ausbauen oder Abkleben oder sich Ablenken von den Kontrollleuchten durchaus nachvollziehbar und in der Gesamtbetrachtung logisch. Für ein Kind, dessen Gefühle nicht einfühlsam und trefflich wahrgenommen und benannt werden und das nicht erfährt, welchen *Nutzen* sie für es haben, sind Gefühle nichts anderes als unangenehme Zustände. Sie haben keine dem Kind bekannte Funktion. Es bleibt lediglich der unangenehme Zustand, der verständlicherweise irgendwie zu beenden versucht wird.

Die besondere Rolle von Freude

Das Ungleichgewicht zwischen positiven und negativen Gefühlen in der Reihe der universellen Grundgefühle erklärt sich evolutionsbiologisch. Der Sozialpsychologe Martin Seligman (1998) spricht vom „katastrophischen Gehirn“, dessen Aufgabe über Jahrmillionen darin bestand, zuverlässig Gefahren zu entdecken und zu antizipieren, um sie abzuwehren oder ihnen auszuweichen. Der Mensch hat überlebt und sich weiterentwickelt, weil er sich auf das Problematische konzentriert und versucht hat, damit umzugehen (Kalt- und Eiszeiten, Erdbeben, Überflutungen, Raubtiere usw.). Stellen wir uns einen Menschen vor einigen Zehntausend Jahren vor, wie er einen Pfad entlanggeht, der von wunderschön blühenden Sträuchern gesäumt ist. Erblickt er zwischen den Sträuchern das Fell eines Säbelzahntigers, ist es für sein Überleben die einzig richtige Strategie, sich auf diesen zu konzentrieren und Kampf, Flucht oder Verstecken zu initiieren. Derjenige, der am Anblick der hübschen Blüten haften bleibt und sich daran erfreut, wird mit sehr hoher Wahrscheinlichkeit vom Säbelzahntiger gefressen. Unser Gehirn funktioniert noch weitgehend wie damals, was die Neigung zum Sichsorgen und den Fokus auf Negatives angeht. Negative Gefühle haben, wie im vorigen Abschnitt beschrieben, auch durchaus weiterhin ihre Berechtigung. Nichtsdestotrotz hat die Freude *ebenfalls* einen hohen Stellenwert für die psychische Gesundheit und die Lebensqualität. Und sogar die Immunabwehr wird durch positive Gefühle gestärkt (zum Beispiel Cohen et al., 2006).

Freude gehört, wie oben beschrieben, zu den Grundgefühlen. Freude ist das Signal dafür, dass das, was man gerade tut, der Befriedigung emotionaler Grundbedürfnisse dient. Darüber hinaus wirken Erleben und Ausdruck von Freude beziehungsstiftend, fördern Lerneffekte und stimulieren das Belohnungssystem (Savage et al., 2017). Insbesondere dieser letzte Punkt ist relevant für die Behandlung von Menschen mit Verhaltenssucht, deren Belohnungssystem häufig eine dopaminerge Dysbalance aufweist und wenig sensitiv auf gewöhnliche Reize reagiert (siehe Abschnitt 2.1). Bei vielen Betroffenen wird sich zeigen, dass ein grundsätzliches Defizit im Erleben von „Belohnung“ eine Rolle spiel: Freude, Genuss, Ausgelassenheit, Spontaneität, Zuneigung, Lust, Spaß, Verbundenheit, Wertschätzung. Für die Therapie ist es dann nicht ausreichend, „nur“ das Problemverhalten zu reduzieren. Parallel muss das Erleben positiver Gefühle *ohne* Einsatz von Verhalten mit Suchtpotenzial gefördert werden (siehe Abschnitt 2.2).

3.3 Begrenzte Nachbeelterung

Die lebenslange neuronale Plastizität macht es möglich, dass Menschen, deren emotionale Grundbedürfnisse in Kindheit und/oder Jugend in der Beziehung zu wichtigen Bezugspersonen nicht angemessen befriedigt oder frustriert wurden, als Erwachsene korrigierende Beziehungserfahrungen machen können. Im Rahmen der schematherapeutischen Beziehung ist die *begrenzte Nachbeelterung* das Vehikel für eine solche korrigierende Beziehungserfahrung. Wir als Therapeut*innen nehmen wie ein guter Elternteil wahr, was der*die Patient*in braucht oder wonach er*sie sich sehnt, und befriedigen dieses Bedürfnis selbst oder unterstützen den*die Patienten*Patientin dabei, sich Bedürfnisbefriedigung zu verschaffen. Begrenzt ist dieses nachbeelternde Therapeut*innenverhalten in dem Sinne, dass es sich im Rahmen des Settings der Psychotherapie bewegt und den*die Patienten*Patientin immer auch ein Stück weit in der Selbstverantwortung lässt – je nach Stand der Therapie und Grad der Beeinträchtigung unterschiedlich stark. So kann der*die Therapeut*in zum Beispiel zur Befriedigung des Bindungsbedürfnisses anbieten, dass auch zwischen den Sitzungen Kontakte über Telefon oder eine End-to-End-verschlüsselte E-Mail stattfinden können, er*sie aber nicht ständig ansprechbar und erreichbar ist, sondern nur zu bestimmten verabredeten Zeiten. Zudem ist die Nachbeelterung zeitlich begrenzt auf die Dauer der Therapie. In deren Verlauf sollte der*die Patient*in zunehmend eigenständiger dazu in der Lage sein, seine*ihre Grundbedürfnisse selbst wahrzunehmen und zu befriedigen – mit dem*r Therapeuten*Therapeutin als Modell und als Quelle einer Internalisierung gesund erwachsenen Verhaltens, ganz wie es im Rahmen einer in diesem Sinne gelungenen Eltern-Kind-Beziehung der Fall wäre, bevor ein Kind flügge wird und das Nest verlässt. Ein wichtiges Tool ist in diesem Zusammenhang die empathische Konfrontation, mittels derer Therapeut*innen Bewältigungsverhalten von Patient*innen zunächst in dessen früherem Nutzen validieren, es im Anschluss aber auch hinsichtlich der heutigen Nachteile und Kosten kritisch beleuchten und begrenzen (siehe Kapitel 5, „Empathische Konfrontation“, Seite 196 ff.).

Immanent wichtig ist, dass Therapeut*innen stets im Blick haben, welches emotionale Grundbedürfnis ihrer Patient*innen tatsächlich frustriert worden ist, denn das gibt Aufschluss darüber, was der*die Patient*in von uns in der therapeutischen Beziehung braucht. Dabei dürfen eigene Schemata auf Therapeut*innenseite nicht im Wege stehen. Beispielsweise können Kolleg*innen mit dem Schema Selbstaufopferung dazu neigen, vor allem das Bindungsbedürfnis von Patient*innen zu bedienen. Kolleg*innen mit dem Schema Emotionale Gehemmtheit hingegen können dazu tendieren, vor allem das Autonomiebedürfnis ihrer Patient*innen zu bedienen. Dies ist nicht zielführend. Die Gestaltung der therapeutischen Beziehung muss passgenau zugeschnitten sein auf die individuelle Bedürfnisstruktur des*r Patienten*Patientin. Bei Personen mit einer dependenten Persönlichkeitsstruktur und assoziierten Problemen ist es zum Beispiel nicht das Bindungsbedürfnis, sondern das Autonomiebedürfnis, das wir befriedigen müssen. Dass es zunächst so scheint, als suche der*die Patient*in Bindung, hat damit zu tun, dass er*sie Bewältigungsverhalten zeigt. Gerade bei Menschen mit stoffgebundenen Abhängigkeitserkrankungen und Verhaltenssüchten sind nicht selten die Bedürfnisse nach Autonomie oder realistischen Grenzen und Selbstkontrolle in der Kindheit frustriert worden. Natürlich können auch mehrere emotionale Grundbedürfnisse in der Entwicklung einer Person frustriert worden sein, das trifft genauso auch auf Menschen mit Verhaltenssucht zu. Mithilfe von Imaginationen (vgl. Abschnitt 5.3) können sie identifiziert und nach ihrer Bedeutung für heutige Problematiken gewichtet werden, was die entsprechende Ausgestaltung der therapeutischen Beziehung ermöglicht.

4. Verhaltenssucht im schematherapeutischen Modus-Modell

Bevor wir die Konzeptualisierung der Verhaltenssucht innerhalb des schematherapeutischen Modus-Modells vorstellen, möchten wir dieses Modell in Gänze beschreiben.[2] Eine isolierte Betrachtung nur der Modi, die Symptome produzieren und Patient*innen in eine Therapie führen, ist sowohl in theoretischen Überlegungen als auch in der angewandten Psychotherapie nicht zielführend und steht der Grundidee der Schematherapie entgegen.

Diese Grundidee lässt sich wie folgt zusammenfassen:

4.1 Die Grundkomponenten des Modus-Modells

Das Modus-Modell versteht die menschliche Persönlichkeit als Zusammenspiel verschiedener innerer Anteile: der Modi. Der Begriff „Modus" kommt aus dem Lateinischen und bedeutet so viel wie „Art und Weise". In der Musik werden verschiedene Tonarten als Modi differenziert. So „erklingt" auch der Mensch in unterschiedlichen Modi. Oder, um ein Bild aus der Technik zu bemühen, er „funktioniert" in unterschiedlichen Modi wie ein Gerät in unterschiedlichen Betriebsarten. Das Funktionieren in unterschiedlichen Modi ist universell, das heißt, es handelt sich nicht per se um pathologische Phänomene. Im Gegenteil, es ist äußerst funktional, dass wir nicht in jedem Kontext und unter allen Umständen gleich fühlen und handeln. Es ist in gewissem Rahmen durchaus adaptiv, je nach Situation „ein anderes Gesicht" aufzusetzen. Ihr*e Partner*in erlebt Sie wahrscheinlich anders als ihr*e Vorgesetzte*r oder die*der Kassierer*in im Supermarkt. Sie selbst erleben sich vermutlich auch unterschiedlich, je nachdem, in welcher Situation Sie sich befinden oder wem Sie gegenübertreten. Der besten Freundin oder dem besten Freund gegenüber sind Sie weich und offen, Fremden auf einer Geburtstagsfeier gegenüber etwas distanzierter. Als Psychotherapeut*innen zeigen wir unseren Patient*innen gegenüber eine andere Seite als zu Hause im Streit mit dem*r Partner*in. Zu Hause beim Üben geht der

2 Auf die Beschreibung der Schemata und ihrer Rolle im schematherapeutischen Ansatz verzichten wir in diesem Buch ganz bewusst, da beides in verschiedenen Grundlagenbüchern (zum Beispiel Young, Klosko & Weishaar, 2005) sehr gut dargestellt ist und die Schemata in unserem Konzept der Verhaltenssucht keine direkte Anwendung finden. Das Hintergrundwissen um relevante Schemata wird für die Behandlung jedoch vorausgesetzt.

Vortrag gelassen von der Hand, während sich wenig später vor einem gut gefüllten Saal womöglich ein Kind-Modus meldet, der Angst vor Ablehnung sowie innere Unruhe spürt und ins Schwitzen kommt. Nach einem bedeutsamen Verlust empfinden sonst eher lebhafte und gesellige Menschen erst einmal innere Leere und meiden soziale Kontakte.

Wir fühlen und verhalten uns in Abhängigkeit der situativen Umstände also in unterschiedlicher Art und Weise. Wir sind vorübergehend in einem bestimmten Modus oder Zustand, der sich auf emotionaler, kognitiver und körperlicher Ebene manifestiert.

Grundsätzlich sind diese Flexibilität und Anpassungsfähigkeit äußerst funktional. Bei Menschen, die sich in psychotherapeutische Behandlung begeben, finden sich neben adaptiven Modi häufig auch dysfunktionale beziehungsweise maladaptive Modi – Reaktionen, die intensiver sind als in der Situation zu erwarten, oder Verhaltensweisen, die zu Schwierigkeiten führen beziehungsweise als Symptome einer psychischen Erkrankung einzuordnen sind.

Die allgemeinen Kernziele der Schematherapie sind

- die Förderung und der Ausbau adaptiver Modi und
- die Regulation dysfunktionaler Modi.

Das ursprüngliche Modus-Modell besteht aus vier Grundkomponenten:

1. den Kind-Modi, die das spontane, unveränderte emotionale Erleben darstellen,
2. den Strafenden und Fordernden Modi[3], also Introjekten von ungünstigen bis toxischen Erwartungen, Bewertungen und Haltungen wichtiger Bezugspersonen aus Kindheit und Jugend (Strafender Modus: starke bis massive Invalidierung der eigenen Person bis hin zum Selbsthass; Fordernder Modus: übermäßig bis massiv überhöhte [perfektionistische] Erwartungen an sich selbst),
3. den Bewältigungs-Modi, ursprünglich adaptive Schutzreaktionen zur Bewältigung von schmerzhaften Emotionen aus mit Leid assoziierten Kind-Modi (resultierend aus der Frustration emotionaler Grundbedürfnisse in Kindheit und Jugend beziehungsweise den toxischen Botschaften Fordernder und Strafender Modi), werden häufig sichtbar als Symptome einer spezifischen psychischen Störung,
4. dem Modus des Gesunden Erwachsenen, der liebevoll eigene Gefühle und Bedürfnisse wahrnimmt, anerkennt und im Einklang mit den Bedürfnissen anderer Menschen versorgt (reguliert Bewältigungs-Modi und setzt diese bei Bedarf bewusst ein, statt sie als Autopilot das Steuer übernehmen zu lassen).

3 In der schematherapeutischen Literatur wird von den Strafenden und Fordernden Modi allgemein als „Eltern-Modi" gesprochen. Davon nehmen wir bewusst Abstand, da die Quelle der Introjekte neben den Eltern auch andere wichtige Bezugspersonen sein können.

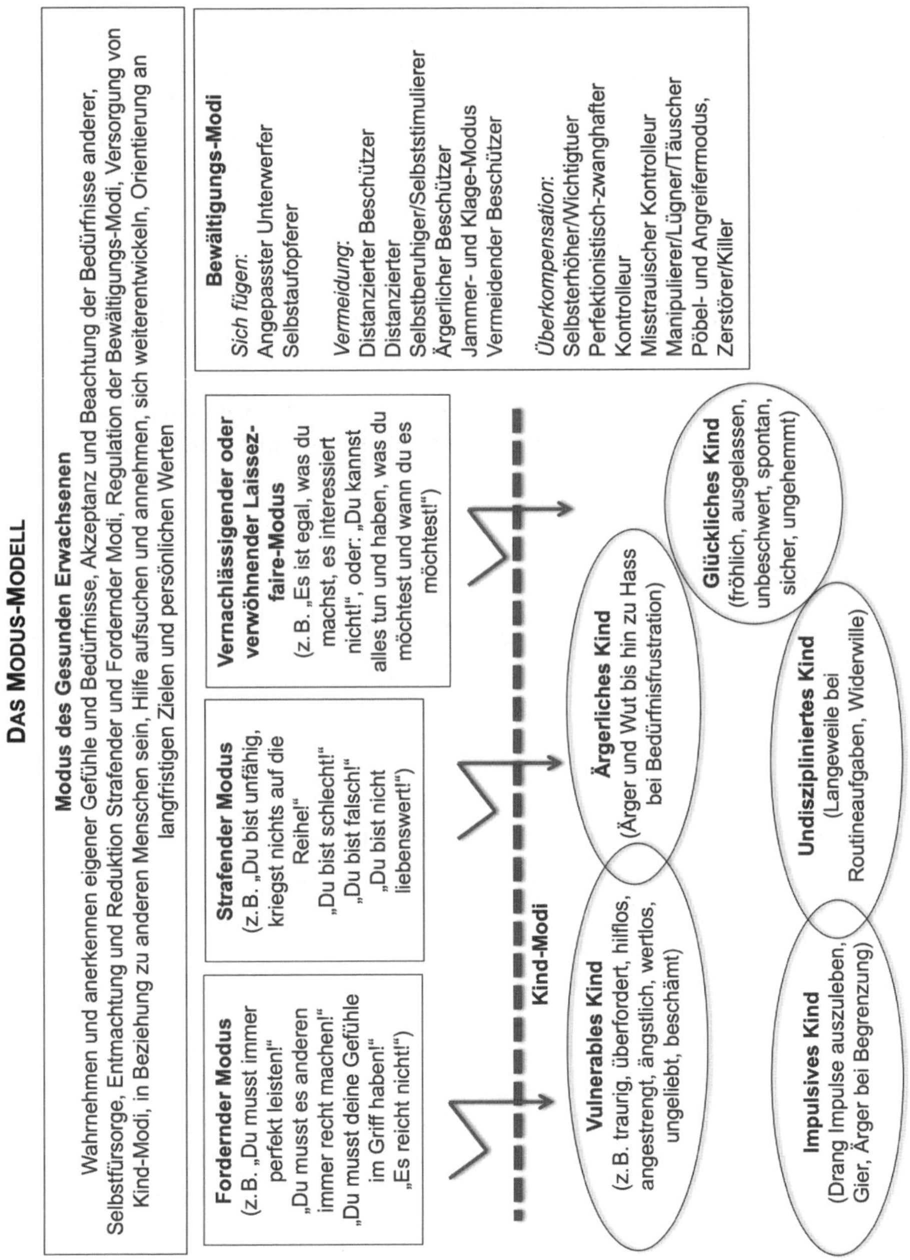

Abbildung 4.1: Das Modus-Modell

Zu 2. möchten wir Folgendes anmerken: In unserer praktischen Arbeit mit Patient*innen mit starkem Modus des Impulsiven oder Undisziplinierten Kindes hat sich gezeigt, dass von einer weiteren Kategorie von dysfunktionalen Internalisierungen wichtiger Bezugspersonen auszugehen ist. Wir erleben bei manchen Patient*innen neben den aus der Literatur bekannten Strafenden und Fordernden Modi auch Introjekte, die Botschaften senden, die mangelnde Regulation und Selbstkontrolle begünstigen. Es handelt sich um unzureichende Anforderungen an das Kind und dysfunktionales Verhalten legitimierende Freiheit ohne orientierenden Rahmen. Entsprechende Bezugspersonen haben das (indirekte) Bedürfnis nach realistischen Grenzen und Kontrolle des Kindes frustriert. Wir verwenden für diese dysfunktionalen Modi die Begriffe Vernachlässigender Laissez-faire-Modus und Verwöhnender Laissez-faire-Modus (zur näheren Beschreibung und Einordnung siehe Abschnitt 4.1.2).

Die unterschiedlichen Elemente des Modus-Modells sind in Abbildung 4.1 zusammenfassend dargestellt und werden in den folgenden Abschnitten näher erläutert.

4.1.1 Die Kind-Modi

Ausgangspunkt des Modus-Modells sind die Kind-Modi. Wir nennen die Kind-Modi in Therapien manchmal auch die eigenen „wunden Punkte".

Der Modus des Vulnerablen Kindes

Bei Menschen, die sich in ambulante Psychotherapie begeben, ist oftmals der Modus des Vulnerablen oder Verletzbaren Kindes entscheidend. Dieser Modus ist beispielsweise dann aktiv, wenn jemand wie ein verlassenes Kind tiefe Verzweiflung empfindet, weil der*die Partner*in im Streit einfach das Gespräch abbricht. Genauso können Gefühle von Trauer, Scham, Schuld und Einsamkeit dem Modus des Vulnerablen Kindes zugeordnet werden. Die Art des vorherrschenden Gefühls hängt davon ab, welche prägenden Kindheitserfahrungen dem Modus zugrunde liegen. Eine aktuelle Begebenheit im Erwachsenenalter ähnelt dann prägenden Situationen aus der Kindheit, in denen wichtige emotionale Bedürfnisse frustriert worden sind. Die zugehörigen Gefühle (inklusive der Körperreaktionen) werden im Hier und Jetzt wieder aktiviert und so intensiv erlebt wie damals als Kind. Wir gehen heute davon aus, dass tatsächlich jene neuronalen Netzwerke aktiviert werden, die in der damaligen Ursprungssituation angelegt worden sind. Das verletzbare Kind – das heißt das reale Kind von damals ebenso wie der Modus heute – erlebt unangenehme bis qualvolle Gefühle ganz direkt, weil wichtige emotionale Grundbedürfnisse nicht befriedigt oder verletzt werden (häufig das Bedürfnis nach sicherer Bindung, aber auch andere Bedürfnisse). In der Ursprungssituation als Kind waren dafür in der Regel wichtige Bezugspersonen verantwortlich, im Erwachsenenalter stehen oftmals bestimmte eigene Verhaltensmuster (Bewältigungs-Modi) der Bedürfniserfüllung im Wege.

Der Modus des Ärgerlichen Kindes

Er äußert sich durch hitzigen Ärger. Wenn der Modus des Ärgerlichen Kindes aktiv ist, dann sind Menschen wütend, regen sich auf, toben, werden vielleicht laut oder anklagend, wenn jemand etwas Verletzendes getan hat. Im Nachhinein ist der Person ihr Verhalten womöglich unangenehm, weil es ihr selbst „kindisch" erscheint: Die Äußerung des Ärgers glich der eines Kleinkindes, das tobt, weil Papa ihm den Saft eingegossen hat, statt dem Kind Flasche und Glas zu geben, damit es das selbst tun kann. Wie in diesem Beispiel steckt hinter dem Modus des Ärgerlichen Kindes häufig ein frustriertes Bedürfnis nach Autonomie. Der Modus des Ärgerlichen Kindes kann aber auch bei Menschen vorherrschen, die ähnlichen Bedingungen ausgesetzt waren wie Menschen mit einem starken Vulnerablen-Kind-Modus (frustriertes Bindungsbedürfnis), die aber ein eher lebhaftes, gefühlsstarkes und nach außen orientiertes Temperament mitbringen. In diesen Fällen wird im Erwachsenenalter durch Situationen, in denen eine Person zum Beispiel Ablehnung empfindet, sehr schnell auch Ärger ausgelöst. Tatsächlich findet man auch bei kleinen Kindern mit starkem und lebhaftem Temperament eine Neigung, auf das Erleben von Verlassenheit oder Ablehnung eher mit Wut zu reagieren als mit offenkundiger Traurigkeit. Ein sensibler und dem Kind zugewandter Elternteil wird das erkennen, es entsprechend liebevoll begleiten und ihm Trost spenden können – auch wenn ein handfester kindlicher Wutanfall zunächst bei den allermeisten Menschen ganz andere Impulse auslöst als das liebevolle Zuwenden (Davonlaufen zum Beispiel …). Durch liebevolle und ruhige Begleitung, die auf ein Validieren der intensiven Gefühle abzielt, kann ein Kind lernen, die überschäumende Wut zu regulieren und für das eigentliche Bedürfnis dahinter zu sorgen. Es würde sich zum Beispiel in Papas Arm kuscheln, bevor dieser das Haus verlässt, statt ihm in rasendem Zorn Gegenstände hinterherzuwerfen.

Ein sehr lebhaftes, willensstarkes und energetisches Kind wird auch vollkommen anders auf strikte Forderungen oder Strafen reagieren als ein eher zurückhaltendes und ruhiges Kind. Das hitzigere Kind zeigt sich eher wütend, trotzig, oppositionell oder kämpferisch, während das gleichmütige oder schüchterne Kind nach außen hin wohl eher mit Rückzug, Scheu und Not reagiert. Diese grundlegenden Neigungen sind zu einem wesentlichen Teil genetisch bedingt.

Der Umgang mit einem Kind kann ein angeborenes Temperament lediglich unterstützend in gewisse Bahnen lenken (oder verstärken), nicht aber umkehren oder ausschalten.

Der Modus des Ärgerlichen Kindes kann auch im Erwachsenenalter noch ausgelöst werden. Temperaments- und gefühlsstarke Menschen kennen diese Aktivierung womöglich aus ernsthaften Konflikten mit dem Partner. Untreue oder ein materieller Betrug zum Beispiel lösen tiefgehende Gefühle von Verletzung aus. Diese Verletztheit kann sich bei entsprechendem Temperament in starkem Zorn äußern. Hinter diesem Zorn kann die Verletzung für das Gegenüber durchaus noch spürbar sein. Dies ist bei Verärgerung im sogenannten Impulsiven-Kind-Modus nicht unbedingt der Fall (siehe nächster Abschnitt).

Impulsives- und Undiszipliniertes-Kind-Modus

Menschen, die einen starken Impulsiven- und Undisziplinierten-Kind-Modus haben, fällt es schwer, eigene Empfindungen und Gefühle zu kontrollieren beziehungsweise eine gewisse Distanz zu ihnen herzustellen. Häufig wird ihnen quasi blindlings gefolgt, gerade so, wie es ein noch sehr kleines Kind natürlicherweise tut.

Im *Impulsiven-Kind-Modus* können Spannungen nur schwer ausgehalten werden. Der Person fällt es sehr schwer, unmittelbar angenehmes Erleben zugunsten eines langfristigen Ziels aufzuschieben. Sie kann Impulse kaum bremsen. Es geht einzig und allein darum, eigene Bedürfnisse und eigenes Verlangen zu befriedigen, ohne Rücksicht auf langfristige Folgen und andere Personen. Eventuelle negative Konsequenzen des Verhaltens oder allgemein übliche Normen und Regeln einer Situation werden nicht berücksichtigt. Das Gefühl der Gier ist vorherrschend. Sobald die Person in einen anderen Modus „switcht", wird sie sich der Normen und auch der etwaigen negativen Konsequenzen bewusst und bereut womöglich das vorher gezeigte Verhalten. Solange die Person aber im Impulsiven-Kind-Modus ist, werden Beschränkungen eigener Impulse als Einschränkungen der persönlichen Freiheit empfunden und können Ärger auslösen. Somit ist auch Ärger ein häufig auftretendes Gefühl, da Personen mit starkem Modus des Impulsiven Kindes in vielen Situationen die Erfahrung machen, dass andere Menschen sie einzuschränken versuchen oder Dinge von ihnen wollen, die sie selbst nicht möchten.

Aus unserer Sicht als Therapeutinnen wirkt es, als seien Patient*innen im Modus des Impulsiven Kinders in einem Tunnel, abgekoppelt von funktionalen Anteilen. Es ist den Patient*innen im Modus des Impulsiven Kindes nicht möglich, über den Augenblick hinauszublicken oder zu antizipieren, dass zu einem späteren Zeitpunkt die eigene Gefühlslage anders sein oder die Prioritäten sich verändert haben können. *Ich* *fühle* jetzt *den absoluten Drang, mich dem Spiel hinzugeben, also muss ich es* jetzt *tun. Werde ich daran gehindert, ärgere ich mich maßlos.* Gier und Ärger können schnell wechseln und werden – ohne jeglichen Einfluss des Modus des Gesunden Erwachsenen – 1:1 ausagiert und auf den Gegenstand des Verlangens oder die Person, die „im Wege steht", bezogen. Bekannt ist dieses Phänomen den meisten Kolleg*innen von Patient*innen mit einer emotional-instabilen Persönlichkeitsstörung, die bei sehr starken Empfindungen und unter Einfluss emotionaler Beweisführung wie festgefahren im augenblicklichen Gefühl ohne Bezug zum späteren Moment sind.

Menschen mit starkem *Undisziplinierten-Kind-Modus* erleben einen schier unüberwindbaren Widerstand gegen die Erfüllung langweiliger oder routinemäßiger Aufgaben. Das können Haushaltsroutinen sein, die Steuererklärung oder das Ausfüllen von Formularen. In der Psychotherapie tun diese Patient*innen sich schwer mit der Bearbeitung von Frage- und Protokollbögen sowie mit der Erledigung von Hausaufgaben. Selbst die regelmäßige Vorlage der Krankenkassenkarte kann ein Problem sein.

Unliebsame Erledigungen werden lange aufgeschoben oder nur mit enormem Widerwillen, Gefühlen von Langeweile und Überdruss bis hin zu starkem Ärger verrichtet. Auch das Vertiefen in ein neues Hobby oder das Erlernen neuer Fertigkeiten werden schnell als nervig, uninteressant oder langweilig empfunden und wieder abgebrochen. Um die unangenehmen Gefühle zu regulieren, kann der Modus des Distanzierten Selbstberuhigers einsetzen, der darauf drängt, sich angenehmeren Aktivitäten zuzuwenden (zum Beispiel im Internet surfen, spielen, Sex haben, kaufen).

Generell bevorzugt die Person im Modus des Undisziplinierten Kindes die schnelle Lösung und den Weg des geringsten Widerstandes. Sie zeigt keinen langen Atem. Diese Bestrebungen spielen natürlich auch in der Psychotherapie über das oben skizzierte Problem mit den Hausaufgaben hinaus eine große Rolle. Es ist für Betroffene generell schwierig, in einem Prozess zu bleiben, noch dazu in einem kleinschrittigen, langwierigen und viel Eigeninitiative erfordernden Therapieprozess (siehe auch Kapitel 7).

In unserer psychotherapeutischen Praxis identifizieren wir *eine Variante der Verhaltenssucht,* die wir dem Modus des Impulsiven Kindes oder auch dem Modus des Undisziplinierten Kindes zuordnen (während die häufigere Variante dem Selbstberuhiger- / Selbststimulierer-Modus zugeordnet wird, siehe Abschnitt 4.2).

Wir verstehen die Verhaltenssucht als Reaktion im Rahmen eines aktiven Modus des Impulsiven Kindes, wenn der Impuls, zum Beispiel übermäßig viel oder über die eigenen finanziellen Möglichkeiten hinaus Schuhe, Kleidung oder andere Konsumgüter einzukaufen, nicht rational kontrolliert werden kann. Diese Einschätzung basiert auf den Beschreibungen der Patient*innen, was sie empfinden, bevor und währenddessen sie kaufen. Der Begierde des Kaufens wird im Modus des Impulsiven Kindes blind gefolgt – wie in einem Rausch (oder wie bei einem kleinen Kind, das alles haben möchte, was ihm gefällt) und wahrscheinlich sogar mit dem sicheren Gefühl, dass es das eigene gute Recht sei, so viel zu kaufen, wie man wolle. Das Erreichen des Limits einer EC- oder Kreditkarte wird in der akuten Situation als unrechtmäßiges Ärgernis empfunden, löst im Nachhinein jedoch Scham und Sorge aus und kann zu ernsthaften finanziellen Problemen führen. Die Kaufsucht dient hier lediglich als Beispiel für die Verhaltenssucht beziehungsweise Impulsivität im Allgemeinen. Kennzeichnend für den Modus des Impulsiven Kindes ist, wie oben beschrieben, die enorme Schwierigkeit, kurzfristig wirkende angenehme Konsequenzen gegen diese langfristig negativen Konsequenzen abzuwägen und in der Folge auf das kurzweilige Vergnügen zu verzichten. Bei Menschen mit diesem übermäßig stark ausgeprägten Impulsiven-Kind-Modus wurde in der Kindheit oftmals das Bedürfnis nach realistischen Grenzen und Kontrolle verletzt.

Wir verstehen die Verhaltenssucht als Reaktion im Rahmen eines aktiven Modus des Undisziplinierten Kindes, wenn Patient*innen generell Pflichten und Routinen als langweilig und einschränkend empfinden und sich nicht darauf einlassen können, etwas Aufregendes und Angenehmes, einen „Kick“ oder ein Hochgefühl (wie es zum Beispiel beim Kaufrausch, Glücksspiel oder exzessiver sexueller Aktivität der Fall ist) aufzugeben oder zu verschieben, um einer weniger angenehmen Aufgabe nachzugehen oder einer Absprache mit einer anderen Person nachzukommen. Die Frustrationstoleranz dieser Patient*innen ist überaus gering.

Im Hintergrund findet sich ebenfalls häufig ein in der Kindheit verletztes Bedürfnis nach realistischen Grenzen und innerer Kontrolle.

In diesem Buch fokussieren wir in weiten Teilen die Verhaltenssucht, die wir dem Distanzierten Selbstberuhiger- / Selbststimulierer-Modus (also der Bewältigung Fordernder und Strafender Modi) zuschreiben, da diese in der klinischen Praxis unserer Erfahrung nach häufiger vorkommt. Den Fällen, die eher Impulsiven- oder Undisziplinierten-Kind-Modi beziehungsweise der Kombination der beiden Modi zugeordnet werden können, widmen wir den Abschnitt 4.3. Wichtig zu wissen ist, dass durchaus auch Mischformen beziehungsweise ein Nebeneinander der unterschiedlichen Varianten möglich sind. Ganz grob vereinfacht können wir aber an dieser Stelle schon sagen, dass im Distanzierten-Selbstberuhigungs-Modus das „Wegbeamen“ oder das „Sicheinlullen“ im Vordergrund steht – sei es durch Betäubung oder durch einen Kick oder Thrill –, während es im Impulsiven- oder Undisziplinierten-Kind-Modus eher um die sehr starke Orientierung am hedonistischen Erleben und die Überwindung der Langeweile des Alltags geht.

Varianten der Verhaltenssucht im schematherapeutischen Modus-Modell

1. **Modus des Distanzierten Selbstberuhigers / Selbststimulierers:** Funktion des süchtig ausgeübten Verhaltens ist das „Wegbeamen“ und „Sicheinlullen“ durch Betäubung oder einen Kick / Thrill.
2. **Modus des Impulsiven und / oder Undisziplinierten Kindes:** Funktion des süchtig ausgeübten Verhaltens ist die Maximierung hedonistischen Erlebens und / oder die Überwindung der Langeweile des Alltags.

Der Modus des Glücklichen Kindes

Eine wichtige Rolle spielt auch der **Modus des Glücklichen Kindes,** das Unbeschwertheit, Ausgelassenheit, pure Freude, Nähe und Verbundenheit zu empfinden imstande ist. Das Glückliche Kind kann sich im Augenblick verlieren, versunken in Genuss und Spaß am gegenwärtigen Tun, ohne einen Gedanken an Sinn, Zweck oder Wert des Tuns „zu vergeuden“. Den Modus veranschaulichende Bilder sind zum Beispiel das weltvergessen mit seinen Puppen spielende Kind, das ausgelassen schaukelnde und dabei glücklich quietschende Kind, das fasziniert einen Schmetterling beobachtende Kind oder das Kind, das lächelnd im Arm eines Erwachsenen liegt und darauf vertraut, getragen und gehalten zu sein. Zufrieden mit sich und der Welt und emotional satt fühlen sich Kinder, wenn die emotionalen Grundbedürfnisse angemessen befriedigt werden.

Die genuin menschlichen Empfindungen von Freude und Unbeschwertheit können durch ein hohes Maß an Kontrolle und Maßregelung, übermäßige Orientierung an Moral und Regeln oder Bestrafung in der Kindheit gehemmt werden. Dann wird auch der Modus des Glücklichen Kindes zum „wunden Punkt“. Einen erschwerten oder blockierten Zugang zum Modus des Glücklichen Kindes wieder freizulegen, ist wesentlicher Bestandteil in der Überwindung einer Verhaltenssucht.

4.1.2 *Bezugspersonen-Modi*

Bezugspersonen-Modi bestimmen zu einem großen Teil, welche Gefühle in den Kind-Modi vorherrschend sind. Ein anderer wichtiger Einflussfaktor auf die Kind-Modi ist das angeborene Temperament.

Dysfunktionale Bezugspersonen-Modi sind besonders stark ausgeprägt bei Menschen, die im Laufe ihres Lebens emotionale und zwischenmenschliche Probleme entwickeln, die ihre Lebensqualität bedeutsam beeinträchtigen und somit behandlungsbedürftig werden.

Strafende, Fordernde und Laissez-faire-Modi beinhalten schädliche oder sogar toxische Botschaften, die bedeutsame Bezugspersonen verbal oder nonverbal an das Kind gerichtet und damit emotionale Grundbedürfnisse verletzt haben.

Es kann sich bei den prägenden und einflussreichen Bezugspersonen um Väter und Mütter oder Stiefelternteile handeln, genauso aber auch um andere Verwandte, Erzieher*innen, Lehrer*innen oder Peers.

Strafende, Fordernde und Laissez-faire-Modi stellen durch die Sozialisation beziehungsweise das Umfeld geprägte Introjekte dar. Das bedeutet, dass die Botschaften, die mit der wiederholten Verletzung der emotionalen Grundbedürfnisse einhergehen, in Form des Fordernden und / oder Strafenden und / oder Laissez-faire-Modus vom Kind verinnerlicht werden. Die Bekämpfung, Begrenzung oder Entmachtung des Fordernden, Strafenden oder Laissez-faire-Modus im Rahmen einer Schematherapie bedeutet also keineswegs eine Attacke gegen die realen Personen (Eltern, Lehrer*innen oder Peers), sondern gegen die Internalisierung.

Ein weiteres wichtiges Merkmal von Bezugspersonen-Modi ist, dass sie im Laufe der Entwicklung zum*r Erwachsenen nicht mehr als Botschaften von außen empfunden werden, sondern als *Wahrheit,* die als richtig angesehen wird und sich auch „richtig anfühlt". Wenn sich ein erwachsener Mann mit einem starken Strafenden Modus ungenügend *fühlt,* weil seine Frau mehr Geld verdient als er, stellt es für ihn subjektiv die Realität dar, dass er tatsächlich ungenügend *ist.* In Wahrheit ist dieses Gefühl jedoch „nur" das Resultat früher Erfahrungen von Herabwürdigung und Demütigung. Für viele unserer Patient*innen steckt in dieser Erkenntnis einerseits ein Zugang zum Bedauern ihrer eigenen Lebensumstände in der Kindheit, andererseits aber auch die Einsicht, wie „willkürlich" ihre wunden Punkte eigentlich sind, je nachdem, was sie in Kindheit und Jugend mit ihren Bezugspersonen erlebt haben.

Ein Kind speichert dasjenige Verhalten als richtig und positiv ab, das im Umfeld auf positive Resonanz stößt (beziehungsweise keine negative Resonanz zur Folge hat). Diese Rückkopplung führt dazu, dass das entsprechende Verhalten im Laufe der Entwicklung keiner stetigen Verstärkung von außen mehr bedarf, sondern auch als zur eigenen Person gehörig und stimmig empfunden wird. Das Verhalten erlangt also Ich-Syntonie.

Ein Beispiel für eine Internalisierung von (sozial erwünschten) Anforderungen von Bezugspersonen: Sie besuchen mit einem zweieinhalbjährigen Kind eine standesamtliche Trauung. Während der Zeremonie schlagen Sie ihm vor, mit einem anderen Kind zusammen eine lautstarke Verfolgungsjagd zwischen Wolf und Geißlein durch den Trausaal zu veranstalten. Das Kleinkind ist sicher absolut begeistert und antwortet, bereits losrennend, mit: „Au ja!“ Besuchen Sie spätestens zwei Jahre später noch einmal eine Trauung und machen dem mittlerweile vier- bis fünfjährigen Kind den gleichen Vorschlag, blickt es Sie wahrscheinlich etwas verunsichert an und antwortet: „Aber das macht *man* doch nicht!“ Damit gibt es nicht mehr das wieder, was sein Urinstinkt, der Spieltrieb ihm „sagt“, sondern was die Eltern und Erzieher*innen im Alltag gebetsmühlenartig lehren – in diesem Fall, dass *man* (= das Kind) sich in bestimmten Situationen ruhig verhält, um Rücksicht auf andere Menschen zu nehmen und keine negative Rückmeldung zu bekommen (was das Bedürfnis nach Bindung bedrohen würde). Sitzen Sie noch ein paar Jahre später mit demselben Kind wieder im Trausaal und wollen Verfolgungsjagd spielen, ernten Sie von dem vorpubertären Grundschulkind wohl am ehesten ein „Nein, das möchte *ich* nicht“. Das heranwachsende Kind wird zu dieser Zeit die stetigen Botschaften aus seiner Umgebung, die allesamt regelkonform („Bei Trauungen verhalten wir uns ruhig“) sind, verinnerlicht haben, sodass diese nicht nur als stimmig und richtig erachtet werden, sondern sich auch stimmig und richtig *anfühlen*. Das Kind würde sich nicht mehr wie noch ein paar Jahre zuvor wohl und unbeschwert dabei fühlen, durch den Trausaal zu toben, sondern wahrscheinlich Scham und Schuld dabei empfinden.

Strafender Modus

Wenn Menschen sich in einem Strafenden Modus befinden, dann gehen sie mit sich selbst stark abwertend um. Gedanken wie „Was bin ich bescheuert!“ oder „Ich bin es nicht wert!“ gehen ihnen durch den Kopf. Der aktive Strafende Modus löst zum Beispiel Gefühle von Wertlosigkeit, Einsamkeit, Schuld, Scham, Trauer oder Angst aus.

Bekommt ein Kind von einem Elternteil direkt oder indirekt immer wieder zu hören, dass es nicht das Kind sei, dass der Elternteil sich gewünscht hat, und wird somit das Bedürfnis nach Bindung und Akzeptanz immer wieder frustriert und die Stimme des Strafenden Modus geprägt, entwickelt sich beim Kind nach und nach die Überzeugung „Ich bin wertlos und unzulänglich!“. Da die Bedürfnisfrustration wiederholt passiert und von einer sehr wichtigen Bezugsperson ausgeht, wird das Erleben von Wertlosigkeit und Unzulänglichkeit zu einem umfassenden Muster aus Gefühlen, Körperreaktionen und Überzeugungen. Es wird ich-synton und von Betroffenen als Wahrheit angesehen.

Die größtmögliche Distanzierung von toxischen Botschaften durch Externalisierung und Entmachtung des Strafenden Modus ist ein zentrales Ziel der schematherapeutischen Interventionen. Toxische Botschaften Strafender Modi werden in der Schematherapie stets als *grundlegend falsch* angesehen und kompromisslos entmachtet beziehungsweise bekämpft. Die Botschaft „Du bist wertlos!" zum Beispiel kann niemals richtig sein, auch nicht im Ansatz oder in Teilaspekten. Der Wert, die Würde und die Integrität eines jeden Menschen sind unantastbar und nicht verhandelbar.

Fordernder Modus

Im Fordernden Modus gehen Betroffene überkritisch mit sich (und gegebenenfalls auch anderen Menschen) um. Gedanken wie „Es ist längst nicht gut genug, wie ich es mache!" oder „Es muss perfekt sein!" oder „Ich muss immer für die anderen da sein!" gehen ihnen durch den Kopf. Der aktive Fordernde Modus löst zum Beispiel Gefühle von Angst, Wertlosigkeit, Unzulänglichkeit, Schuld oder Scham aus.

Fordernde Modi entstehen häufig aus einer eigentlich gut gemeinten Intention heraus beziehungsweise als ungesunde Übersteigerung von Regeln und Normen, die Kindern eigentlich dazu verhelfen sollen, sich im sozialen Kontext adaptiv einzufügen und erfolgreich zu sein. Das kann zum Beispiel der Wunsch der Eltern sein, aus ihrem Kind möge einmal „etwas Besseres werden": Er verleitet Eltern dazu, ihr Kind zu Bestnoten anzutreiben und darüber Spiel, Spaß und Leichtigkeit im Alltag zu vernachlässigen (und damit das emotionale Grundbedürfnis nach Spontaneität und Spiel).

Auch die Ermahnung eines Kindes, Rücksicht auf ein schwer krankes Elternteil zu nehmen, sich leise zu verhalten, geduldig zu sein und sich alleine zu beschäftigen, weist in diese Richtung. Im Prinzip stellt dies ab einem bestimmten Alter eine legitime Anforderung an ein Kind dar, wenn es einem Elternteil nicht gut geht. Wenn dies allerdings zu früh passiert oder es zum Dauerzustand wird und dabei die Versorgung der kindlichen Bedürfnisse nach Zuwendung und Spaß zu kurz kommt, kann aus dem grundlegend legitimen Wunsch nach situativer Rücksichtnahme eine toxische Botschaft werden: „Stör nicht!", „Fordere nicht!", „Falle anderen nicht zur Last!"

Würde das Kind aus dem obigen Standesamt-Beispiel (siehe Seite 76 f.) nicht nur während der Trauung, sondern in nahezu allen Situationen zu Ruhe und Angepasstheit aufgefordert werden und keine spontanen Regungen ausleben dürfen, entspränge auch daraus eine toxische Botschaft. Fordernde Anteile, die das gesunde Maß übersteigen, sind in der Regel dadurch gekennzeichnet, dass sie absolut und allgemeingültig formuliert sind und nicht nach Situationen und Umständen differenziert:

- „Du musst immer beste Leistung bringen" statt „Versuche dein Möglichstes, wenn dir eine Sache wichtig ist, aber überlaste dich nicht".
- „Die Bedürfnisse anderer Menschen sind immer wichtiger als deine eigenen" statt „Versuche, anderen im Rahmen deiner Möglichkeiten zu helfen, wenn sie Hilfe brauchen".
- „Falle niemals auf" statt „Nimm dich zurück, wenn die Situation es erfordert".

Das Ziel in der Bemühung, toxische Botschaften Fordernder Modi zu verändern, besteht somit in deren Begrenzung und Reduzierung bei gleichzeitigem Aufbau von Anforderungen mit gesundem Maß (gleichbedeutend mit der Stärkung des Modus des Gesunden Erwachsenen).

Laissez-faire-Modi

Wir gehen davon aus, dass durch die Frustration des Bedürfnisses nach realistischen Grenzen und Kontrolle in einigen Fällen Bezugspersonen-Introjekte entstehen, die wir nicht dem Strafenden oder Fordernden Modus zuordnen können, sondern einer dritten Klasse von Bezugspersonen-Modi, die *unzureichend fordernd* agieren. Wir unterscheiden den

- **Vernachlässigenden Laissez-faire-Modus:** Dem Kind wurden im Sinne von Vernachlässigung alle Freiheiten gelassen, weil wichtige Bezugspersonen zu sehr mit sich selbst beschäftigt waren und keine Kapazitäten frei hatten, um dem Kind Anleitung und Orientierung zu geben; und den
- **Verwöhnenden Laissez-faire-Modus:** Dem Kind wurden alle Wünsche erfüllt und schwierige Aufgaben abgenommen, wichtige Bezugspersonen setzten keine persönlichen oder der Situation angemessenen Grenzen und eine Orientierung an langfristig lohnenswerten Zielen vonseiten des Kindes wurde nicht gefördert.

Im Laissez-faire-Modus neigen Patient*innen zu sehr kurzfristigem Denken und Handeln sowie zu übermäßig hedonistischem oder allzu sorglosem Verhalten. Es resultieren Gefühle des Impulsiven und/oder Undisziplinierten Kindes wie Gier (nach der unmittelbaren Umsetzung eines Impulses), Langeweile oder Verdruss beziehungsweise Ärger (bei notwendiger Zuwendung zu nicht lustbetonten oder monotonen Tätigkeiten oder Verhinderung der Durchsetzung eigener Impulse und Interessen).

Biografisch betrachtet, wuchsen Menschen mit Laissez-faire-Modus (und dem damit verbundenen Impulsivem- und/oder Undiszipliniertem-Kind-Modus) häufig in einer Umgebung auf, die von extremer Freiheit geprägt war bei wenig bis nicht vorhandener Anleitung und Orientierung durch erwachsene Bezugspersonen. Typische Beschreibungen von Betroffenen sind zum Beispiel „Ich konnte tun und lassen, was ich wollte und wann ich es wollte", „Es gab keine Regeln", „Solange es keinen Ärger für meine Eltern gab, war es egal, was ich tat", „Ich hatte die absolute Freiheit". Auf der anderen Seite wird oft ergänzt: „Es war einfach niemand da oder hatte die Zeit, sich darum zu kümmern, was ich tat oder nicht tat." Betroffene erinnern sich oft an einen Alltag, der zeitlich wie inhaltlich keiner Struktur folgte. Es gab keine Regeln und keine Unterstützung dabei, Verhalten in einer angemessenen Weise an längerfristigen Zielen auszurichten. Ein Alltag, in dem jedes Familienmitglied zum Beispiel aß, wann es gerade passte, kam und ging, wann es gerade wollte, und in dem weder auf regelmäßige Körperpflege noch auf das Erledigen von Pflichten geachtet wurde. Die Hintergründe solcher Kindheiten können vielfältig sein: von der umherziehenden Wagenburg- oder Flower-Power-Familie über Broken-Home-Situationen mit existenziellen Nöten, alleinerziehenden berufstätigen Müttern und Vätern mit mehreren Kindern bis hin zu Familien mit emotional sehr distanzierten Elternteilen, die aufgrund eigener Beeinträchtigungen kaum Zeit und Anstrengung in die Beziehung zu den Kindern investierten und diese somit faktisch vernachlässigten. Ebenso kann es sich beispielsweise um Kinder handeln, deren Eltern sich getrennt haben. Wenn kein Wechselmodell besteht, das Kind also nicht zu gleichen Zeitanteilen durch beide Elternteile betreut wird, dann verbringt zumindest ein Elternteil in der Regel keinen echten Alltag mit dem Kind, sondern vorrangig Wochenenden oder Ferienzeiten. Manchmal kommt es dann dazu, dass der „Freizeit-Elternteil" aufgrund von Schuldgefühlen gegenüber seinem Kind oder auch im Zuge von Graben- und Beliebtheitskämpfen mit dem anderen Elternteil keine Grenzen setzt, sondern eher „verwöhnt" und dem Schützling jeden Wunsch erfüllt. Andere Hintergründe einer verwöhnenden Haltung dem Kind gegenüber können eigene kindliche Erfahrungen von Vernachlässigung und Entbehrung sein oder narzisstische Züge der Bezugsperson. Auch Bezugspersonen, die sich einem deutlich impulsiven Kind „nicht gewachsen" fühlen, können zum Verwöhnen neigen, um den Konflikt mit dem Kind zu vermeiden.

Wichtig in der modifizierenden Bearbeitung von Laissez-faire-Modi ist, dass sie ebenso eindeutig wie Strafende und Fordernde Modi konfrontiert und auf die Frustration der kindlichen Bedürfnisse durch zu wenig Orientierung, Anforderung und Anleitung hingewiesen werden. Zugleich wird der Modus des Gesunden Erwachsenen gestärkt, indem Anforderungen, Strukturierungshilfen sowie Regulations- und Durchhaltestrategien in gesundem Maße aufgebaut werden.

4.1.3 Die Bewältigungs-Modi

Die Referenz- und Angelpunkte des Modus-Modells sind auf der einen Seite die emotionalen Grundbedürfnisse des Kindes, auf der anderen Seite deren Frustration. Die Verletzung oder Missachtung emotionaler Grundbedürfnisse verursacht dem Modell zufolge psychischen Schmerz. Der psychische Schmerz umfasst alle Gefühle des Vulnerablen Kindes, also Angst, Traurigkeit, Scham, Einsamkeit, Überforderung usw. Diese schmerzhaften Gefühle werden vom Kind auf bestimmte Art und Weise bewältigt. Kinder haben die erstaunliche Fähigkeit, sich an widrige Umstände anzupassen und sich irgendwie aus der emotionalen Not herauszuhelfen. Besonders im Falle unserer Patient*innen stehen ihnen dabei leider oftmals keine anderen Bezugspersonen zur Seite, die Wegweiser sein und ihnen beibringen könnten, wie man „mit dem Auto zur Tankstelle fährt", also seine Gefühle und Bedürfnisse auf gesunde Weise versorgt, um sich (wahrhaft) besser zu fühlen. So müssen sie Kompromisslösungen entwickeln.

Ein Bewältigungs-Modus ermöglicht es unseren Patient*innen, die leidvollen Gefühle des Vulnerablen Kindes teilweise oder ganz zu verdecken. Somit ist ein Bewältigungs-Modus *zunächst* einmal eine hilfreiche Antwort auf den Mangelzustand, der in der Kindheit geherrscht hat, eine adaptive Strategie, um diesen Mangel auszugleichen oder zu beseitigen. Als solche müssen wir *alle* Bewältigungs-Modi unserer Patient*innen verstehen und ausführlich validieren, bevor eine Veränderung möglich wird.

Die Bewältigung ist wirklich *immer* zunächst hilfreich und stellt die beste Anpassung des einzelnen Kindes mit seinem spezifischen Temperament und seiner subjektiven Perspektive an die herrschenden Umstände dar. Erst wenn diese Strategien starr und unflexibel werden und in jeglichen Lebenssituationen angewandt werden, können sie problematisch werden. In der Therapie vergleichen wir das zuweilen mit der gewünschten Wirkung und den unerwünschten Nebenwirkungen eines Breitbandantibiotikums. Es bekämpft sehr wirkungsvoll, aber eben auch sehr unspezifisch *alle* Keime, die schädlichen genauso wie die nützlichen. Das bedeutet nicht, dass manche Menschen mit ihren Bewältigungsstrategien einfach „danebengreifen" und dann mit unflexiblen Mechanismen leben. Dass Bewältigungsstrategien starr und unflexibel werden, hat in der Regel damit zu tun, dass sie unter Bedingungen entstanden sind, unter denen die Grundbedürfnisse in bedeutsamem Ausmaß und über lange Zeit hinweg frustriert wurden. Die Bewältigung *musste* sich festigen, um eine Anpassung des Heranwachsenden an die herrschenden Umstände herstellen zu können. Stellen wir uns ein Wildtier vor, das in Gefangenschaft geboren wird und in einem engen Käfig aufwächst. Das Tier wird sich anpassen und sein Bewegungsverhalten auf ein Minimum reduzieren, von einem Bein auf das andere steigen oder sich um sich selbst drehen. Angenommen, dieses Tier wird später in seinem ursprünglichen Lebensraum freigelassen. Es hat nun jede Freiheit, sich in weitem Areal frei zu bewegen – wird aber weiterhin nur wenige Schritte auf und ab machen und sich um sich selbst drehen.

Manche Kinder finden Linderung im Computerspiel, das eine ablenkende, betäubende, einlullende Wirkung hat. Bis aus diesen Kindern Erwachsene werden, hat die Strategie sich verfestigt, ausgedehnt und verselbständigt und ist somit zu einer Verhaltenssucht geworden, womit sie ihren ursprünglich sehr großen Nutzen ein gutes Stück weit eingebüßt hat und mehr unerwünschte als gewünschte Effekte hat.

Einen zweifelhaften Kompromiss stellt die Strategie auch deshalb dar, weil die Kinder (und auch später die Erwachsenen) durch das Computerspiel keine echte Heilung erfahren. Das negative Gefühl (zum Beispiel von Einsamkeit) kommt immer wieder und das emotionale Bedürfnis dahinter (Bindung) bleibt weiterhin unbefriedigt. Tatsächlich birgt die Strategie im Erwachsenenalter sogar die Gefahr, dass das Bedürfnis weiter frustriert wird, obwohl nun andere Bezugspersonen präsent und diese frei wählbar sind. Etwa könnte sich der*die Partner*in gerade wegen des Suchtverhaltens distanzieren und zunehmend anderen sozialen Aktivitäten nachgehen. Dadurch kann sich das Gefühl von Einsamkeit noch verstärken. Der Betroffene selbst fühlt die Einsamkeit nicht mehr, solange er spielt. Die Einsamkeit wird anderen auch nicht gezeigt, das Bedürfnis nach Zuwendung wird nicht offenbart. Auf diese Weise kann es auch nicht befriedigt werden. Die Signalleuchten am Armaturenbrett, um beim Bild des Autos zu bleiben, sind abgeklebt, niemand kann den niedrigen Treibstoffstand ahnen.

Auch die intensiven Wutgefühle im Modus des Ärgerlichen Kindes können einen Bewältigungs-Modus initiieren: Betroffene flüchten sich zum Beispiel ins Gaming, ins Kaufen, ins Arbeiten, in den Sport oder in sexuelle Aktivitäten, um negative Gefühle zu betäuben oder durch die Herbeiführung eines starken Hochgefühls zu dämpfen. Das Kind hat nicht gelernt, sich die Wut zu erlauben und seinen wahren Gefühlen von Verletzung und Enttäuschung adäquat Ausdruck zu verleihen, wenn ein berechtigtes Bedürfnis verletzt worden ist.

Die folgende Übersicht über die Bewältigungs-Modi („Merkbox: Drei Arten von Bewältigungs-Modi“) führt die drei möglichen Arten, mit Schmerz umzugehen, sowie mögliche konkrete Ausprägungen auf. Diese drei Bewältigungsarten sind im Prinzip identisch mit den drei grundlegenden Formen von Stressbewältigung:

1. Überkompensation,
2. Vermeidung und
3. Sich fügen / erdulden.

Drei Arten von Bewältigungs-Modi

Alle Bewältigungs-Modi beschreiben, wie eine Person in sozialen Kontakt und Interaktion mit anderen Menschen tritt (oder diesen meidet), wenn Kind-Modi getriggert werden. Es geht um die Herstellung einer Pseudo- oder Ersatzbefriedigung frustrierter emotionaler Grundbedürfnisse zur Regulation des daraus entstandenen psychischen Schmerzes.

Noch einmal vorab die Grundannahme: Bewältigungs-Modi sind ursprünglich adaptive Schutzreaktionen zur Bewältigung schmerzhafter Emotionen, die durch die Frustration emotionaler Grundbedürfnisse des Kindes beziehungsweise durch die dysfunktionalen Botschaften von Strafenden und Fordernden Modi entstehen und in den Kind-Modi repräsentiert sind. Die Bewältigungs-Modi verbergen sich häufig hinter den Symptomen einer spezifischen psychischen Störung oder hinter dem problematischen interaktionellen Verhalten, das Patient*innen zu uns in Behandlung führt.

1. **Überkompensation:** Die Person verhält sich kämpferisch gegenüber den Botschaften des Strafenden oder Fordernden Modus, was bedeutet, dass sie sich auch anderen Menschen gegenüber so verhält. Sie stellt sich über andere, indem sie sich als etwas Besseres darstellt. Sie versucht, alles zu kontrollieren, besonders perfekt zu sein, andere Menschen zu täuschen, herabzuwürdigen, zu bedrohen oder gar körperlich anzugreifen und somit Gefühle von Minderwertigkeit, Scham, Unzulänglichkeit, Hilflosigkeit oder Unterlegenheit nicht zu spüren. Interaktionspartner fühlen sich typischerweise dominiert, angegriffen, klein gehalten, in die Ecke gedrängt oder völlig hilflos. Der Nutzen der Überkompensation besteht darin, dass die Person ein Gefühl von Kontrolle erlebt, sie ist „Herr*in der Lage".

2. **Vermeidung:** Wenn eine Person in einem dieser Bewältigungs-Modi ist, vermeidet sie es, in irgendeiner Weise mit den toxischen Botschaften und schmerzhaften Gefühlen in Kontakt zu kommen. Dies gelingt ihr zum Beispiel durch sozialen Rückzug, durch das Meiden eines echten gefühlsmäßigen Kontakts zu einem Gegenüber (viel reden, ohne etwas zu sagen, immer auf der rationalen Sachebene bleiben, Gefühle „abschalten") oder durch Ablenkung (Selbststimulation) beziehungsweise Betäuben (Selbstberuhigung) von schmerzhaftem Erleben. Selbststimulation oder Selbstberuhigung kann durch den Konsum von Alkohol oder Drogen erreicht werden oder aber durch exzessives Gaming oder Flirt-Chatten sowie andere Verhaltenssüchte. Im Englischen wird diese vermeidende Bewältigung *self soothing* genannt, also Selbstberuhigung oder selbst herbeigeführte Schmerzlinderung. Im Deutschen sprechen wir vom Modus des Distanzierten Selbstberuhigers / Selbststimulierers, um die Funktion der Distanzierung von Gefühlen (und damit auch von echtem emotionalen Kontakt zu anderen Menschen!) zu unterstreichen. Genau darin besteht der Nutzen dieser Bewältigung: Die Person spürt den Schmerz nicht.

3. **Sich fügen / erdulden:** Wenn eine Person in einem dieser Bewältigungs-Modi ist, verhält sie sich, als sei die schädliche verinnerlichte Botschaft wahr, und nimmt dies hin. Sie leistet der Botschaft Folge, sucht immer wieder Situationen auf, in denen der Schmerz wieder voll erlebt wird, beziehungsweise verlässt solche Situationen nicht. Von außen scheint es, als würde sie den Schaden passiv erdulden (in Wahrheit besteht aber oftmals einfach keine Idee davon, dass etwas Besseres möglich sein könnte). Oftmals finden sich hier Menschen wieder, die eigene Bedürfnisse grundsätzlich hinter denen anderer Menschen zurückstellen, bis zur Selbstaufopferung alles für Menschen in ihrem Umfeld tun und dabei deutlich über ihre eigenen Grenzen gehen. Der Nutzen dieser Bewältigungsstrategien besteht darin, dass die Person sich der Bindung zu ihrem Gegenüber sicher fühlt, weil sie sich quasi unentbehrlich macht.

Innerhalb der drei grundsätzlichen Arten der Bewältigung unterscheiden wir spezifische Bewältigungs-Modi:

1. **Aus dem Bereich „Sich fügen" oder „erdulden"** (sich verhalten, als sei die schädliche Botschaft wahr):
   - **Angepasster Unterwerfer:** In diesem Modus machen Betroffene es allen recht, passen sich an jede äußere Anforderung an, fallen niemals negativ auf, unterwerfen eigene Bedürfnisse und Interessen denen anderer Menschen (bis hin zur Übernahme von Weltanschauung und Werten). Es geht darum zu gefallen, um nicht verlassen zu werden. In der Psychotherapie passen Patient*innen sich auch den impliziten oder expliziten Erwartungen des*r Therapeuten*Therapeutin stark an, machen vordergründig vorbildlich alle Interventionen mit[4], bemühen sich um die Gunst und Zuwendung des*r Therapeuten*Therapeutin, indem sie in der Patient*innen-Rolle scheinbar gut funktionieren. Was zunächst erfreulich und praktisch erscheint, kann eine Verfestigung des dysfunktional gewordenen Bewältigungsverhaltens bedeuten, wenn Therapeut*innen es so stehen lassen und die wahren Bedürfnisse und Gefühle ihrer Patient*innen dabei übersehen.
   - **Selbstaufopferer:** In diesem Modus werden eigene Bedürfnisse ebenfalls hinter die anderer Menschen gestellt. Allerdings entspringt das primäre Streben hier nicht dem Gefallenwollen, um Zurückweisung zu vermeiden, sondern dem Versorgen und Kümmern um andere als umfassende Triebfeder. Die wahrgenommene Bedeutung des Wohlbefindens anderer Menschen und die wahrgenommene Verantwortung dafür gehen so weit, dass Patient*innen starke Schuldgefühle erleben, wenn sie eigene Bedürfnisse wahrnehmen. Es geht bei der Selbstaufopferung darum, solche Gefühle von Schuld und Scham zu vermeiden.

2. **Aus dem Bereich Vermeidung** (Situationen meiden, die schädliche innere Botschaften oder schmerzhafte Gefühle aktivieren, oder schmerzhafte Gefühle betäuben):
   - **Distanzierter Beschützer:** In diesem Modus fühlen Betroffene nichts, wirken abwesend (oder aber vermeintlich erwachsen, sehr rational), können dissoziieren, sich selbst verletzen oder somatisieren. In der Psychotherapie kann der Modus des Distanzierten Beschützers sich dadurch bemerkbar machen, dass wir die Patient*innen nicht spüren, dass wir das Gefühl haben, „es läuft" nicht richtig, keine emotionale Beteiligung (und Belastung!) aufseiten der Patient*innen erkennen, kein Rapport herstellbar ist, Patient*innen sich nicht

4 Im Verlauf der Therapie kann sich zeigen, dass Interventionen und Aufgaben, die direkt auf eine Veränderung abzielen, eben doch nicht wahrhaftig umgesetzt werden, was auf Therapeut*innenseite auch Gefühle von Frustration hervorrufen kann.

an Inhalte vergangener Sitzungen erinnern und Interventionen mangels emotionaler Aktivierung nicht greifen. Es kann zu einem regelrechten Stillstand oder *emotional communication breakdown* kommen. Da im Modus des Distanzierten Beschützers kein emotionaler Ausdruck stattfindet, werden beim Gegenüber (Therapeut*in) keine Spiegelneurone aktiviert, die sonst unmittelbar Zugewandtheit und Bedürfnisbefriedigung motivieren würden. Das erleben Patient*innen auch in ihren privaten Beziehungen, weshalb dort eine Bedürfnisbefriedigung ausbleibt.

- **Distanzierter Selbstberuhiger / Selbststimulierer:** In diesem Modus versetzen sich Betroffene durch (eine bestimmte) Aktivität oder den Konsum einer Substanz in einen emotional betäubten oder „eingelullten" Zustand, sie fühlen wenig oder nichts (Selbstberuhigung). Oder sie versetzen sich durch (eine bestimmte) Aktivität oder den Konsum einer Substanz einen Kick, der negative Gefühle durch ein generelles „High-Gefühl" (Selbststimulation) überlagert. Die Verhaltenssucht wird verstanden als sichtbarer Ausdruck des Bewältigungs-Modus des Distanzierten Selbstberuhigers / Selbststimulierers.
- **Ärgerlicher (aggressiver) Beschützer:** In diesem Modus halten Betroffene andere Menschen durch abweisendes, ärgerliches oder klagsames Verhalten fern und vermeiden somit auch den Kontakt mit eigenen authentischen Emotionen. In der Psychotherapie können Patient*innen in diesem Modus den Eindruck vermitteln, dass nichts, was in der Therapie geschieht, nützlich, geeignet oder hilfreich ist. Verbesserung kann sich nicht einstellen, da Patient*innen in Klage über ihr Befinden und Ablehnen potenziell hilfreicher Maßnahmen verharren. Der Kontakt zum bedürftigen Kind-Modus wird verhindert.
- **Vermeidender Beschützer:** In diesem Modus vermeiden Betroffene *aktiv* Situationen, in denen Kind-Modi aktiviert werden könnten. Das kann zum Beispiel bedeuten, bestimmte Situationen nicht aufzusuchen (Partys, eine Psychotherapie, eine Selbsthilfegruppe usw.) oder bestimmte Tätigkeiten nicht auszuführen (eine Ausbildung beginnen, eine Prüfung ablegen usw.).

3. **Aus dem Bereich Überkompensation** (den schädlichen inneren Botschaften den Kampf ansagen, Herr*in der Lage werden):
   - **Selbsterhöher / Wichtigtuer:** In diesem Modus werten Betroffene sich selbst auf und andere Menschen ab, betonen die eigene Wichtigkeit und Überlegenheit und zielen darauf ab, andere zu beeindrucken. Ein Bewusstsein für die Gefühle und Bedürfnisse anderer Menschen ist in diesem Modus nicht zu erkennen. Es imponiert die Erwartung, dass die anderen Menschen vorrangig dafür da sind, die eigenen Bedürfnisse und Wünsche zu erfüllen, was mit einer sehr fordernden Haltung – auch Therapeut*innen gegenüber – verbunden sein kann.

- **Perfektionistisch-zwanghafter Kontrolleur:** In diesem Modus agieren Betroffene äußerst gewissenhaft und kontrolliert. Betroffene glauben, sie hätten den *one best way,* wie Dinge zu tun sind. Sie überwachen und bevormunden daher andere Menschen und delegieren nicht. Raum für hedonistisches und ungehemmtes Erleben bleibt kaum oder gar nicht. Manche Betroffene regulieren durch übermäßige Kontrolle (über eigene Gedanken, über Keime, über potenzielle Gefahren und Risiken, über die Ordnung im Haushalt usw.) oder idiosynkratische Regeln und Normen Gefühle von Unsicherheit oder Angst. In der Therapie kann auffallen, dass die Patient*innen sehr viel über Struktur, Verlauf und Evidenz der Behandlung erfragen (leicht zu verwechseln mit narzisstischem Interaktionsverhalten).
- **Manipulierer / Lügner / Täuscher:** In diesem Modus spielen Betroffene nicht mit offenen Karten in der Absicht, sich Vorteile zu verschaffen. Sie machen anderen etwas vor, um eigene Ziele zu erreichen. Dies kann auch in der Therapie vorkommen. Betroffene stellen Situationen und Sachverhalte nicht wahrheitsgemäß dar oder verzerrt, sie verschweigen oder manipulieren Informationen, um zum Beispiel bestimmte Leistungen zu erhalten oder Therapeut*innen an sich zu binden. Auch dramatisch anmutende Übertreibungen können aus diesem Modus heraus entstehen. Betroffene haben gelernt, dass authentisches Darlegen ihrer Bedürfnisse und Wünsche zu nichts führt, sie haben sich angepasst, indem sie „immer eine Schippe drauflegen" und „in die Trickkiste greifen".
  Das Bewältigungsverhalten im Rahmen dieses Modus kann bis zum Androhen von Suizid reichen, wenn die Patient*innen das Gefühl haben, sie werden nicht ausreichend unterstützt oder brauchen mehr Hilfe.
- **Pöbel- und Angreifer-Modus:** In diesem Modus greifen Betroffene andere Menschen verbal an, drohen und werten sie ab. Das kann auch Therapeut*innen betreffen. Die Bewältigung stellt einen Schutz vor eigener Invalidierung dar, die in der Regel in der Kindheit tatsächlich erfahren wurde – die Patient*innen waren einst *Underdogs* und treten heute als *Topdogs* auf, um es nie wieder zu sein. Der Affekt ist heiß und unmittelbar.
- **Zerstörer / Killer:** In diesem Modus fügen Betroffene anderen physischen Schaden zu. Dies kann in Fantasien und Tagträumen passieren oder tatsächlich ausagiert werden, was insbesondere auf Patient*innen zutrifft, die wir in der Forensik antreffen, aber auch auf Personen, die Partner*innen oder Kinder im häuslichen Umfeld misshandeln. Der Affekt ist kalt und berechnend, Übergriffe und Angriffe werden geplant und strategisch ausgeführt.

4.1.4 Der Modus des Gesunden Erwachsenen

Die Botschaften aus dem Umfeld der heranwachsenden Kinder und Jugendlichen können natürlich auch gesund und hilfreich sein und sie in der Entwicklung zu einem glücklichen und lebenstüchtigen Erwachsenen unterstützen. Werden die emotionalen Grundbedürfnisse in Kindheit und Jugend durch wichtige Bezugspersonen angemessen befriedigt, kann sich der Modus des Gesunden Erwachsenen entwickeln: Dieser kann mit Schwierigkeiten konstruktiv umgehen und Leichtigkeit unbeschwert genießen. Der Modus des Gesunden Erwachsenen entwickelt sich zeitlebens weiter und wird fortlaufend genährt durch funktionale zwischenmenschliche Beziehungen, persönliches Lernen und die Aneignung von Fertigkeiten, die selbstwirksames Handeln und Erleben ermöglichen.

Im besten Falle werden die in den bisherigen Abschnitten dieses Kapitels beschriebenen Modi, die unterschiedlichen Klangarten unseres Organismus und unserer Persönlichkeit, vom Gesunden Erwachsenen wie von einem Dirigenten im Auge behalten und situationsangemessen gelenkt, sodass Alltag und besondere Herausforderungen gut bewältigt werden können.

Der Gesunde Erwachsene

- weiß um die wunden Punkte, die Kind-Modi, und wodurch sie getriggert werden können,
- kann die mit den Kind-Modi verbundenen intensiven und (meist) schmerzhaften Gefühle der Ursprungssituation in der Kindheit zuordnen,
- spürt seine Gefühle und kann sie den ihnen zugrunde liegenden emotionalen Grundbedürfnissen zuordnen,
- zeigt Selbstmitgefühl und Mitgefühl mit anderen,
- ist sich eigener Fordernder und Strafender und gegebenenfalls der Laissez-faire-Modi bewusst und kann diese in die Schranken weisen beziehungsweise entmachten,
- kann verhindern, dass der in der Ursprungssituation entstandene Bewältigungs-Modus blind und situationsübergreifend im Sinne eines Autopiloten das Steuer übernimmt,
- kann sich mit Menschen umgeben und Situationen herstellen, die eigene emotionale Grundbedürfnisse befriedigen,
- kann auch die Bedürfnisse anderer Menschen wahrnehmen und befriedigen,
- achtet auf Ausgewogenheit der Bedürfnisbefriedigung in zwischenmenschlichen Beziehungen,
- zeigt Bereitschaft, sich weiterzuentwickeln und dazuzulernen,
- kann eigene Fehler ohne Selbstbestrafung oder Gefühle von Minderwertigkeit eingestehen,

- nimmt Probleme und Krisen als natürlichen Teil des menschlichen Daseins an,
- übernimmt Verantwortung,
- sorgt gesundheitlich, emotional, materiell und sozial gut für sich,
- ist orientiert an langfristigen Zielen und Werten,
- stellt funktionale Anforderungen an die Zielerreichung und allgemeines Handeln,
- kann sich von augenblicklichen Gedanken und Gefühlen lösen und Situationen aus einer Meta-Ebene beurteilen und einordnen.

Zusammenfassend kann der Modus des Gesunden Erwachsenen bezeichnet werden als Konglomerat von Introjekten liebevoller zugewandter, fürsorglicher und emotional stabiler wichtiger Bezugspersonen, die mit sich im Reinen sind (das können neben den frühen Bezugspersonen auch wichtige Freundschaften und Partnerschaften im Jugend- und Erwachsenenalter sein), und unzähligen Lernerfahrungen, die wir im Laufe unseres Lebens und dessen Herausforderungen machen.

4.1.5 Einfluss der Modi von Therapeut*innen auf den Behandlungsprozess

Als Therapeut*in ist es immens hilfreich, die eigenen Modi zu kennen, insbesondere die Verletzungen und Nöte des Vulnerablen Kindes und unsere Bewältigungs-Modi – damit wir bewusst gesund erwachsen eingreifen können, falls durch das Interaktionsverhalten eines*r Patienten*Patientin unser Vulnerables Kind getriggert ist und unser Autopilot anderenfalls im Bewältigungs-Modus reagieren würde. Dies ist von großer Bedeutung, da wir im Bewältigungs-Modus immer Distanz zu unseren Patient*innen herstellen würden, keinen Zugang mehr zu unseren authentischen Empfindungen hätten und somit kein authentisches Gegenüber mehr sein könnten. Wir könnten unsere wichtige Rolle als „gute Elternteile" im Rahmen der begrenzten Nachbeelterung nicht mehr ausfüllen, sondern würden stattdessen ebenfalls zentrale emotionale Grundbedürfnisse unserer Patient*innen frustrieren (siehe auch Abschnitt 3.3 „Begrenzte Nachbeelterung").

Wichtig ist auch, die eigenen Fordernden und Strafenden Modi zu kennen und ihre Aktivität zu monitoren. Gerade durch Patient*innen mit Suchterkrankungen, die auf dem Modus des Impulsiven oder Undisziplinierten Kind-Modus beruhen, können übermäßig Fordernde oder Strafende Anteile[5] aufseiten der Therapeut*innen

---

5 Übermäßig Fordernde oder Strafende Anteile spielen aus unserer Erfahrung als Supervisorinnen und Selbsterfahrungstherapeutinnen sehr viel häufiger eine Rolle bei Kolleg*innen als Laissez-faire-Modi.

getriggert werden, die den Patient*innen womöglich zu harte Grenzen setzen. Die Behandelnden sind dann nicht mehr zugewandt genug. Oder aber der oftmals eher kleinschrittige und mit Rückschritten gespickte Behandlungsverlauf bei Suchterkrankungen weckt Fordernde oder Strafende Anteile auf Therapeut*innenseite, die suggerieren, man habe sich nicht ausreichend angestrengt, sei kein*e gute*r Therapeut*in usw.

Es ist also unerlässlich, die eigenen Bewältigungs-Modi zu kennen und diesen nicht das Ruder zu überlassen in den Sitzungen. Wenn wir als Therapeut*innen bemerken, dass wunde Punkte und dysfunktionale Modi durch bestimmte Aspekte der Behandlung oder des Verhaltens von Patient*innen getriggert werden, ist es sehr hilfreich, vor den Sitzungen regelmäßige Kurz-Imaginationen durchzuführen, um relevante eigene Kind-Modi zu versorgen, Strafende und Fordernde Modi zu entmachten und Bewältigungs-Modi zu regulieren, um als gesunde*r erwachsene*r Therapeut*in auftreten und agieren zu können.

4.1.6 Modi und neuronale Plastizität

Die frühen Erfahrungen mit wichtigen Bezugspersonen „brennen" sich im Sinne neuronaler Netzwerke ein (vergleiche Grawe, 2004). Es handelt sich um über viele Synapsen verbundene, starke und leicht zu aktivierende neuronale Netzwerke, die schädliche Botschaften von Fordernden und Strafenden Modi oder Laissez-faire-Modi sowie die Kind-Modi und die Bewältigungs-Modi repräsentieren. Häufig aktivierte Hirnstrukturen werden im Laufe der Zeit immer leichter aktivierbar und konstituieren die innere Landschaft beziehungsweise das Schema, in dem wir „bevorzugt" (im Autopiloten) funktionieren.

Im Laufe der Entwicklung verfestigen sie sich immer mehr, wenn immer wieder die gleichen Reaktionen gezeigt werden, zum Beispiel dieselbe Bewältigungsstrategie im Umgang mit unangenehmen Gefühlen. Es stellt sich dann nicht mehr die Frage, ob wir uns in einer bestimmten Situation auf diese oder auf jene Weise verhalten möchten, der Automatismus setzt einfach in „gebahnter" Weise ein.

Andererseits ist das menschliche Gehirn lebenslang zu erfahrungsabhängigem Lernen fähig. Die Anzahl, Anordnung und Vernetzung von Neuronen verändern sich in Abhängigkeit von dem, was wir erleben, womit wir uns beschäftigen und wofür wir unsere Neuronen benutzen.

Zwei hilfreiche Analogien können Sie dabei unterstützen, Ihren Patient*innen die Bedeutung der Neuroplastizität zu vermitteln:

1. **Die Muttersprache**
   Kind-Modi, Fordernde und Strafende Modi oder Laissez-faire-Modi sowie Bewältigungs-Modi verfestigen sich im Laufe der kindlichen Entwicklung in ähnlicher Weise, wie sich die Muttersprache eines Kindes entwickelt. Diese ist keineswegs durch ein genetisches Programm festgelegt, sondern vielmehr dadurch, welche Sprache im direkten Umfeld des Kindes gesprochen wird. Sie entsteht beiläufig und durch Wiederholung. Gleichsam entstehen die unterschiedlichen Modi im zwischenmenschlichen Kontext (und in der Beziehung des Kindes zu sich selbst) abhängig davon, welche Erfahrungen das Kind mit wichtigen Bezugspersonen macht. Es entsteht „die interaktionelle Muttersprache“: das Muster, nach dem das Kind und später die erwachsene Person sich selbst und andere Menschen wahrnimmt, das Verhalten anderer Menschen interpretiert, emotional darauf reagiert und diese Gefühle bewältigt.
   Das Bild verdeutlicht einerseits den Entstehungsprozess der eigenen Modus-Struktur und -Dynamik, andererseits vermittelt es Patient*innen auch eine realistische Idee davon, dass Veränderung möglich ist – wir können eine neue Sprache lernen und uns irgendwann auch souverän darin verständigen –, dass diese aber sehr bewusst erfolgen muss, Zeit und Energie kostet und dass die Muttersprache zwar mit der Zeit in den Hintergrund treten und sekundär werden kann, jedoch niemals ausgelöscht wird.

2. **Der Trampelpfad**
   Je häufiger man eine wild hochgewachsene Wiese an derselben Stelle überquert, umso deutlicher zeichnet sich nach einer Weile ein Pfad ab. Je ausgetretener der Pfad, umso größer ist die Wahrscheinlichkeit, dass man dieselbe Stelle erneut zur Durchquerung nutzt, wenn man das nächste Mal vor der Wiese steht. Auf einem gut begehbaren Weg kommt man schnell und ohne weiteren Aufwand voran. Eine andere Route zu wählen und somit einen neuen Pfad auszutreten, verlangt eine bewusste Entscheidung und Aufwand von Zeit und Kraft. Wenn man diesen neuen Weg allerdings immer häufiger geht, wird der alte Pfad wieder mehr und mehr zuwachsen.

Neben dem Verhalten wichtiger Bezugspersonen spielen natürlich weitere Faktoren eine bedeutsame Rolle in der Entwicklung der inneren Landkarte beziehungsweise Modus-Struktur. Dazu gehören das angeborene Temperament und die ebenfalls genetisch determinierte emotionale Erregbarkeit sowie stark genetisch beeinflusste Persönlichkeitsmerkmale des Kindes wie Neurotizismus, Extraversion / Introversion, Offenheit für Erfahrungen, Verträglichkeit und Gewissenhaftigkeit (Goldberg, 1990). All diese Faktoren beeinflussen von Geburt an die Art und Weise, wie das Kind in Interaktion tritt, auf Reize reagiert und emotionale Zustände reguliert. In Interaktion mit dem Verhalten der Bezugspersonen entwickeln sich dann im Laufe der Zeit die Modi.

4.2 Verhaltenssucht als Modus des Distanzierten Selbstberuhigers / Selbststimulierers

Wie schon erwähnt, begegnet uns in unserer Praxis diese Variante der Verhaltenssucht häufiger als die im nächsten Abschnitt beschriebene (Modus des Impulsiven / Undisziplinierten Kindes). Wir schreiben bewusst „in unserer Praxis", da wir keine repräsentativen Erhebungen durchgeführt haben oder kennen, die unsere Beobachtung empirisch untermauert.

In den meisten uns bekannten Fällen zeigt die Verhaltenssucht sich als eine vermeidende Bewältigungsstrategie, genauer gesagt, als sogenannte distanzierte Selbstberuhigung. Was wir bei unseren erwachsenen Patient*innen Sucht nennen, war einmal eine adaptive Schutzreaktion des Kindes, das sich ohne angemessene Unterstützung eines Erwachsenen nur so der Frustration eines emotionalen Grundbedürfnisses erwehren konnte. Das sich entwickelnde Kind lindert den aus der Verletzung des Bedürfnisses entstehenden psychischen Schmerz durch eine Aktivität, die es in einen betäubten oder „eingelullten" Zustand versetzt oder ihm einen „Kick" gibt und so den Schmerz zu lindern vermag beziehungsweise von diesem ablenkt. Im letzteren Fall sprechen wir von distanzierter Selbststimulation als Variante der distanzierten Selbstberuhigung. Zur sprachlichen Vereinfachung werden wir im Folgenden den Begriff Distanzierter Selbstberuhiger verwenden, der beide Varianten umfasst, die Betäubung und die Stimulation. Wir „beschneiden" die eigentlich korrekte Bezeichnung Distanzierte Selbstberuhigung / Selbststimulation in dieser Weise, da bei beiden Varianten der psychische Schmerz *beruhigt* wird.

Bildlich ausgedrückt, ist der Distanzierte Selbstberuhiger das Klebeband, das die Signalleuchten (Gefühle) am Armaturenbrett des Autos (menschlicher Organismus) zuklebt (vgl. Rosenberg-Metapher, Kapitel 3).

Im Vordergrund sehen wir die Verhaltenssucht. Im Hintergrund, zunächst nicht sichtbar und nicht spürbar, sitzt das Vulnerable Kind, das unter den schädlichen Botschaften Strafender und Fordernder Anteile leidet.

Die zunächst hilfreiche Schutzreaktion bestand bei vielen Betroffenen ursprünglich in intensivem Tagträumen, stundenlangem Anhören von Hörspielen oder Anschauen von Fernsehsendungen oder ähnlichen Aktivitäten, die in der Kindheit zugänglich waren. In der Generation der Digital Natives spielt auch die Nutzung sozialer Medien eine Rolle, vor allem Facebook und Instagram. Das bedürfnisfrustrierte oder -deprivierte Kind lenkt sich vom psychischen Schmerz ab oder betäubt ihn. Die Strategie kann sich unter ungünstigen Bedingungen verfestigen und wird im Laufe der Jahre weiterentwickelt. Durch exzessives Spielen, Streamen, Internetsurfen, Social-Media-Nutzen, Einkaufen, Sexhaben, Arbeiten oder Sporttreiben, meidet der*die Erwachsene den Kontakt mit toxischen Botschaften und schmerzhaften Gefühlen weiterhin. So wird nicht nur der ursprüngliche Schmerz nicht mehr gefühlt, Betroffene sind generell distanziert von eigenen Gefühlen und damit auch von echter zwischenmenschlicher Nähe und Verbundenheit. Und sie haben keinen Zugang mehr zu den emotionalen Grundbedürfnissen im Allgemeinen, sie können auch als Erwachsene keine Bedürfnisbefriedigung erfahren, weil die Signalfunktionen (die Gefühle) ausgeschaltet sind. Jahre nachdem sich eine in der biografischen Situation hilfreiche Überlebensstrategie herausgebildet hat, kann sie zu Problemen führen und den Zustand mangelnder Bedürfnisbefriedigung aufrechterhalten – obwohl sie ursprünglich zu dessen Regulation entwickelt wurde.

Jeder Bewältigungs-Modus ist an sich nichts Pathologisches oder Problematisches. Jeder von uns hat in seiner Entwicklung Bewältigungs-Modi herausgebildet, die in sehr vielen Fällen auch im Erwachsenenleben noch gute Dienste leisten. Auch der Modus des Distanzierten Selbstberuhigers kann oftmals als unproblematisch betrachtet werden und kommt bei sehr vielen Menschen vor, ohne Schwierigkeiten zu bereiten. Stellen wir uns vor, jemand wird nach einer jahrelangen Beziehung, auf deren Zukunft er oder sie gebaut hatte, vom Partner verlassen. Unabhängig von individuellen wunden Punkten würde vermutlich fast jeder Mensch sich in dieser Situation niedergeschlagen, traurig, verletzt und einsam fühlen. Und niemand würde auf die Idee kommen, von Sucht oder einem Problem zu sprechen, wenn der oder die Verlassene sich als Reaktion auf die Trennung heftig betrinkt, sich ein paar Tage lang auf Flirtportalen im Internet tröstet oder Ablenkung im exzessiven Streaming von Serien sucht. Erst wenn dieses Verhalten die einzig verfügbare Strategie bei Schmerz oder Schwierigkeiten ist und *bleibt* und die Zuwendung zu den leidvollen Gefühlen gänzlich ausbleibt, würden wir den Modus als problematisch erachten. Dann nämlich wird der Bewältigungs-Modus zum „Autopiloten".

Die Metapher des Autopiloten für eingeschliffenes Verhalten, das nicht bewusst und achtsam ausgeführt wird, sondern aus Gewöhnung einfach abläuft, stammt ursprünglich von Jon Kabat-Zinn, dem Pionier der Anwendung der Achtsamkeitsmeditation in der westlichen Gesundheitsförderung.

Oftmals ist die Grenze zwischen zeitweiser / einmaliger Strategie und Suchtverhalten fließend. Manche Menschen, die als Erwachsene unter exzessivem Verhalten beziehungsweise unter einer Verhaltenssucht leiden, erinnern sich in der biografischen Rückschau, dass sie als Kind durch bestimmte Aktivitäten (wie oben beschrieben, können das Tagträume und Fantasien oder zeitlich sehr ausgedehntes Hören von Hörspielen u. Ä. sein) geradezu „in einer eigenen Welt" verschwanden. Dies kann als frühe Form der Selbstberuhigung im Sinne eines Bewältigungsverhaltens verstanden werden.

Es ist durchaus möglich und eher die Regel als die Ausnahme, dass Ihre Patient*innen mehr als einen Bewältigungs-Modus entwickelt haben, der in der Therapie offensichtlich wird und Probleme bereitet. In diesem Buch fokussieren wir den Modus des Distanzierten Selbstberuhigers.

Ganz allgemein ist es ein wesentlicher Bestandteil der schematherapeutischen Grundhaltung, alle Bewältigungs-Modi unserer Patient*innen zunächst einmal als etwas sehr Wertvolles anzusehen. Wir würdigen sie als etwas, das ihnen in der Vergangenheit sehr geholfen hat, in der Ursprungssituation für das Kind sogar absolut notwendig gewesen ist, um emotional (in einigen Fällen sogar physisch) zu überleben. Das gilt für *alle* Bewältigungs-Modi, auch für diejenigen, die in uns als Therapeut*in womöglich erst einmal Unwillen, Abneigung oder gar Furcht hervorrufen. Unsere Patient*innen kommen mit einem bestimmten Temperament und einer generellen genetischen Ausstattung auf die Welt. Diese Grundausstattung bedingt, in welcher Weise sie mit den teilweise äußerst widrigen Umständen umgingen, unter denen sie aufgewachsen sind. Wir Therapeut*innen werten und verurteilen diese Art und Weise niemals. Es gilt heute im Erwachsenenalter der Patient*innen lediglich mit ihnen gemeinsam zu prüfen, ob die Bewältigung noch angemessen ist und die Bilanz aus Kosten und Nutzen noch aufgeht. Tut das Verhalten unseren Patient*innen und anderen Menschen gut oder leidet jemand Schaden? Führt das Verhalten auch langfristig zu akzeptablen Konsequenzen? Bei ebendieser Prüfung des Verhaltens auf Funktionalität unterstützen wir unsere Patient*innen, ohne jemals selbst eine Wertung vorzunehmen.

4.3 Verhaltenssucht als Modus des Impulsiven oder Undisziplinierten Kindes

In manchen Fällen von Verhaltenssucht ist der zentral zugrunde liegende Modus nicht der Distanzierte Selbstberuhiger, sondern ein Impulsiver- oder auch Undisziplinierter-Kind-Modus. Dies trifft unserer Erfahrung nach weniger auf die Bereiche Arbeitssucht und Sportsucht zu, sondern häufiger auf die Bereiche Sexsucht, Kaufsucht, Internet- und Glücksspielsucht.

Es ist aber auch durchaus möglich, dass es *neben* einem starken Modus des Undisziplinierten Kindes *auch* einen starken Modus des Distanzierten Selbstberuhigers gibt, der die beim Undisziplinierten Kind häufig vorherrschenden intensiven und unangenehmen Gefühle von Langeweile und Überdruss betäubt.

Auch die Modi des Impulsiven und des Undisziplinierten Kindes kommen im Prinzip bei jedem Menschen vor und sind in moderater Ausprägung nicht problematisch. Wir alle lassen uns zuweilen von Impulsen und Verlangen treiben, handeln mal unvernünftig (und das ist gut so!) oder sind mal genervt, wenn wir lästige Regeln beachten oder langweiligen Routinen nachgehen müssen. Auch ist es aus unserer Sicht ganz sicher nicht wünschenswert, sich blind und automatisch an jede Regel zu halten, ohne sie zu hinterfragen.

Sollte einer dieser Modi jedoch besonders stark ausgeprägt sein – nicht selten kommen Impulsiver- und Undisziplinierter-Kind-Modus jeweils in starker Ausprägung gepaart miteinander vor –, gehen wir in der Schematherapie davon aus, dass in der Kindheit das emotionale Grundbedürfnis nach Realistischen Grenzen und Selbstkontrolle in bedeutsamer Weise frustriert worden ist. Das bedeutet vor allen Dingen, dass Disziplin und die Förderung der Fähigkeit, langfristige Konsequenzen zu berücksichtigen und sich an ihnen zu orientieren, in den frühen Lebensjahren zu kurz gekommen sind. Die Bezugspersonen unserer Patient*innen waren in dieser Zeit entweder desinteressiert beziehungsweise vernachlässigend (siehe Fallbeispiel Carsten M., S. 98 f.) oder aber übermäßig verwöhnend (siehe Fallbeispiel Piet, B. 99 f.). Es resultieren unzureichend funktional fordernde Introjekte im Sinne des *Vernachlässigenden* oder *Verwöhnenden Laissez-faire-Modus*[6] (siehe auch S. 79 f.). Ein anderer Entstehungshintergrund, vor allem beim Modus des Undisziplinierten Kindes, können tatsächliche Defizite wie zum Beispiel Teilleistungsstörungen (Lese-Rechtschreib- oder Rechenschwäche) oder Aufmerksamkeitsdefizit- / Hyperaktivitäts-Syndrome (ADHS) sein, die dazu beitragen, dass Betroffene seit der Kindheit Schwierigkeiten dabei haben, sich länger und erfolgreich mit bestimmten Aufgaben zu beschäftigen. In diesen Fällen muss die Begleiterkrankung zwingend mit berücksichtigt und ggf. behandelt werden.

Der Modus des Impulsiven Kindes

Im Impulsiven-Kind-Modus handeln wir – wie der Name schon sagt – vollkommen impulsiv, es geht einzig und allein darum, eigene Bedürfnisse und eigenes Verlangen zu befriedigen, ohne Rücksicht auf langfristige Folgen (und andere Personen). Ganz wie es Eltern kleiner Kinder tagtäglich an diesen beobachten können. Das Gefühl von Gier herrscht in diesem Modus häufig vor.

---

6 Die Bezeichnungen existieren unseres Wissens in der Schematherapieliteratur bisher nicht. Wir wagen den Versuch einer Neudefinition, um eine Lücke im Fundus der Interventionen für die Arbeit mit dem Modus des Impulsiven und des Undisziplinierten Kindes zu schließen.

Der Modus des Impulsiven Kindes äußert sich bei einem Erwachsenen dadurch, dass eigene Gefühle und Gedanken sofort geäußert werden müssen, auch wenn sie das Gegenüber verletzen oder einem selbst zum Nachteil werden können. Oder er äußert sich in einem unmittelbar und blindlings umgesetzten Impuls, einer bestimmten Tätigkeit sofort nachzugehen, ein bestimmtes Produkt sofort zu kaufen, die sexuelle Lust sofort durch Masturbation zu befriedigen usw. Im Modus des Impulsiven Kindes ist es uns egal, ob wir damit gegen Regeln verstoßen, andere Menschen verletzen, Schulden machen, unseren Job oder unsere Gesundheit aufs Spiel setzen oder wichtige soziale Beziehungen belasten. Innere Spannungen können nicht ausgehalten und rational in Schach gehalten werden: Es *muss* sein und zwar *jetzt*!

Menschen mit starkem Impulsiven-Kind-Modus machen aufgrund ihres Verhaltens häufig die Erfahrung, dass andere Menschen versuchen, sie einzuschränken und zu Dingen zu drängen, die sie selbst nicht möchten. Diese Einschränkungen und Reglementierungen von außen, die von Betroffenen nicht als normale soziale „Spielregeln" verinnerlicht wurden, werden im Impulsiven-Kind-Modus oft als persönlicher Angriff erlebt und können Unmut bis hin zu starkem Ärger auslösen.

Modus des Undisziplinierten Kindes

Im Undisziplinierten-Kind-Modus erleben wir einen schier unüberwindbaren Widerstand dagegen, eher langweilige oder routinemäßige Aufgaben zu erfüllen. Das können die Wäsche oder der Abwasch sein, die Steuererklärung, Therapieberichte oder das Ausfüllen von Formularen oder Tabellen.

Derlei Erledigungen werden auf die lange Bank geschoben, schnell abgebrochen oder nur mit enormem Widerwillen bis hin zu starkem Ärger erledigt. Alternativ setzt der Distanzierte Selbstberuhiger ein, der darauf drängt, sich belohnenderen und aufregenderen Aktivitäten zuzuwenden (im Internet surfen, Spielen, Sex haben, Kaufen). Auch das Vertiefen in ein neues Hobby oder das Erlernen neuer Fertigkeiten wird schnell als nervig, uninteressant oder langweilig empfunden und wieder abgebrochen. Bevorzugt wird im allgemeinen „der Weg des geringsten Widerstandes", die schnelle Lösung (auch als Patient*innen in einer Psychotherapie!).

Im Modus des Undisziplinierten Kindes herrscht oft ein Gefühl von Überdruss und Langeweile vor. Auf andere Menschen kann der Modus verwöhnt, bequem oder arrogant wirken.

Empathie mit dem vernachlässigten, benachteiligten oder verwöhnten Kind

Unsere Empathie den Patient*innen gegenüber ist entscheidend für die tragfähige Beziehung mit nachbeelterndem Charakter (siehe Abschnitt 3.3). Den Modi des Impulsiven und Undisziplinierten Kindes empathisch zu begegnen, kann manchen Kolleg*innen zunächst schwerfallen. Dies ist insbesondere dann der Fall, wenn Therapeut*innen selbst Fordernde und Strafende Modi haben, die impulsives und undiszipliniertes Verhalten verurteilen.

Es ist für Therapeut*innen sehr hilfreich, sich zu vergegenwärtigen, dass es nicht das eigene Verschulden oder ein persönlicher Makel ist, der unsere Patient*innen impulsiv und undiszipliniert handeln lässt. Auch diesen Modi liegen biografische Erfahrungen zugrunde in Kombination mit einem entsprechenden angeborenen Temperament oder in manchen Fällen biologisch mitbegründeten Störungsbildern wie Teilleistungsstörungen oder ADHS.

Zudem gibt es, wie eingangs beschrieben, Impulsive und Undisziplinierte Modi bei jedem Menschen, auch bei uns Autorinnen. Kennen Sie auch Momente, in denen Sie einfach nur Lust auf Eis (sofort!) oder einen freien Tag (heute!) haben, in denen wir mit unseren Emotionen unbedacht herausbrechen (vielleicht befragen Sie dazu auch einmal Ihre*n Partner*in …) oder das Schreiben eines Routineberichts ewig vor sich herschieben? Es ist verlockend, impulsiv und undiszipliniert zu handeln. Und es entspricht unserem menschlichen Wesen, unserer Biologie, uns eher an kurzfristigen Konsequenzen und Lustgewinn zu orientieren als an langfristigen Folgen und Pflichterfüllung. Oder kennen Sie ein Kind, das freiwillig und durchgängig zu einer vernünftigen Uhrzeit ins Bett möchte, um morgens frisch und ausgeruht für Kindergarten oder Schule zu sein, das sich lieber die Zähne putzen als eine Zeichentrickserie anschauen möchte und schonend gedünsteten Brokkoli einer triefenden Bratwurst vorzieht?

Kurzfristige Konsequenzen sind beim Menschen von Geburt an verhaltenswirksamer als langfristige Konsequenzen – ähnlich wie bei Hunden und Ratten in den Experimenten von Skinner und Pawlow (siehe Abschnitte 2.2.1 und 2.2.2). Erst die Tatsache, dass das menschliche Gehirn sich in manchen Bereichen im Laufe der Evolution sehr stark verändert hat und in anderen nicht, bringt uns in die Bredouille. Während nämlich Hirnstamm, mesolimbisches und limbisches System noch funktionieren wie vor Abermillionen Jahren, haben andere Hirnareale sich weiterentwickelt. Für unsere Vorfahren war es überlebenswichtig, Belohnungen nicht aufzuschieben, sondern zum Beispiel hochkalorische Nahrung augenblicklich zu verspeisen, sobald sie verfügbar war, um nicht zu verhungern. Heute hat der Mensch durch die Entwicklung des Neocortex prinzipiell die Möglichkeit, Impulse und Gefühle zu kontrollieren, um sich praktischen oder intellektuellen Aufgaben zu widmen, Neues zu schaffen oder Bestehendes zu verbessern, Abläufe zu optimieren und gut funktionierende Strukturen zu schaffen. Einerseits brachte uns dieses Streben (zumindest in der sogenannten ersten Welt) Errungenschaften wie bessere Gesundheit, soziale Absicherung, Mobilität und verschiedenste Kulturgüter und Vergnügungsmöglichkeiten. Die Kehrseite der Medaille sind feste Arbeits- und Schulzeiten, gesetzlich geregelte Pflichten, soziale Normen, Krankenkassenkarten und Steuererklärungen.

Es ist verständlich, dass die uralten Hirnregionen sich noch ebenso vehement (weil damals überlebenswichtig) melden wie vor Millionen Jahren. Sie werden nur durch Erziehung und Sozialisation dem heutigen Rahmen angepasst. Dieser soziale oder gesellschaftliche Rahmen gibt vor, inwieweit die Regulierung von Impulsen und die Fähigkeit zur Orientierung an langfristigen Konsequenzen notwendig sind. Die Beantwortung dieser Frage ist relativ und fällt in einer europäischen Hauptstadt sicherlich anders aus als in einer südamerikanischen Siedlung eines Naturvolks.

Als Therapeut*innen sollten wir daher das Verhalten unserer Patient*innen weder werten noch mit erhobenem Zeigefinger auftreten und die Rolle eines strengen Elternteils übernehmen, der ihnen vorschreibt, sich zu beherrschen, oder befiehlt, „den Hintern hochzubekommen". Unsere Aufgabe ist es vielmehr, die Patient*innen freundlich zugewandt darauf hinzuweisen, inwiefern es in einer westlichen Gesellschaft zu Problemen führen kann, wenn Impulskontrolle und die Fähigkeit zur Orientierung an langfristigen Konsequenzen und Zielen zu gering ausgeprägt sind. Zugleich ist es wichtig, auch zu würdigen, dass dies besonders schwierig ist, weil wir auf der anderen Seite derart vielen lockenden und belohnenden Reizen, die sofort zur Verfügung stehen (zum Beispiel Internet, Spiele, Konsumgüter, sexuelle Reize und Aktivitäten), ausgesetzt sind, die unsere alten Hirnregionen immer wieder in Versuchung führen. Der*die Therapeut*in verhält sich dabei wie ein guter Elternteil, der die Impulse des Kindes validiert, das Ausagieren aber auch begrenzt, wenn dem Kind dadurch Nachteile in Form von Ablehnung durch andere Menschen oder Misserfolg entstehen könnten. Er*sie unterstützt den*die Patienten*Patientin durch diese Begrenzung dabei, emotionale Grundbedürfnisse nach sicherer Bindung und Autonomie / Kompetenzerleben zu erfüllen.

Unserer Erfahrung nach sind Menschen mit starkem Impulsiven- und / oder Undisziplinierten-Kind-Modus nicht nur anfällig für Suchterkrankungen (sowohl für stoffgebundene als auch für Verhaltenssucht), sondern sie laufen auch immer wieder Gefahr, im zwischenmenschlichen Bereich unangenehme Erfahrungen zu machen und wichtige emotionale Grundbedürfnisse nach Bindung und Autonomie / Kompetenz nicht zufriedenstellend erfüllen zu können, wie die folgenden Beispiel verdeutlichen:

„Ohne diese Sachen ist mein Alltag eine einzige langweilige Sauce!"

Carsten M. ist 30 Jahre alt, als er erstmals eine Psychotherapie aufsucht. Er berichtet, dass er bereits seit drei Jahren das Gefühl hat, dass seine sexuellen Aktivitäten „überhandnehmen" beziehungsweise „Suchtcharakter haben". Zum einen onaniert er mehrmals täglich und bemerkt, dass es zur Erreichung von Erregung und Befriedigung „immer heftigeres Material" in Form pornografischer Filme braucht. Zum anderen hat er Zugang zu diversen Internetforen, in denen man anonym über Chat und Webcam mit anderen Usern sexuell aktiv ist. Diese Aktivitäten beanspruchen immer mehr Zeit. Das allein empfindet er aber nicht als großes Problem, und im Grunde zweifelt er auch daran, überhaupt ein Problem zu haben. Carsten M. sagt: „Ich bin vom Charakter her immer schon so ein Typ gewesen, der den Kick einfach braucht und dem das Alltagsleben zu langweilig und eingefahren ist." Außerdem meint er, er tue damit „ja auch niemandem einen Schaden an".

Allerdings gibt es immer wieder Spannungen in seiner Partnerschaft, seit seine Freundin herausgefunden hat, dass er regelmäßig Sexseiten besucht und auch nutzt. Sie sagt, sie empfinde das als Untreue und habe den Eindruck, dass es sich auch negativ auf das reale Sexleben des Paares auswirke. Sie hat Erektionsprobleme bei ihm festgestellt und dass er oft sehr lange braucht, um zum Orgasmus zu kommen.

Einerseits versteht er, dass sie seine ohne sie gelebte Sexualität stört, andererseits ärgert es ihn zuweilen, dass sie von ihm verlangt, das zu unterlassen. „Ich will mich nicht einschränken lassen, dazu hat niemand ein Recht!" Zudem ist die Vorstellung, weniger zu onanieren und online weniger Sex zu haben, für Carsten M. wenig verlockend: „Es ist einfach aufregend. Ohne diese Sachen ist mein Alltag eine einzige langweilige und vorhersehbare Sauce."

Bezugnehmend auf seine Kindheit berichtet Carsten M., dass er mit drei Geschwistern bei seiner Mutter aufgewachsen ist. Der Vater war Alkoholiker, hat die Familie früh verlassen und „sich nicht blicken lassen". Carsten M. beschreibt, dass er „mit sehr viel Freiheit" aufgewachsen ist. Genauer berichtet er: „Eigentlich war meiner Mutter alles egal. Solange wir nicht mit der Polizei nach Hause kamen, hat sie nie nachgefragt." Und wenn es mal Ärger gab, dann „weil wir dumm genug waren, uns bei dem Blödsinn erwischen zu lassen". Seine Mutter beschreibt Carsten M. als „wahrscheinlich völlig überfordert". Die Überforderung hat wohl dazu geführt, dass die Mutter die Kinder einfach hat tun und machen lassen, was sie wollten, dass sie keine Grenzen aufgezeigt und keine Orientierung gegeben hat. Der kleine Carsten konnte seine Impulse stets ungehemmt und unkommentiert umsetzen. Es gab keine lenkende Rückmeldung. Der natürliche Modus des Impulsiven Kindes erfuhr keinerlei Regulation von einem fürsorglichen Elternteil. Zudem wurden Durchhaltevermögen oder Akzeptanz von Routinen weder geübt noch gefördert, was sich im Hier und Jetzt als starker Modus des Undisziplinierten Kindes zeigt.

Tatsächlich zeigte sich bei Carsten M. jedoch früh ein Bedürfnis nach ebenjenen Regeln und Strukturen. Sein Berufswunsch, den er auch tatsächlich umgesetzt hat, war von Kindesbeinen an, Polizist zu werden. Carsten M. sagt, dass er die stetigen und eindeutigen Rückmeldungen, die festen Regeln und Pflichten und insgesamt den klaren Rahmen während seiner Ausbildung als sehr angenehm erlebt hat. Zugleich blieben die Anteile von ihm, die sich in ihren Wünschen und Impulsen nicht beschränken lassen wollten und den Alltag als zutiefst langweilig empfanden, immer bestehen: das Impulsive und das Undisziplinierte Kind.

Eine aufregende Welt jenseits des Alltäglichen

Piet B., ein 46-jähriger Marketingexperte, klagt über häufige Unzufriedenheit und starken Ärger. Im Beruf empfindet er schon immer und unter verschiedenen Arbeitgebern eine mehr oder weniger starke Unterforderung und Frustration durch „total unkreative Aufgaben" oder „Jobs unter meinem Niveau". Von vielen Aufgaben ist er genervt und gelangweilt. Ganz schlimm ist es, wenn Vorgesetzte von ihm verlangen, seine Texte vor dem Einreichen noch mal Korrektur zu lesen oder Listen über Routinetätigkeiten zu führen. Das Erledigen solcher Sachen zögert er heraus und zockt lieber erst mal Online-Rollenspiele, zuweilen noch im Büro, spätestens aber am Feierabend. Dabei kann er gut entspannen und die Langeweile aus dem Job überwinden.

Im privaten Umfeld empfindet Piet B. es als lästig, Termine für Verabredungen zu vereinbaren und einzuhalten. Um mit dem Frust umzugehen, nimmt auch da das Online-Rollenspiel einen immer größeren Raum ein. Hier findet Piet B. eine aufregende Welt jenseits des Alltäglichen, die er nach seinen Vorstellungen gestalten kann.

Auch mit Ärzten hatte er schon Ärger, weil er Formulare nicht ausfüllen mochte oder Termine kurzfristig verlegte. Eine sehr schwierige Situation im Supermarkt ist für ihn, wenn an den Kassen viel los ist. „Ich kann das wirklich nicht aushalten, dass ich mich da anstellen soll, auch wenn ich weniger Sachen habe als die anderen Leute vor mir. Ich versuche dann schon oft, mich irgendwie zwischenzuquetschen." Ähnliche Erfahrungen macht er im Straßenverkehr, wenn er es eilig hat und ihn das Gefühl überkommt, alle anderen Autofahrer würden bummelig fahren. „Da juckt es mich in den Fingern, einfach auf der Busspur vorbeizuziehen oder die Leute wach zu hupen."

Aus seiner Kindheit berichtet Herr B., dass er zu Hause „der kleine Prinz" war. Er ist der Erstgeborene und hat eine Schwester. Seine Eltern haben ihm „jeden Wunsch von den Augen abgelesen". Er hat „einfach immer alles bekommen, was ein kleiner Junge sich wünscht". Im Haushalt gab es für den kleinen Piet keine Pflichten und noch lange nach seinem Auszug aus dem Elternhaus waren seine Eltern wichtige Ansprechpartner und Quellen der Rückversicherung.

Noch während Piet B. die Umstände seiner Kindheit rekonstruiert, merkt er an: „Jetzt, wo ich das mal so erzähle, merke ich, dass eigentlich von Anfang an vorprogrammiert war, dass ich Probleme bekommen werde, wenn mir später im Leben mal was nicht passt. Damit war ich ja vorher nie konfrontiert!"

Nachbeelterung des vernachlässigten, benachteiligten oder verwöhnten Kindes

Wie schon erwähnt, möchten wir unseren Patient*innen ermöglichen, innerhalb der therapeutischen Beziehung eine Erfahrung nachzuholen, die sie in ihrer Kindheit versäumt haben oder die ihnen verwehrt wurde. Einer von zwei wichtigen Bestandteilen dieser Erfahrung ist die Validierung des eigenen Erlebens durch ein zugewandtes Gegenüber. Der andere ist die einfühlsame Konfrontation mit möglichen negativen Konsequenzen des eigenen Verhaltens, die der Erfüllung von Bedürfnissen im Weg stehen. Unseren Patient*innen gegenüber formulieren wir das nach ausführlicher Exploration der kindlichen Bedingungen in etwa wie folgt:

„Alle Menschen haben diese Seite in sich, die am liebsten den ganzen Tag nur genießen und Spaß haben möchte. Dieser Teil in uns ist angeboren und absolut natürlich. Jeder Mensch hat ab und zu den Drang, einfach nur hedonistisch zu handeln. Die Verlockung ist für jeden Menschen groß. Dass bei Ihnen diese Seite so stark ausgeprägt ist, hat damit zu tun, dass Sie in Ihrer Kindheit keine Bezugsperson hatten, die diese Seite zwar angenommen und Verständnis für sie gezeigt, aber auch liebevoll und einfühlsam begrenzt hat, und Sie bei der Orientierung an Dingen unterstützt hat, die nicht in greifbarer Nähe sind und deren Verfolgung streckenweise nicht nur Spaß bedeutet.

Heute sind Sie erwachsen und leben in Beziehung zu anderen Menschen, also in einer Gemeinschaft. Die Regeln von Beziehungen und Gemeinschaft einzuhalten ist sicherlich manchmal lästig, das verstehe ich, aber es ermöglicht auch, ‚mitspielen' zu können im großen Spiel des Lebens. Viele Menschen lernen als Kinder, wie man die lästigen Regeln aushält und gut mit ihnen leben kann. Am besten lernen Kinder das, wenn es ihnen vorgelebt wird. Das scheint bei Ihnen zu kurz gekommen zu sein, aber es kann nachgeholt werden. Sie können es heute noch lernen und ich möchte Sie dabei unterstützen."

Wichtig ist, dem*r Patienten*Patientin zu vermitteln, dass wir mit ihm oder ihr im Team arbeiten möchten, um zu einer für ihn oder sie positiven Veränderung zu kommen. Es geht nicht darum, jemanden gesellschaftskonform zu machen, Verhalten abzuwerten oder predigend aufzutreten, als sei man moralisch höhergestellt. Es geht vielmehr darum, Patient*innen in der Erfüllung ihrer emotionalen Grundbedürfnisse zu unterstützen, vor allem darin, positive zwischenmenschliche Beziehungen aufbauen und erhalten zu können und sich wertvoll und zufrieden zu fühlen.

In diesem Sinne sehen wir die tragenden Säulen der Nachbeelterung eines Impulsiven- oder Undisziplinierten-Kind-Modus in der Empathie für diesen Modus auf der einen Seite und der Begrenzung und der Entwicklung einer langfristigen Perspektive auf der anderen Seite. Die konkreten Interventionen zur Regulation Impulsiver- und Undisziplinierter-Kind-Modi sind in Kapitel 5 beschrieben.

5. Schematherapie bei Verhaltenssucht: das konkrete Vorgehen

5.1 Information und Psychoedukation

Zu Beginn der Behandlung sollten Patient*innen grundlegende Informationen über die Rolle von emotionalen Grundbedürfnissen und Gefühlen (Kapitel 3) erhalten sowie über das Modus-Modell (Kapitel 4). Darüber hinaus halten wir es für sehr wichtig, dass Patient*innen im Rahmen von Psychoedukation auch etwas über mögliche neurobiologische und lerntheoretische Mechanismen der Verhaltenssucht (Kapitel 2) erfahren sowie über das Risiko möglicher Rückfälle (Abschnitt 7.8).

Auf für Laien verständliche Weise haben wir zu diesen Punkten alle aus unserer Sicht wichtigen Informationen für Patient*innen in unserem Ratgeber für Menschen mit Verhaltenssucht detailliert dargelegt (Arnhold & Hoppe, 2019). Den Ratgeber begleitend zur Behandlung zu empfehlen, halten wir auch aus diesem Grunde für sinnvoll.

Im Folgenden finden Sie die wichtigsten Aspekte noch einmal in Merkblättern zusammengefasst, wie Sie sie auch an Ihre Patient*innen weitergeben können. Alle Handouts (inkl. Leitfäden und Arbeitsblätter) finden Sie online unter ↗ http://www.junfermann.de zum Download und Ausdrucken. Sie sollten immer nur als Zusammenfassung dessen ausgegeben werden, was mit den Patient*innen zuvor im persönlichen Gespräch ausführlich erörtert wurde:

Merkblatt I: emotionale Grundbedürfnisse

➤ Es gibt **fünf emotionale Grundbedürfnisse**, die Menschen von Geburt an haben und von deren Erfüllung das seelische Gleichgewicht abhängt:

- **Bedürfnis nach sicherer Bindung**
  - Wenn es befriedigt ist, fühlen wir uns zugehörig, geliebt, angenommen und sicher.
  - Wenn es unbefriedigt ist, fühlen wir uns einsam, verlassen, ängstlich (bis panisch), traurig, verletzt oder hilflos.
- **Bedürfnis nach Autonomie, Identität und Kompetenz / Selbstwertsteigerung**
  - Wenn es befriedigt ist, fühlen wir uns wirksam, eigenständig, selbstbewusst, fähig, wertvoll und trauen uns etwas zu.
  - Wenn es unbefriedigt ist, fühlen wir uns unsicher, eingeengt, abhängig, unfähig, wertlos, klein oder fremdbestimmt.

- **Bedürfnis nach realistischen Grenzen und Selbstkontrolle**
  - Wenn es befriedigt ist, spüren wir die persönlichen Grenzen anderer oder sind uns derer bewusst und achten sie, was uns ein Gefühl der Zugehörigkeit und Verbundenheit gibt (indirekt wird also das Bedürfnis nach sicherer Bindung befriedigt).
  - Wenn es unbefriedigt ist, werden Grenzen eher als lästig und ärgerlich wahrgenommen oder übergangen, häufig treten Gefühle von Gier oder auch Langeweile auf.
- **Bedürfnis nach Freiheit im Ausdruck von Bedürfnissen und Emotionen**
  - Wenn es befriedigt ist, fühlen wir uns frei, unbeschwert und „in Ordnung".
  - Wenn es unbefriedigt ist, fühlen wir uns falsch und gehemmt.
- **Bedürfnis nach Spontaneität und Spiel**
  - Wenn es befriedigt ist, fühlen wir uns freudig, lebendig und erfüllt.
  - Wenn es unbefriedigt ist, fühlen wir uns leer, angespannt und freudlos.

➤ Entscheidend dafür, wie wir uns selbst und andere Menschen wahrnehmen und wie wir mit uns selbst und anderen Menschen umgehen, ist die Art und Weise, in der wichtige Bezugspersonen in der Kindheit die fünf emotionalen Grundbedürfnisse befriedigt haben.

Merkblatt II: Gefühle und ihre Funktion

➤ Es gibt **vier Grundgefühle**, die Menschen weltweit erleben und zeigen:

- Freude
- Angst
- Wut
- Trauer

Alle weiteren Gefühle und Mischformen lassen sich aus diesen vier Gefühlen herleiten (Scham, Frustration, Verbitterung, Überraschung, Ekel, Zuversicht usw.)

➤ Gefühle haben **Signalfunktion**:

- Angenehme Gefühle zeigen an, dass emotionale Bedürfnisse befriedigt sind.
- Unangenehme Gefühle zeigen an, dass emotionale Bedürfnisse unbefriedigt sind.

Ein hilfreiches Bild zum Verinnerlichen: Gefühle sind wie die Signalleuchten am Armaturenbrett eines Autos, die den niedrigen Stand von Benzin, Öl usw. anzeigen.

➤ Ein unangenehmes Gefühl direkt auszuschalten (die Signalleuchten am Armaturenbrett abzukleben) hilft nur kurzfristig, das dem negativen Gefühl zugrunde liegende frustrierte emotionale Bedürfnis bleibt unbefriedigt.

➤ Die Gefühle den emotionalen Bedürfnissen treffend zuordnen zu können, kann man lernen.

Merkblatt III: Modus-Modell

- Modus (Mehrzahl: Modi) kommt aus dem Lateinischen und bedeutet „Art und Weise".
- Jeder Mensch hat unterschiedliche Modi, was bedeutet, dass wir in unterschiedlichen Arten und Weisen fühlen und reagieren können, je nachdem, welcher Modus gerade aktiv ist.
- Diese „verschiedenen Gesichter" hat jeder Mensch und das ist erst einmal nicht problematisch.
- Im schematherapeutischen Modus-Modell (vgl. Abbildung unten) unterscheiden wir
  - **Kind-Modi**, unsere intensiven Gefühle:
    - Verletzbares Kind (z. B. traurig, überfordert, angestrengt, ängstlich, wertlos, ungeliebt, beschämt)
    - Ärgerliches Kind (Ärger bei Bedürfnisfrustration)
    - Impulsives Kind (Drang, Impulse auszuleben, Gier, Ärger bei Begrenzung)
    - Undiszipliniertes Kind (Langeweile bei Routineaufgaben, Widerwille)
    - Glückliches Kind (fröhlich, ausgelassen, unbeschwert, spontan, sicher, ungehemmt)
  - **Strafende** und **Fordernde Modi**, die schädliche Botschaften an die Kind-Modi schicken und psychischen Schmerz auslösen,
  - **Bewältigungs-Modi**, die ursprünglich dazu dienten, den psychischen Schmerz weniger oder nicht zu fühlen,
  - den **Modus des Gesunden Erwachsenen**, der hilfreiche Botschaften schickt und die eigenen Bedürfnisse und die anderer Menschen ausgewogen berücksichtigt.
- Problematisch wird es, wenn Menschen sich der Modi nicht bewusst sind, wie ferngesteuert auf schmerzhafte Gefühle immer nur im gleichen Bewältigungs-Modus reagieren und dieser ungewünschte Konsequenzen mit sich bringt und emotionale Grundbedürfnisse unbefriedigt bleiben.

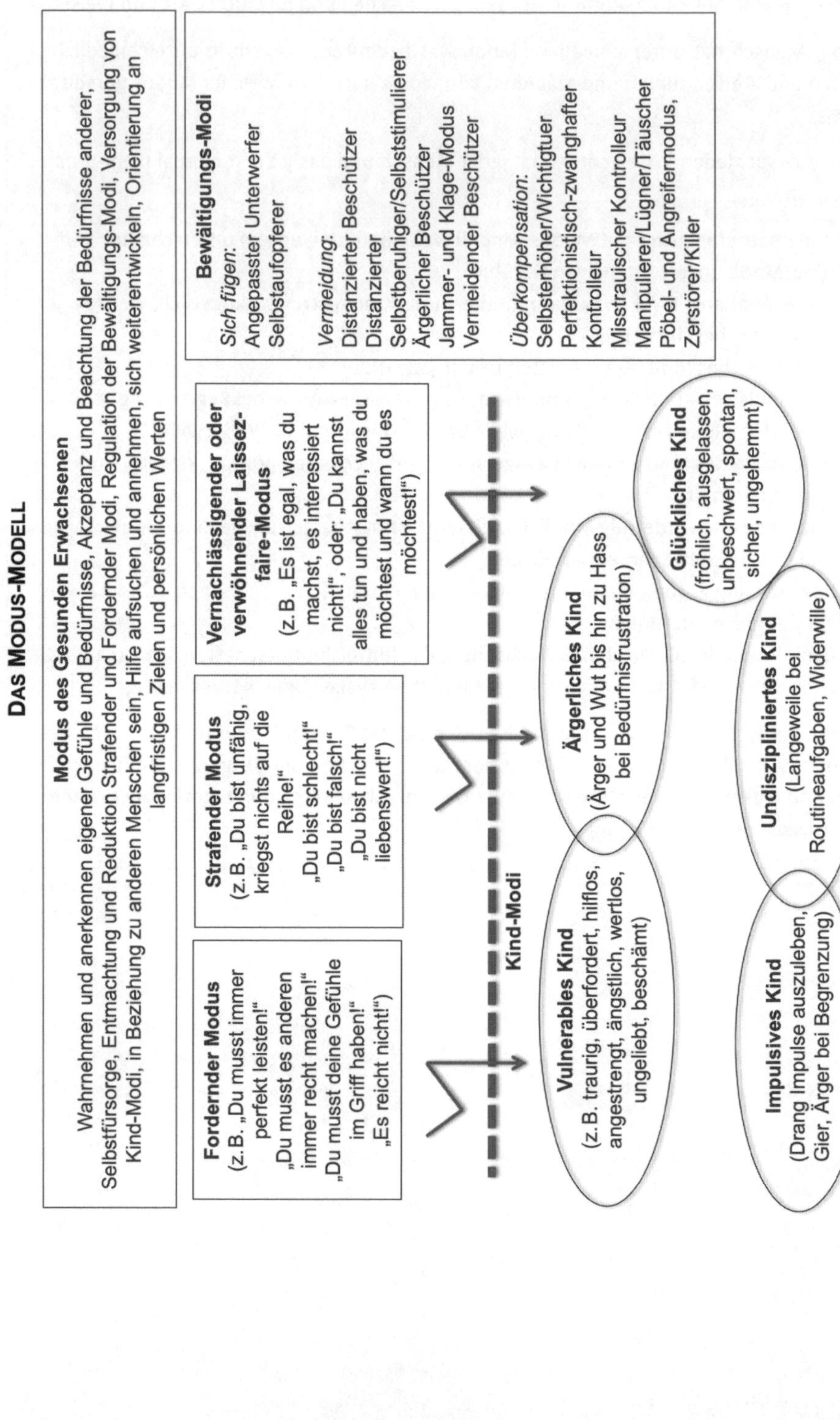

Das schematherapeutische Modus-Modell

Merkblatt IV: Verhaltenssucht im Modus-Modell – der Bewältigungs-Modus des Distanzierten Selbstberuhigers

- Der Modus des Distanzierten Selbstberuhigers tritt in zwei Varianten auf:
  1. Schmerzlinderung durch Betäubung negativer Gefühle
  2. Schmerzlinderung durch Stimulation positiver Gefühle („Kick", Ablenkung)
- Ursprünglich war der Modus hilfreich, um dem Kind, das Sie waren, dabei zu helfen, mit einer Bedürfnisfrustration zurechtzukommen und sich nicht dauerhaft schlecht zu fühlen.
- Die ausführliche Ausübung eines bestimmten Verhaltens, zum Beispiel Spielen / Wetten, Internetaktivitäten, Einkaufen, Arbeiten, Sport treiben oder sexuell aktiv sein, kann die Funktion haben, unangenehme Gefühle nicht spüren zu müssen, also eine Form des Modus des Distanzierten Selbstberuhigers sein.
- Im Erwachsenenalter kann es sich lohnen, zu überprüfen, ob die Bilanz zwischen gewünschten Effekten des Bewältigungs-Modus und unerwünschten Auswirkungen noch zufriedenstellend ist, also ob die Kosten-Nutzen-Bilanz noch stimmt.
- Die Schematherapie bietet einen Ansatz, neue Wege kennenzulernen, um sich wohl zu fühlen, emotionale Bedürfnisse zu berücksichtigen und persönliche Ziele zu erreichen.

Merkblatt V: Verhaltenssucht im Modus-Modell – der Modus des Impulsiven oder des Undisziplinierten Kindes

- Die Modi Impulsives Kind und Undiszipliniertes Kind hat jeder Mensch:
  - Das Impulsive Kind handelt ohne Rücksicht auf langfristige Folgen nur orientiert an der unmittelbaren Befriedigung eigenen Verlangens und eigener Bedürfnisse. In diesem Modus werden häufig Gier sowie Ärger empfunden, wenn die Befriedigung der eigenen inneren Impulse von außen eingeschränkt wird.
  - Das Undisziplinierte Kind empfindet starken Widerwillen bei eher langweiligen oder routinemäßigen Aufgaben, alles Alltägliche wird als lästiges Übel wahrgenommen. In diesem Modus werden oft Langeweile und Überdruss empfunden.
- Die Modi des Impulsiven und Undisziplinierten Kindes können dann problematisch werden, wenn sie sehr häufig auftreten und bei der Erreichung persönlicher Ziele oder der befriedigenden Gestaltung zwischenmenschlicher Beziehungen im Wege stehen. Sie können auch dazu beitragen, dass bestimmte Aktivitäten wie zum Beispiel Spielen / Wetten, Internetnutzung, Einkaufen oder Sexuell-aktiv-Sein suchtartig ausgeführt werden, sodass sich eine Verhaltenssucht entwickelt.
- Es ist kein persönlicher Makel oder Ihr Fehler, wenn einer oder beide Modi bei Ihnen stark ausgeprägt sind. Vielmehr ist anzunehmen, dass Sie als Kind wenig Lerngelegenheiten dafür hatten, Ihr Verhalten an längerfristigen Perspektiven auszurichten und langweilige Routinen gut auszuhalten.

- Hilfreich bei der „Bestandsaufnahme“, ob der **Modus des Impulsiven Kindes** bei Ihnen stark ausgeprägt ist, können folgende Fragen sein:
  - Gibt es wiederkehrend Situationen, in denen Sie andere Menschen verletzen oder verärgern, indem Sie mit Ihren Gefühlen ungefiltert herausplatzen?
  - Hat das schon mal zu ernsthaften Problemen geführt oder steht es Ihnen in Ihren zwischenmenschlichen Beziehungen im Weg?
  - Wenn Sie sich nach Entspannung oder auch nach Aufregung und Genuss sehnen, muss es dann immer sofort und in vollen Zügen sein?
  - Können Sie eine kurzfristige Freude oder Belohnung zugunsten einer für Sie oder andere Menschen wichtigen Sache nur schwerlich oder gar nicht aufschieben?
  - Können Sie es kaum oder gar nicht aushalten, wenn Sie mal nicht sofort bekommen, was Sie möchten?
- Hilfreich bei der „Bestandsaufnahme“, ob der **Modus des Undisziplinierten Kindes** bei Ihnen stark ausgeprägt ist, können folgende Fragen sein:
  - Schalten Sie bei wenig spannenden Aufgaben und Tätigkeiten innerlich auf Durchzug und steigen so schnell wie möglich irgendwie aus oder vermeiden Sie sie gänzlich? Fällt es Ihnen schwer, neue Dinge zu lernen und sich wirklich reinzufuchsen? Oder geben Sie schnell auf, wenn die erste Euphorie vorbei ist?
  - Fällt es Ihnen schwer, sich an Regeln zu halten oder Anforderungen zu erfüllen, die andere an Sie stellen?
  - Wird Ihnen zuweilen gesagt, Sie seien verwöhnt, bequem oder arrogant?
  - Reagieren Menschen zuweilen genervt oder verärgert, weil Sie Regeln übergehen oder Absprachen nicht einhalten?
  - Führt das zu Konflikten oder ernsthaften Problemen?
- Im Erwachsenenalter kann es sich lohnen, zu überprüfen, ob die Bilanz zwischen den Vor- und Nachteilen eigener Verhaltenstendenzen noch zufriedenstellend ist.
- Die Schematherapie bietet einen Ansatz, neue Wege kennenzulernen, um sich wohl zu fühlen, eigene emotionale Bedürfnisse und die anderer Menschen zu berücksichtigen und persönliche Ziele zu erreichen.

Merkblatt VI: Die Biologie der Verhaltenssucht

- Genau wie auch für stoffgebundene Süchte (zum Beispiel Abhängigkeit von Alkohol oder Kokain) wird auch für Verhaltenssüchte angenommen, dass das sogenannte Belohnungssystem im Gehirn eine wichtige Rolle bei der Entstehung der Sucht spielt.
- Durch Ausschüttung des Neurotransmitters Dopamin bei Aktivierung bestimmter Nervenzellen empfinden wir angenehme oder lustvolle Gefühle. Im zeitlichen Verlauf wird diese Reaktion von dem Gegenspieler des Dopamins, dem Neurotransmitter Gamma-Aminobuttersäure (GABA), gehemmt, das Gefühl ebbt ab.

- Bei Menschen mit Verhaltenssüchten ist vermutlich ebenso wie bei Menschen mit stoffgebundenen Süchten weniger Dopamin und mehr GABA im Gehirn verfügbar als bei gesunden Menschen. Ohne zusätzliche Reize (durch Drogen oder eben bestimmte Aktivitäten) wird also seltener „Belohnung" beziehungsweise ein Wohlgefühl erlebt, weshalb Betroffene anfälliger sind für Sucht.
- Das Belohnungssystem reagiert sensibel auf das positive Erleben, das mit der Ausübung der Aktivität (zum Beispiel spielen / wetten, online sein, einkaufen, Sex haben, Sport treiben, arbeiten) einhergeht. Es spricht auf andere Reize noch weniger an als zuvor und Betroffene brauchen immer höhere „Dosen" (mehr Zeit, intensivere Ausübung des Verhaltens usw.), um die gleiche Wirkung zu erleben.

Merkblatt VII: Lernmechanismen und Verhaltenssucht

- Bei der Entstehung von Verhaltenssüchten spielt die sogenannte operante Konditionierung eine Rolle. Ein Verhalten wird dann immer öfter gezeigt, wenn es
  - zu angenehmen Gefühlen führt (das nennt man positive Verstärkung) oder
  - zur Beendigung unangenehmer Gefühle führt (das nennt man negative Verstärkung).

  Menschen mit Glücksspielsucht beschreiben zum Beispiel häufig ein euphorisches Hochgefühl während des Spielens, Menschen mit Kaufsucht erleben, wie Gefühle von Einsamkeit während des übermäßigen Einkaufens schwinden.
- Relevant für die Aufrechterhaltung einer Verhaltenssucht ist die sogenannte **klassische Konditionierung**:
  - Ursprünglich neutrale Reize beziehungsweise Dinge, die während der Ausübung des Verhaltens automatisch zugegen sind, werden im Laufe der Zeit an das Erleben von Hochgefühlen oder die Linderung unangenehmer Gefühle gekoppelt.
  - Diese ursprünglich neutralen Reize können dann selbst den Drang auslösen, sich dem Verhalten hinzugeben. Sie werden zu sogenannten Triggern.
  - Da die Kopplung ganz automatisch passiert, einfach nur dadurch, dass die Reize *da* sind, während der Aktivität nachgegangen wird, ist Betroffenen die Triggerfunktion meist nicht bewusst. Sie erklärt aber manchen Rückfall, der scheinbar ohne ersichtlichen Grund ausgelöst wird.
  - Es ist möglich und notwendig, die konditionierten Reize im Rahmen einer Therapie wieder von der Verbindung mit dem Verlangen nach der kritischen Aktivität zu entkoppeln.

  Im Beispiel der Glücksspielsucht kann etwa der Anblick eines Casinos, von Würfeln oder einem Werbeplakat, aber auch ein Musikstück, das beim Spielen lief, den Drang auszulösen, der Sucht wieder nachzugehen.

Eine hilfreiche Ergänzung zu den Informationen für Patient*innen über das Modus-Modell kann die szenische Darstellung der individuellen Modi in einer ersten Stühlearbeit sein (siehe dazu Abschnitt 5.4). In unserer Praxis zeigt sich eine sehr eingängige und bleibende Wirkung dieser Vorgehensweise auf die Patient*innen, die das erste Stühlemodell über die gesamte Therapie und darüber hinaus erinnern und als handlungsleitend abrufen können.

5.2 Das Modus-Modell erstellen

Herzstück und wichtiges Navigationsgerät der Schematherapie ist das individuelle Modus-Modell als Visualisierung der Modusstruktur unserer Patient*innen.

Das Modus-Modell als Modell der Prozessregulation aufseiten des*r Therapeuten*Therapeutin und der Selbstregulation aufseiten des*r Patienten*Patientin ermöglicht eine an den*die Patienten*Patientin angepasste Gestaltung des Therapieprozesses. Die Schematherapie geht nicht manualbasiert vor, sondern individuell adaptiert an den*die Patienten*Patientin mit dem Modus-Modell als rotem Faden.

Das Modus-Modell ermöglicht Schematherapeut*innen:

- die Definition von Veränderungszielen,
- die Festlegung therapeutischer Strategien,
- die Gestaltung der therapeutischen Beziehung, passgenau ausgerichtet an den frustrierten Grundbedürfnissen und Kind-Modi des*r Patienten*Patientin,
- die Einordnung von Momenten der Stagnation oder mangelnder Kooperation im Laufe der Therapie.

Für den*die Patienten*Patientin ist das Modus-Modell der Kompass auf dem Weg zu stärkerer Selbstregulation. In diesem Sinne empfinden wir das Bild von der „inneren Landkarte“ als sehr trefflich und hilfreich für Patient*innen. Daher sprechen wir auch in der Therapie statt vom Modus-Modell von der „Modus-Landkarte“. Die Visualisierung der eigenen inneren Struktur im Modus-Modell lernen Patient*innen zur Orientierung zu nutzen wie eine echte Landkarte:

- Welcher Modus ist gerade aktiv?
- Ist das der hilfreiche Weg?
- Falls nein, welcher Modus kann stattdessen aktiviert und gestärkt werden?
- Welche Modi benötigen gerade Aufmerksamkeit?
- Welche Modi benötigen Zuwendung und Versorgung?
- Wo muss begrenzt oder reguliert werden?

Dieser Lernprozess erfolgt zunächst gemeinsam mit dem*r Therapeuten*Therapeutin. Die Patient*innen eignen sich das notwendige Wissen jedoch Schritt für Schritt so weit an, dass sie schließlich eigenständig regulierend als Gesunder Erwachsener agieren können.

Eine Vorlage, mit der das Modus-Modell individuell mit den Patient*innen erarbeitet werden kann, sowie ein beispielhaft ausgefülltes Modus-Modell finden Sie im Folgenden. Die Beispielinhalte verdeutlichen, welche Botschaften, Gefühle und Verhaltensweisen an den einzelnen Stellen des Modus-Modells aufgeführt werden *können*. Es handelt sich nicht um ein konkretes Fallbeispiel einer Person.

Zur besseren Verständlichkeit nennen wir den Modus des Vulnerablen Kindes in den Vorlagen in der Regel den Modus des Verletzbaren Kindes. Dass alle Kind-Modi in der Vorlage aufgeführt sind, bedeutet nicht, dass alle Kind-Modi eine Rolle spielen *müssen*.

Da die Einführung der Laissez-faire-Modi eine Neuerung darstellt und diese Modi in der üblichen Darstellung nicht auftauchen, haben wir zusätzlich eine Vorlage für die Arbeit mit Patient*innen mit dieser Thematik eingefügt.

Vorlage: Die eigene Modus-Landkarte (Modus-Modell)

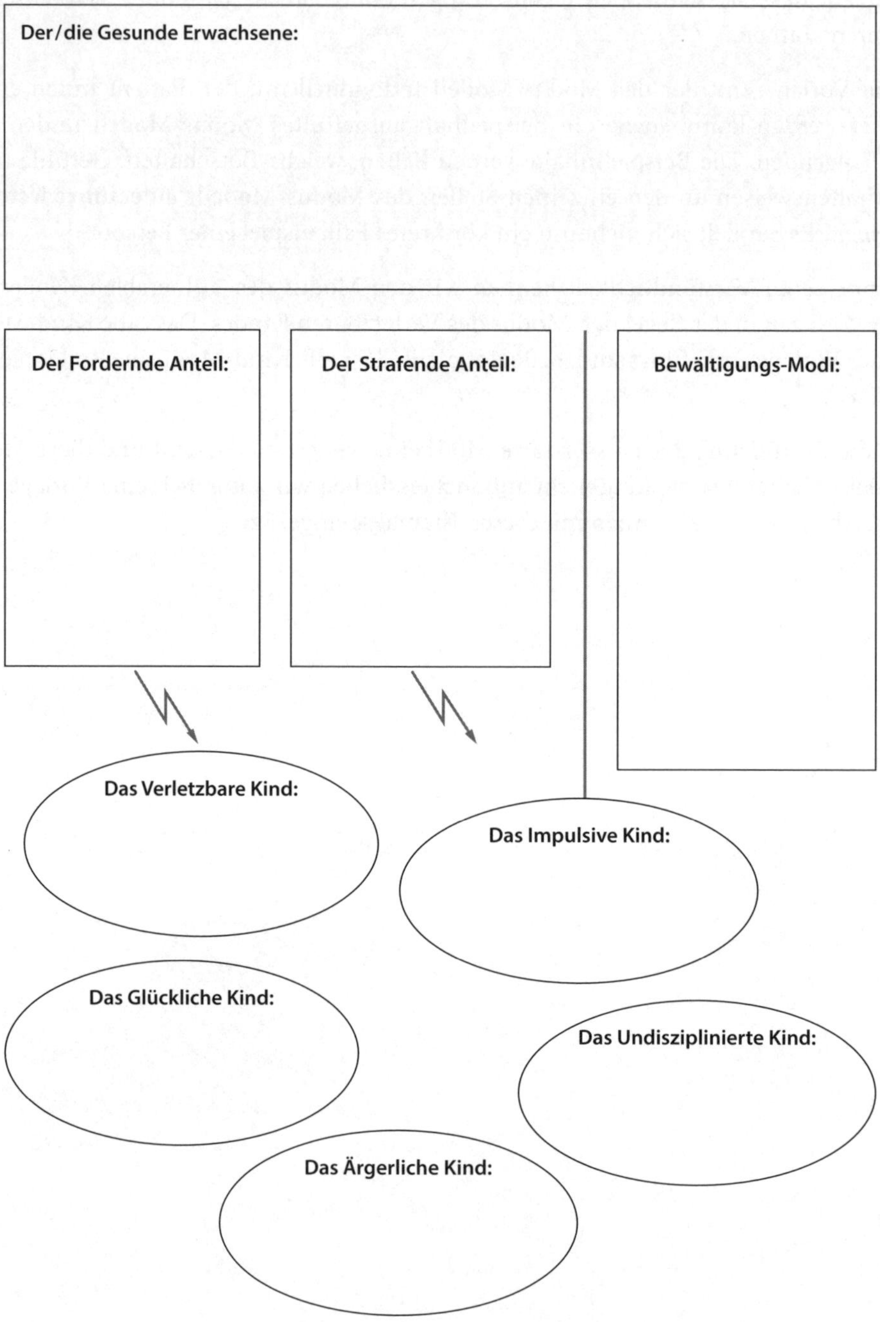

ARBEITSBLATT

Beispiel: Die eigene Modus-Landkarte (Modus-Modell)

Der/die Gesunde Erwachsene:
Sieht und wertschätzt die Bedürfnisse des Kindes, entmachtet Strafende und reduziert Fordernde Anteile, reguliert das Bewältigungsverhalten, versorgt das Verletzbare Kind und fördert das Glückliche Kind, reguliert versorgend das Impulsive, Undisziplinierte und Ärgerliche Kind.

Lernt, Pausen zu machen, realistische Erwartungen an sich zu haben, eigene Bedürfnisse genauso wertzuschätzen wie die der anderen, sich gegen unzulässige Forderungen abzugrenzen, positive soziale Kontakte zu knüpfen, Freundschaften und Beziehungen einzugehen, einer Arbeit nachzugehen, Gefühle zuzulassen und zu äußern, milde und freundlich mit sich zu sein, eigene Leistungen realistisch zu bewerten usw. Liest Ratgeber, geht gegebenenfalls in Therapie.

Der Fordernde Anteil:
„Du musst immer Bestleistung bringen!"

„Gut ist niemals gut genug!"

„Sei angepasst und funktioniere!"

„Mache es allen recht!"

Usw.

Der Strafende Anteil:
„Du bist nicht liebenswert!"

„Du gehörst nicht dazu!"

„Du bist ein Weichei!"

„Du bist eine Versagerin!"

Usw.

Vermeidender Bewältigungs-Modus/ Distanzierter Selbstberuhiger:
Übermäßig bis zu exzessiv spielen, im Internet surfen, kaufen, arbeiten, Sport treiben, Sex haben, Medien konsumieren usw.

Eventuell weitere Bewältigungs-Modi:
Zum Beispiel Angepasster Unterwerfer, Distanzierter Beschützer usw.

Das Verletzbare Kind (eventuell überlagert vom Ärgerlichen Kind):
ängstlich, angestrengt, erschöpft, beschämt, einsam, wertlos, traurig usw.

Das Impulsive Kind:
gierig, drängend, wollend, berechtigt

Das Glückliche Kind:
entspannt, gelöst, frei, fröhlich, ausgelassen, albern usw.

Das Undisziplinierte Kind:
gelangweilt, überdrüssig

Das Ärgerliche Kind:
wütend, ärgerlich

Die eigene Modus-Landkarte (Modus-Modell) mit Laissez-faire-Anteil

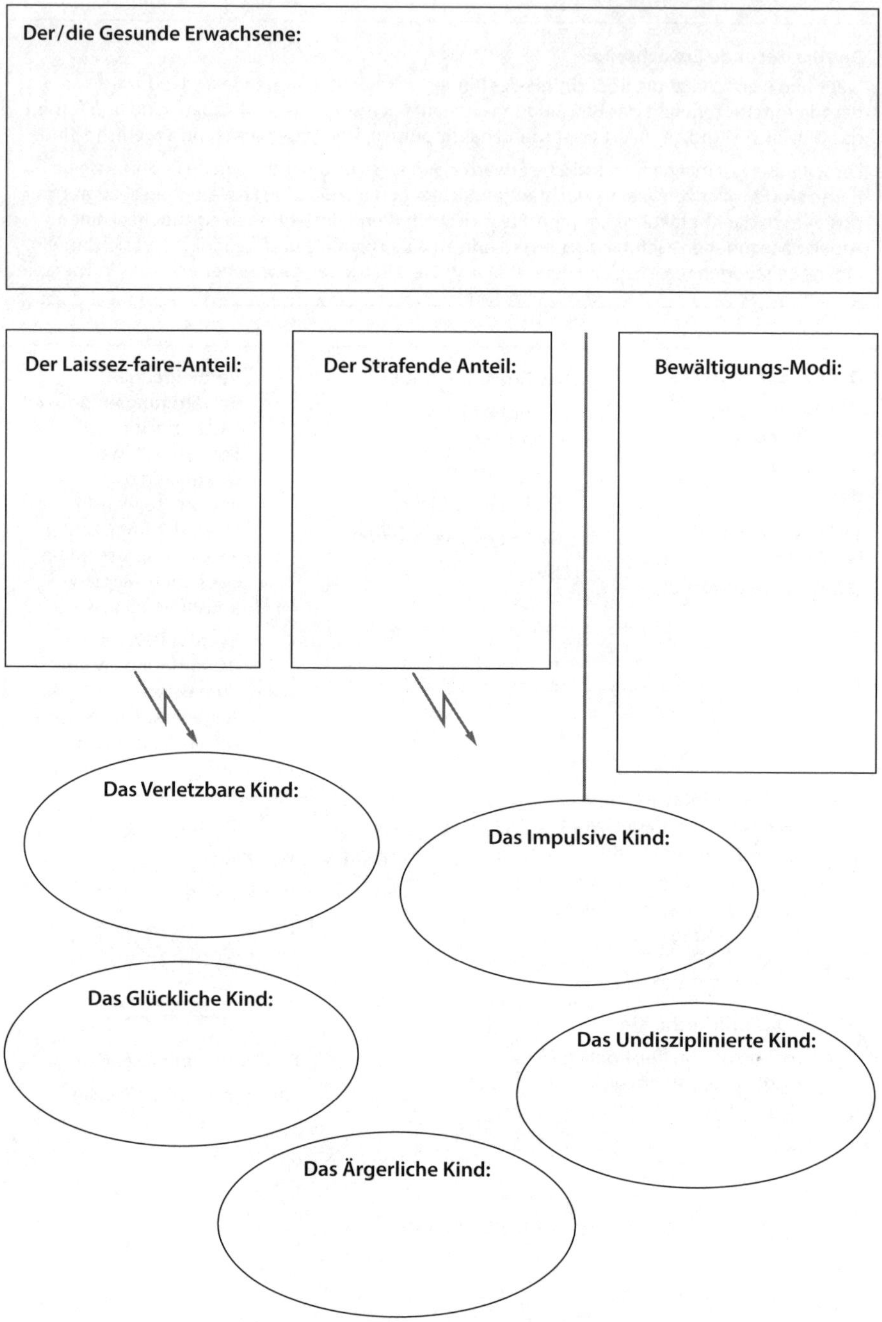

Es kann sehr hilfreich sein, den Modi von vornherein individuelle Namen zu geben. Die Modus-Landkarte als individualisierte Vorlage ist schnell in einem Textverarbeitungsprogramm oder manuell erstellt. Wir selbst bevorzugen es, wenn in der Landkarte zum Beispiel die Rede ist von …

- dem „großen Paul" oder dem „selbstfürsorglichen Paul" (statt Gesunder Erwachsener),
- dem „kleinen Paul"[7] oder dem „einsamen Paul" (statt Verletzbares Kind),
- dem „Feldwebel" (statt Fordernder Anteil),
- dem „Folterknecht" (statt Strafender Anteil),
- dem „Zocker" / „Instagram-Sauger" / „Sammler" / „Unersättlichen" / „Vampir" / „Arbeitstier" o. Ä. (statt Distanzierter Selbstberuhiger)
- usw.

Das alles sind lediglich Beispiele. Es ist in jedem Fall hilfreich, wenn Patient*innen selbst möglichst „sprechende" Namen für ihre Modi finden, da dies die emotionale Aktivierung und die Identifikation mit der Landkarte (dem Modus-Modell) und deren Eingängigkeit fördert.

Die innere Landkarte, das Modus-Modell, wird mit jedem*r Patienten*Patientin individuell erstellt. Vorgeschaltet sein sollten immer die biografische Anamnese und die Psychoedukation zum Modus-Modell. Die Ziele für Patient*innen sind dabei:

- sich selbst besser zu verstehen,
- sich ihrer Modi bewusst zu werden,
- ihre Modi benennen zu können,
- die Aktivierung der Modi im Alltag zu bemerken,
- zu verstehen, woher die Modi kommen,
- zu erkennen, warum die Modi in bestimmten Situationen aktiv werden,
- bewusst und absichtsvoll in das innere Geschehen eingreifen zu können.

Die Modus-Landkarte hilft Patient*innen dabei, nicht mehr verloren umherzulaufen, sich nicht dem Zufall oder äußeren Umständen ausgesetzt zu fühlen, sondern zunehmend selbst zu steuern, „wo es langgeht". Ganz im Sinne der Stärkung des Modus des Gesunden Erwachsenen. Sie werden zum*r Expert*in ihrer selbst.

Die Erstellung der Modus-Landkarte ist wichtige Voraussetzung für die spätere Nutzung von Modus-Memos für den Transfer der Erkenntnisse aus der Therapie in den Alltag der Patient*innen im Sinne konkreter Verhaltensänderungen).

---

7 Die Bezeichnung „kleine*r XY" können manche Patient*innen als unangenehm und herabwürdigend empfinden, weshalb der konstruktivere Weg oft darin besteht, dem Namen die vorherrschende Gefühlsqualität der kindlichen Bedürfnisfrustration voranzustellen (zum Beispiel „der *einsame* Paul").

Annäherung an die Modi

Die Inhalte der einzelnen Felder der Modus-Landkarte werden nach und nach aus verschiedenen Quellen abgeleitet. Zum einen können gezielte Fragen eine rationale Annäherung an die Modi ermöglichen. In der Schematherapie bevorzugen wir natürlich eine nicht rein rationale Herangehensweise. Bei stark emotional distanzierten oder gehemmten Patient*innen kann der Weg über den Verstand jedoch eine erste Annäherung ermöglichen, auf die dann emotionsaktivierend aufgebaut wird. Mögliche Fragen sind:

- „Was sind Ihre belastendsten Befürchtungen und Ängste? Wonach sehnen Sie sich am meisten?" (Annäherung an das Vulnerable Kind)
- „Welche negativen Sätze über sich selbst gehen Ihnen oft durch den Kopf?" (Annäherung an den Strafenden Modus)
- „Welche inneren Antreiber kennen Sie gut, welche inneren Sätze setzen Sie unter Druck?" (Annäherung an den Fordernden Anteil)
- „Was tun Sie oft, um sich besser zu fühlen oder Ihre Ruhe vor belastenden inneren Sätzen und schlechten Gefühlen zu haben?" (Annäherung an Bewältigungs-Modi)

Diese Fragen sind als entsprechende Übung auch in unserem Selbsthilfe-Ratgeber formuliert und können von Ihren Patient*innen gegebenenfalls als Hausaufgabe in Vorbereitung auf den Beginn der Arbeit an der Modus-Landkarte beantwortet werden (Arnhold & Hoppe, 2019, S. 101 f.).

Diagnostische Imaginationen

Der andere Zugang zu den Modi sind die diagnostischen Imaginationen (siehe Abschnitt 5.3). Dies ist „der Weg über das Gefühl", wie wir es gegenüber Patient*innen nennen, und damit wesentlicher Bestandteil der Schematherapie in den Sitzungen. Es kann insbesondere bei Patient*innen, die gewohnheitsmäßig stark distanziert von ihren Gefühlen sind, hilfreich sein, sich im Rahmen von Hausaufgaben oder auch gemeinsam mit Ihnen in den Sitzungen auf die Imaginationsarbeit vorzubereiten. Vorschläge dafür, die sich auch im Selbsthilfe-Ratgeber finden (Arnhold & Hoppe, 2019, S. 103 f.), sind:

- **Fotosession** – Fotoalben oder einzelne Bilder sollen in Ruhe betrachtet werden. Der*die Patient*in soll sich bewusst dem Kind-Ich zuwenden, es betrachten, sich erinnern. Falls vorhanden, können auch Video- oder Audio-Aufnahmen aus der Kindheit angesehen beziehungsweise angehört werden.
- **Reale Reise in die Vergangenheit** – Wenn es Patient*innen zeitlich und praktisch möglich ist, können Orte der Kindheit aufgesucht werden. Ein Spaziergang an ehemaligen Wohnorten, Schulen oder Spielplätzen vorbei oder – wenn es nicht zu belastend oder schwierig ist – ein Besuch im Elternhaus, einer ehemaligen Schule

oder im ehemaligen Kinderzimmer. Manche Patient*innen besitzen womöglich auch ein altes Spielzeug oder einen anderen Gegenstand, der dem oder der Kleinen wichtig war, und können diesen noch einmal ganz bewusst hervorholen und seine Geschichte Revue passieren lassen.
- **Sinnlich werden** – Vielleicht gibt es ein Musikstück, ein Lied, einen Geruch oder ein bestimmtes Gericht, das Patient*innen mit ihrer Kindheit verbinden oder an wichtige Bezugspersonen erinnert.

Diese Übungen können vor ersten (diagnostischen) Imaginationsübungen zum Einsatz kommen, wenn Therapeut*innen den Eindruck haben, dass der Zugang zu emotionalem Erleben in bedeutsamem Ausmaß erschwert ist.

In modifizierenden Imaginationen (und Stühledialogen) werden dysfunktionale Modi entmachtet oder begrenzt (vgl. Abschnitte 5.3 und 5.4). Wichtig ist, dass nicht die realen Personen bekämpft und konfrontiert werden, die in der Vergangenheit Grundbedürfnisse frustriert haben, sondern *Anteile* der Patient*innen, die eine Verinnerlichung von (durch entsprechende Personen) Gelerntem darstellen. Es ist wichtig, diese Unterscheidung auch mit den Patient*innen gezielt zu besprechen:

*„Wenn wir Ihre Strafenden und Fordernden oder Laissez-faire-Modi bearbeiten, dann meinen wir niemals Ihre Eltern (Lehrer*innen, Peers usw.) in Person. Wir meinen die Seiten in Ihnen selbst, die die schädlichen Botschaften angenommen und verinnerlicht haben. Sie selbst sind nicht der Ursprung dieser Botschaften, doch Sie sind zu deren Träger geworden. Als hätten die früheren Erfahrungen einen ‚Abdruck' oder ‚Stempel' hinterlassen – oder anders ausgedrückt: einen Modus, den Sie in sich tragen und der in bestimmten Situationen aktiviert wird."*

5.3 Imaginationen

Erlebnisaktivierung beziehungsweise Emotionsaktivierung ist das grundlegende Wirkprinzip der Schematherapie. Die beiden zentralen erlebnisaktivierenden Methoden der Schematherapie sind die Imagination und der Stuhldialog (Abschnitt 5.4).

Generell kommen Psychotherapiepatient*innen oft in die Behandlung, weil sie unter intensiven schmerzhaften Gefühlen leiden, weil ihre Kind-Modi also im Alltag stark aktiviert werden.

Ausgehend von einer solch starken emotionalen Aktivierung in einer Aktualsituation können wir mit einer Imagination bei diesen Patient*innen relativ einfach eine belastende Situation aus der Kindheit aufkommen lassen. Das Vehikel für diese „Reise in die Vergangenheit" ist die momentane Emotion, die neben dem subjektiv wahrgenommenen Gefühl auch physiologische Reaktionen (den Affekt) umfasst. Der Affekt beinhaltet die unwillkürliche Aktivierung des vegetativen und des endokrinen Systems. Sie äußert sich in spürbaren (teils auch von außen bemerkbaren) Anzeichen wie zum Beispiel Herzklopfen, Muskelanspannung, Globusgefühl oder Wärmeempfindungen.

Die Emotion der erwachsenen Person gleicht der Emotion, die das Kind in der Ursprungssituation erlebt hat. Wir gehen davon aus, dass die aktuelle und die damalige Emotion über neuronale Netzwerkstrukturen miteinander verbunden sind. Daher erleichtert aktuelles emotionales Erleben des*r Erwachsenen den Zugang zu biografischen Erlebnissen und Verletzungen des Kindes. Die entsprechenden neuronalen Netzwerke sind aktiviert und somit „bereit“ dazu, angesprochen und bearbeitet zu werden. Die sehr simple Instruktion, mit der Imaginationen eingeleitet werden, das aktuelle Gefühl und die begleitende Körperempfindung zu fokussieren und „zurückleiten“ zu lassen, bis ein inneres Bild ganz von selbst auftaucht, führt sehr zuverlässig zu einer bedeutsam prägenden Situation aus Kindheit oder Jugend. Diese Situation ist dann aktiviert, der*die Patient*in erlebt sie im Kind-Modus.

Menschen mit Verhaltenssüchten spüren die Kind-Modi oftmals nicht mehr oder nur noch, kurz bevor sie in das eingeschliffene Bewältigungsverhalten verfallen, also in exzessives Spielen, Internetaktivitäten, Kaufen, Arbeiten, Sexhaben oder Sporttreiben. Das bedeutet, dass sie sich, anders als Menschen mit anderen Störungsbildern, oftmals nicht wegen starker unangenehmer Gefühle in Therapie begeben, sondern eher wegen belastender Konsequenzen der Verhaltenssucht oder auch auf Wunsch von Angehörigen. Vor diesem Hintergrund ist die Einleitung einer Imagination etwas kniffliger als oben allgemein beschrieben, da die schmerzhaften Gefühle im Alltag durch den rasch einsetzenden Modus des Distanzierten Selbstberuhigers betäubt werden oder durch Stimulation von ihnen abgelenkt wird. Wenn die Emotion zunächst gar nicht benannt, geschweige denn gefühlt werden kann, da der Impuls, das Verhalten auszuüben, unmittelbar erfolgt, muss der*die Patient*in feinfühlig angeleitet werden, in die kurzen Momente *vor* dem Impuls hineinzuspüren, um an das Gefühl heranzukommen *(„Horchen Sie ganz tief in sich hinein, was in dem winzigen Moment direkt vor dem Impuls in Ihnen vorging und was Sie fühlten“).*

Auch Imaginationen mit Patient*innen, deren Verhaltenssucht in einem übermäßigen Modus des Impulsiven und / oder Undisziplinierten Kindes begründet ist, zeigen Besonderheiten auf, auf die wir in Abschnitt 5.3.3 in diesem Kapitel näher eingehen.

Grundsätzlich unterscheiden wir bei Imaginationen als therapeutisches Instrument verschiedene Arten, die in den folgenden Abschnitten näher beschrieben werden:

- Ressourcenaktivierende und stabilisierende Imaginationen
- Diagnostische Imaginationen

- Überschreibende Imaginationen
- Imaginationen zur Vorbereitung von Verhaltensänderungen
- Kurzimaginationen zur Vertiefung von Emotionen während der therapeutischen Arbeit

Unabhängig davon, welche Art von Imagination zum Einsatz kommt, beachten Sie bitte immer die folgenden notwendigen Voraussetzungen für die Durchführung:

- Überprüfen Sie im Vorfeld, ob mögliche Störquellen beseitigt werden sollten (Mobiltelefon des*r Patienten*Patientin, Klingel etc.), und stellen Sie sicher, dass ausreichend Zeit zur Verfügung steht (es sollte in der Regel mindestens eine volle Sitzung eingeplant werden).
- Wählen Sie mit Ihrem*r Patienten*Patientin eine Situation aus, in der er*sie emotional getriggert war beziehungsweise nutzen Sie idealerweise eine aktuell von dem*r Patienten*Patientin berichtete emotional belastende Situation.
- Um den Blick nach innen richten zu können, ist eine Lösung aus der realen Situation im Hier und Jetzt notwendig, was durch das Schließen der Augen erleichtert wird. Dafür sollte folgende allgemeine Instruktion der spezifischen Imaginationsinstruktion vorangestellt werden:
  „Hilfreich ist es, wenn Sie die Augen schließen, um sich auf die aufsteigenden Bilder besser einlassen zu können, ohne von Ihrer aktuellen Umgebung abgelenkt zu sein.“[8]

Was bei der Durchführung von Imaginationen und der Anwendung der Leitfäden für Imaginationen immer beachtet werden muss, ist, dass eine Imagination nie Mittel zum Selbstzweck ist. Sie muss individuell angepasst werden, Fragen und Hinweise sollten nicht getreu dem Leitfaden „heruntergerattert“ werden, sondern immer an das momentane Geschehen während der Imagination angepasst werden.

In den Leitfäden wird darauf hingewiesen, dass Imaginationen möglichst in eine Situation führen sollten, in der Patient*innen ungefähr im Grundschulalter sind. Hintergrund dieses Hinweises sind Erfahrungen aus der Praxis: Bei älteren Kindern und Jugendlichen sind Bewältigungs-Modi häufig schon relativ prägnant ausgeprägt beziehungsweise im Verhalten deutlich präsent. Das bedeutet, dass das Verhalten von Bezugspersonen gleichermaßen bereits auch *Reaktion* auf das Bewältigungsverhalten des Kindes / Jugendlichen ist. Bei jüngeren Kindern ist eindeutiger festzustellen, dass eine Bezugsperson sich genuin dysfunktional verhält, ohne dass bereits eine Re-

---

8 Wenn Patient*innen Schwierigkeiten damit haben, die Augen zu schließen, sollte zunächst der Grund für diese Schwierigkeiten eruiert und gegebenenfalls bearbeitet werden (mangelndes Vertrauen, starkes Kontrollbedürfnis), da sie sonst den Effekten der Imagination im Wege stehen können. Imaginationen mit offenen Augen (stattdessen Fixierung eines Punktes auf dem Boden) empfehlen wir ausschließlich im Einzelfall bei schwer traumatisierten Menschen, die im Zuge der Imagination aufgrund immenser emotionaler Aktivierung zu dissoziieren drohen.

aktion auf Bewältigungs-Modi mit reinspielt. Eine Ausnahme bilden Patient*innen, deren Schwierigkeiten auf Erfahrungen beziehungsweise Bedürfnisfrustrationen basieren, die erst im Jugendalter stattgefunden haben. Dies sind zum Beispiel Erfahrungen von Bullying durch Peers. Auch hier muss aber in der Anamnese sehr genau hingesehen werden, ob das Bullying *auch* getriggert wurde durch Bewältigungsverhalten des Betroffenen, welches seinen Ursprung schon früher und auf Basis von Prägungen durch andere Bezugspersonen hat.

Im Prinzip wären auch Situationen aus der noch früheren Kindheit (unter sechs Jahren) sehr interessant und sind insbesondere, was das Bedürfnis nach Bindung angeht, substanziell prägend, allerdings werden diese sehr frühen Bilder in Imaginationsübungen tatsächlich selten aktiviert, und wenn, dann eher als „Schlaglicht" im Sinne eines Standbildes oder momenthaften Ausschnitts einer Situation. Dies mag damit zusammenhängen, dass die frühkindlichen Erlebnisse aufgrund der Sprachentwicklung tatsächlich erst ab frühestens vier bis fünf Jahren deklarativ abgespeichert werden können.

Wenn sehr frühe Bilder auftauchen, kann es auch sein, dass es sich eher um die Abspeicherung einer Erzählung Dritter handelt. Dafür spräche, dass der*die Patient*in das Bild nicht aus eigenen Augen sieht, sondern von außen darauf schaut. Davon unbenommen ist das Phänomen, dass manchmal Bilder aufkommen, die nicht *konkret* beziehungsweise *dinglich* der Lebensrealität des Kindes entsprechen, wohl aber der Kumulation von tatsächlichen Erfahrungen aus seiner Lebensrealität, die sich prototypisch zusammenfügen. So berichtet beispielsweise ein Patient in der Imagination davon, dass er im Kleinkindalter in einem Gitterbett sitzt, verzweifelt schreit und alleine bleibt. Aus Gesprächen mit den Eltern weiß der Patient aber, dass er nie in einem Gitterbett geschlafen hat, sondern auf einer Matratze am Boden. Die Erfahrung, nachts in Not alleine gelassen zu sein und sich nicht zu trauen, die Eltern aus eigener Kraft aufzusuchen, manifestierte sich jedoch in dem Bild vom Gitterbett.

Nach derzeitigem Kenntnisstand scheint das Zielalter zwischen fünf und zehn Jahren im Allgemeinen am praktikabelsten zu sein.

5.3.1 Ressourcenaktivierende und stabilisierende Imaginationen

Die ressourcenaktivierende Imagination zielt darauf ab, Facetten des Modus des Gesunden Erwachsenen und des Glücklichen Kindes zugänglich zu machen – fast alle Patient*innen haben in ihrer Kindheit neben der Frustration von emotionalen Grundbedürfnissen auch positive Erfahrungen mit wichtigen Bezugspersonen gemacht, die als Introjekte im Hier und Jetzt weiterbestehen, selbst wenn sie nur rudimentär sind.

Sich auf diese hilfreichen und wertvollen Ressourcen zu besinnen, kann Patient*innen viel Kraft spenden, die sie für die weiteren Schritte der Therapie brauchen. Das Identitätsgefühl jenseits des Pathologischen oder Defizitären wird gestärkt. Zudem ergeben sich Hinweise darauf, was in die Felder „Modus des Gesunden Erwachsenen" und „Modus des Glücklichen Kindes" im individuellen Modus-Modell (Vorlage siehe Seite 112) eingetragen werden kann. Auf beide Modi kann im Verlauf der Therapie zurückgegriffen werden, wann immer sie gebraucht werden, um dem*r Patienten*Patientin bei wichtigen Veränderungsschritten zu helfen. Diese können sein:

- Schädigende Modi entmachten und emotionale Grundbedürfnisse befriedigen.
- Den Distanzierten Beschützer regulieren.
- Gegebenenfalls den Modus des Impulsiven Kindes begrenzen.
- Gegebenenfalls das Durchhaltevermögen des Undisziplinierten Kindes fördern.
- Freude, Leichtigkeit, Genuss, Entspannung im Alltag etablieren.
- Quellen eigener Wirksamkeit auftun.
- Aktiv und eigeninitiativ den Veränderungsprozess mitgestalten und daran teilnehmen.

Wir gehen auch bei der Ressourcenaktivierung von einer aktuellen Situation aus dem Alltag des*r Patienten*Patientin aus, nur eben nicht von einer belastenden. In der Aktualsituation sollten Gefühle von Zufriedenheit, Ausgeglichenheit, Geborgenheit, Leichtigkeit, Beschwingtheit und / oder Kompetenz, Orientierung oder Selbstakzeptanz vorherrschen. Mit diesem jeweiligen Gefühl und dem damit verbundenen Körperempfinden als Affektbrücke wird der*die Patient*in in eine Kindheitssituation geleitet. Die Szenerie wird möglichst konkret und mit allen Sinnen erlebt, das Gefühl und die Körperempfindungen sehr intensiv gespürt. Der*die Patient*in erkundet mithilfe gezielter Fragen des*r Therapeuten*Therapeutin die Bedingungen, die zu dem angenehmen Gefühl geführt haben, und leitet ab, was notwendig dafür ist, sich zufrieden, ausgeglichen, geborgen usw. zu fühlen: also wie das zugrunde liegende emotionale Grundbedürfnis befriedigt werden kann. Das angenehme Gefühl und die dafür notwendigen Bedingungen werden im Inneren abgespeichert, um sie im Hier und Jetzt bewusst abrufen zu können.

Wir als Therapeut*innen müssen uns im ersten Schritt immer bewusst machen, welche Ressourcen des*r Patienten*Patientin für die Veränderung besonders benötigt werden. Welche Grundbedürfnisse wurden frustriert, infolgedessen heute das dysfunktional gewordene Bewältigungsverhalten auftritt?

- Ist es das Bindungsbedürfnis, benötigen wir eine Kindheitssituation, in der das Kind sich doch einmal sicher, geborgen und geliebt gefühlt hat.
- Ist es das Autonomiebedürfnis, benötigen wir eine Kindheitssituation, in der das Kind sich doch einmal kompetent und wirksam gefühlt hat.

- Ist es das Bedürfnis nach realistischen Grenzen und Selbstkontrolle, benötigen wir eine Kindheitssituation, in der das Kind doch einmal die persönliche Grenze eines Gegenübers und / oder Anleitung und Orientierung in der Entwicklung langfristiger Perspektiven erfahren hat.
- Ist es das Bedürfnis nach Freiheit im Ausdruck von Bedürfnissen und Emotionen, benötigen wir eine Kindheitssituation, in der das Kind Validierung und Annahme seiner Gefühle erlebt hat.
- Ist es das Bedürfnis nach Spontaneität und Spiel, benötigen wir eine Kindheitssituation, in der das Kind doch einmal ausgelassen und ziellos, spontan und versunken sein durfte beziehungsweise konnte.

Die diesem Kapitel beigefügte Instruktion für ressourcenaktivierende Imaginationen sollte dieser Auflistung entsprechend spezifiziert werden.

Wenn Therapeut*innen die begründete Vermutung haben, dass sich in der kindlichen Realität ihrer Patient*innen keine Erlebnisse von wahrhafter Befriedigung emotionaler Grundbedürfnisse mit einem tragfähigen Erleben von Sicherheit und Geborgenheit, Kompetenz, Orientierung, Akzeptanz oder Gelöstheit finden lassen, können durchaus auch Ressourcen aus dem Erwachsenenleben aktiviert werden. Das heißt, dass die ressourcenorientierte Imagination mit einer Situation aus dem aktuellen Leben durchgeführt wird. Der Modus des Gesunden Erwachsenen wird dabei im Hier und Jetzt lebendig und verfügbar gemacht.

Ressourcenaktivierende Imagination zur Stabilisierung

Eine weitere Möglichkeit, ressourcenaktivierende Imaginationen zu nutzen, ist die Stabilisierung von Patient*innen, die vor dem Hintergrund von Traumatisierung im Zuge emotionsaktivierender Interventionen sehr herausgefordert werden. Wir gehen nicht davon aus, dass Patient*innen von sehr starken Gefühlen, die im Rahmen einer Schematherapie auftreten, geschädigt werden können. Wenn die therapeutische Beziehung tragfähig ist und das Prinzip der Nachbeelterung und die emotionsaktivierenden Methoden sorgfältig und sorgsam umgesetzt werden, ist nicht davon auszugehen, dass die Patient*innen *durch* die Interventionen in parasuizidale oder suizidale Krisen geraten. Die schmerzhaften Gefühle zu erleben ist nicht das Problem. Problematisch sind unbefriedigte Grundbedürfnisse und einseitige dysfunktionale Bewältigungsreaktionen. Toxische Strafende Modi (die tatsächlich schwere Krisen induzieren können!) werden im Rahmen der Imagination entmachtet und die kindlichen Bedürfnisse werden versorgt, sodass das Bewältigungsverhalten (für den Moment) unnötig wird (siehe hierzu auch die Leitfäden auf den Seiten 134 ff.). Dennoch halten wir es in manchen Fällen für sinnvoll, ressourcenaktivierende Imaginationen als stabilisierende Grundlage einzusetzen. Dies kann sinnvoll sein, wenn

Patient*innen selbst sehr große Bedenken äußern, sich ihren schmerzhaften Erfahrungen und Gefühlen zuzuwenden, weil sie glauben, nicht die Kraft dafür zu haben. Oder aber, weil es ihnen noch zu schwerfällt, in die (korrigierende) Bindung zum*r Therapeuten*Therapeutin ausreichend stabil hineinzugehen. In diesen Fällen kann es als Akt der Selbstfürsorge therapeutisch sinnvoll sein, eine Ressourcenaktivierung zur Stabilisierung zu nutzen. Ergänzend können auch altbewährte Ansätze wie eine Etablierung des sicheren Ortes nach Reddemann (2012) zum Einsatz kommen. Dies empfehlen wir entschieden bei früh komplex traumatisierten Personen.

Instruktion für die ressourcenaktivierende Imagination

Ausgangspunkt ist eine Alltagssituation, in der Patient*innen Zugang zu gesunden Anteilen (Modus des Gesunden Erwachsenen oder des Glücklichen Kindes) hatten. Sollte diese nicht spontan berichtet werden, können die Patient*innen hingeleitet werden.

Zuerst wird eine Lösung aus der Aktualsituation eingeleitet:

„Um sich auf die aufsteigenden Bilder besser einlassen zu können, ohne von Ihrer aktuellen Umgebung abgelenkt zu sein, schließen Sie nun bitte Ihre Augen.“

1. Emotionale Aktivierung und Fokussierung und Benennung der aktivierten Emotion

„Denken Sie bitte an eine Situation in Ihrem Alltagsleben, in der Sie sich wohl und zufrieden gefühlt haben, mit sich im Reinen und kompetent, sicher und aufgehoben. Stellen Sie sich diese Situation bitte ganz genau vor und lassen Sie sie vor Ihrem inneren Auge lebendig werden:

Wo sind Sie?

Was sehen oder hören Sie um sich herum?

Wer ist außer Ihnen noch anwesend?

Falls eine oder mehrere andere Personen anwesend sind, sehen Sie diesen direkt ins Gesicht. Was sehen Sie?

Riechen oder schmecken Sie auch etwas?

Was in dieser Szene ist der angenehmste Augenblick für Sie?

Was ist Ihr vorherrschendes Gefühl? Ist es Freude, Geborgenheit, Ruhe, Kraft, Verbundenheit oder ein anderes Gefühl?

Wie fühlt sich dieses Gefühl im Körper an?

Wo im Körper spüren Sie es und wie fühlt sich das an?

Benennen Sie das Gefühl und die Körperempfindung bitte ganz genau.“

2. Emotionsbrücke in die Vergangenheit

„Bleiben Sie bitte mit dem Gefühl in Kontakt und lassen Sie sich zurücktreiben in Ihre Kindheit. Sie müssen dafür gar nichts tun, die Bilder kommen von alleine. Fokussieren Sie nur das Gefühl und die Körperempfindung und haben Sie ein bisschen Geduld. Werten Sie nicht, ob das aufsteigende Bild passend ist. Ihr Verstand kann dies nicht beurteilen. Sie können nichts falsch machen. Schauen Sie, welche Bilder spontan aufsteigen. Wenn mehrere Bilder kommen, spüren Sie nach, welches Sie am stärksten anzieht. Lassen Sie sich Zeit und bleiben Sie bei Ihrem Gefühl. Sie können nichts falsch machen. Beschreiben Sie, was Sie sehen, auch wenn Ihr Verstand sagt, dass es nicht passt oder irrelevant ist. Beschreiben Sie die Situation aus den Augen eines Kindes.

Da ich nun mit einem Kind spreche, möchte ich ‚du' sagen, ist das okay? (Zustimmung abwarten)

Wo bist du genau?

Was machst du?

Wer ist bei dir? Was macht die andere Person oder die anderen Personen?

Was passiert gerade?

Was siehst du?

Hörst du auch etwas?

Oder riechst oder schmeckst du etwas?

Was fühlst du in diesem Moment? Woher kommt das gute Gefühl? Was in dieser Situation ist besonders wichtig dafür, dass du dich jetzt so wohl fühlst? Wer oder was hat dazu beigetragen, dass du dich wohl fühlst?"

3. Verbindung herstellen mit dem heutigen Modus des Gesunden Erwachsenen und Speicherung des positiven Erlebens für späteren Abruf

*„Jetzt spreche ich wieder Sie als Erwachsene*n an. Können Sie sich vorstellen, dass Sie als Erwachsene*r in die Situation zu dem*r Kleinen hineingehen?*

Was fühlen Sie, wenn Sie sehen, wie es dem Kind geht und dass es gut behandelt wird?

Möchten Sie dem Kind sagen, wie sehr Sie sich freuen, dass es ihm gut geht und dass es verdient, dass es ihm gut geht?

Beschreiben Sie, was Sie empfinden, und sprechen Sie das Kind direkt mit ‚du' an, in direkter Rede.

*Ich frage nun wieder das Kind: Wie fühlt sich das an, dass es dem*r Erwachsenen so wichtig ist, dass du dich wohl fühlst?*

*Und ich frage den*die Erwachsenen*Erwachsene: Was fühlen Sie jetzt und wie reagiert Ihr Körper, wenn Sie sich so daran freuen, dass es dem Kind gut geht?*

Was fühlen Sie, wenn Sie Ihr Kind-Ich anschauen? Konzentrieren Sie sich auf die positiven Gefühle. Kritische Gedanken können Ihren Strafenden oder Fordernden Anteilen zugeordnet werden.

Und noch einmal frage ich das Kind:

Wie fühlst du dich jetzt? Wie fühlt sich dein Körper an? Wenn du dich sicher, geborgen, unterstützt und angenommen fühlst und dein Körper ruhig und entspannt ist, dann spüre diesem Gefühl nach, speichere es in deinem Inneren ab und merke dir, was du bekommen hast, um dich so gut zu fühlen. Bewahre das Bild davon, was du gebraucht und bekommen hast."

4. Rückführung

„Nun kommen Sie bitte zurück ins Hier und Jetzt, an den Ort, an dem Sie die Übung begonnen haben. Wenn ich bis drei gezählt habe, öffnen Sie bitte Ihre Augen und orientieren Sie sich wieder im Hier und Jetzt.

Eins, zwei, drei!"

5.3.2 Diagnostische Imaginationen

Die diagnostische Imagination ist ein Tool zur Exploration der Modus-Landkarte des*r Patienten*Patientin, das bereits emotionale Aktivierung und in vielen Fällen sogar ein erstes In-Bewegung-Bringen des inneren Systems ermöglicht. Der primäre Zweck der diagnostischen Imagination ist jedoch tatsächlich ein orientierender. Wir wollen eine Idee davon bekommen, welche kindlichen Erfahrungen relevant sind, welche emotionalen Grundbedürfnisse in welcher Weise und durch wen frustriert worden sind und welche Modi sich daraus entwickelt haben. Ergänzend sind die in Abschnitt 5.3 beschriebenen explorativen Fragen sowie der Einsatz des *Schema Mode Inventory* SMI (Lobbestael et al., 2010; Reiss et al., 2012) hilfreich.

Die diagnostische Imagination ist gleichbedeutend mit der sogenannten Emotionalen Exposition und endet mit starker emotionaler Aktivierung des*r Patienten*Patientin. Die Emotionale Exposition kann tatsächlich analog zur Exposition bei Angst- und Zwangsstörungen verstanden werden. Das Durchdringen zu den Gefühlen des Kind-Modus und das intensive Durchleben dieser Gefühle ist essenzielle Voraussetzung für nachhaltige Veränderung.

Der*die Patient*in ist emotional aktiviert und nimmt die Aktivierung mit in das Hier und Jetzt. Nach dem Öffnen der Augen soll er*sie das Gefühl nachklingen lassen und wird dabei unterstützt, die Zusammenhänge zwischen biografischen Erfahrungen und aktuellen Schwierigkeiten zu verstehen.

Ist die emotionale Aktivierung des*r Patienten*Patientin oder die imaginierte Situation selbst extrem, sodass eine Beendigung der Imagination an dieser Stelle fachlich und ethisch nicht zu verantworten ist, sollte sich der diagnostischen Imagination direkt ein Imaginatives Überschreiben mit einer Modifikation der kindlichen Situation und Versorgung von Grundbedürfnissen anschließen (Imaginatives Überschreiben, siehe Seite 130 ff.).

In Abhängigkeit von Stabilität und Vorgeschichte des*r Patienten*Patientin kann vor und nach der diagnostischen Imagination der sichere Ort aufgesucht oder ein Erleben aus der ressourcenorientierten Imagination aktiviert werden.

Es kann diskutiert werden, ob das Imaginative Überschreiben sich nicht per se immer der diagnostischen Imagination beziehungsweise der Emotionalen Exposition anschließen sollte. Für die reine Emotionale Exposition spricht, dass Patient*innen eine erste Erfahrung damit machen, dass Gefühle nicht schädlich sind, ausgehalten werden können, einen Sinn und Zweck haben und etwas bewegen. Aus unserer Sicht ist diese Lernerfahrung aber durchaus auch dann möglich, wenn im nächsten Schritt eine Modifikation der kindlichen Situation im Sinne einer Überschreibung erfolgt. Das vorherige intensive Gefühl sollte aber auch dabei nicht zu schnell aufgelöst werden. Es ist grundsätzlich okay, wenn Patient*innen in einer Imagination auch über längere Zeit stark emotional aktiviert sind, heftig weinen und laut klagen. Wann immer aber eine starke Bedrohung erlebt wird, sollte das Kind möglichst rasch in Sicherheit gebracht und versorgt werden. Denn nicht die Gefühle sind das Problem, auch wenn sie noch so stark sind, das Problem sind die frustrierten emotionalen Grundbedürfnisse. Um noch einmal Rosenbergs eingängiges Bild sprechen zu lassen: Nicht das grelle Aufleuchten der Signallampen am Armaturenbrett sollte den*die Autofahrer*in beunruhigen, sondern der zugrunde liegende leere Tank oder niedrige Ölstand.

Hilfreich kann die diagnostische Imagination in jedem Falle immer dann sein, wenn die *Einsicht* des*r Patienten*Patientin in seine*ihre Prägungen und die Zusammenhänge mit heutigen Verhaltensweisen und Problemen gefördert werden soll. Zum Beispiel: „Jetzt verstehe ich, warum ich immer so verletzt reagiere und mich so mies fühle, wenn ich mal kritisches Feedback bekomme. Das kommt daher, dass mein Opa nie ein gutes Haar an mir gelassen und mich ständig niedergemacht hat!“ Oder: „Es ist ja ganz klar, dass ich Schwierigkeiten habe, meine Impulse zu kontrollieren, weil da nie jemand war, der mir dafür eine Anleitung gegeben hat. Ich war total mir selbst überlassen!“ Diese Erkenntnisse sind hilfreich und werden von Patient*innen als positiv und erleichternd erlebt, weil sie eine Erklärung für die Probleme im Hier und Jetzt liefern. Wegen einer möglichen Abschreckung von Patient*innen durch eine diagnostische Imagination, der sich keine Überschreibung mit „Happy End“

anschließt, muss man sich also keine Sorgen machen. Eine Ausnahme stellen selbstverständlich kindliche Situationen dar, in denen Gewalt droht. Übergriffe müssen in jedem Fall gestoppt werden.

Wichtig für die orientierende Funktion der diagnostischen Imagination ist, dass die Patient*innen

- zu irgendeinem Zeitpunkt uneingeschränkt im Kind-Modus sind und intensive affektive Reaktionen zeigen,
- Reaktionsmuster ihrer früheren Bezugsperson(en) szenisch erleben und
- ihre emotionalen Bedürfnisse benennen („Ich sehne mich nach …", „Ich brauche …").

Ergebnisse der diagnostischen Imagination sind:

- Patient*in und Therapeut*in bekommen ein Verständnis davon, unter welchen interaktionellen Bedingungen das Kind aufgewachsen ist und welche emotionalen Grundbedürfnisse frustriert wurden.
- Verhalten von Bezugspersonen und Erleben des Kindes können den Strafenden, Fordernden und Kind-Modi zugeordnet werden, Bewältigungs-Modi werden nachvollziehbar, die Modus-Landkarte wird gefüllt.
- Patient*innen erleben und verstehen Zusammenhänge zwischen aktuellen Problemen und vergangenen Erfahrungen, wodurch aktuelles Erleben an Bedrohlichkeit und Unkontrollierbarkeit verliert. Das emotionale Erleben wird dem Verstand zugänglich gemacht, was konkrete Veränderung möglich macht.
- Es ergeben sich neue Sichtweisen auf den Problemfokus und mögliche Lösungen, wenn ein*e Patient*in zum Beispiel erkennt, dass er*sie sich nicht deshalb ungeliebt fühlt, weil seine*ihre Partner*in zuweilen zu spät kommt, sondern weil er*sie als kleines Kind keine konstant verfügbare Bezugsperson hatte.
- Die Empathie für unsere Patient*innen wird erhöht oder erleichtert. Denn es ergeben sich zum Teil verblüffende Erkenntnisse auf Therapeut*innenseite. Saß zum Beispiel bisher ein herablassend, fordernd und überheblich auftretender Mittvierziger vor Ihnen, begegnen Sie nun dem kleinen Jungen, der er einmal war. Dieser kleine Junge empfängt mit hängenden Schultern und zu Boden gerichtetem Blick die abwertenden Zuschreibungen als Nichtsnutz, Dummkopf und Trottel durch seinen Vater.

Instruktion und Leitfaden für eine diagnostische Imagination (Emotionale Exposition)

1. Gegebenenfalls emotionale Stabilisierung vorschalten (nur bei instabilen Patient*innen notwendig)

„Begeben Sie sich jetzt bitte an einen rundum sicheren Ort und stellen Sie sich diesen ganz genau vor. Eventuell gestalten Sie einen solchen Ort aus Ihrer Fantasie heraus. Wichtig ist, dass Sie sich rundum sicher und geborgen und wohl fühlen."

2. Emotionale Aktivierung einer aktuellen Auslösesituation (am besten gelingt es, direkt aus einer aktivierten Situation heraus in das Gefühl zu gehen; dann direkt zu Schritt 3 gehen)

„Suchen Sie sich jetzt bitte eine Situation aus Ihrem Alltagsleben, in der Sie emotional sehr beteiligt waren, also ein heftiges unangenehmes Gefühl hatten, und stellen Sie sich diese ganz genau vor. Schließen Sie bitte Ihre Augen. Lassen Sie die Situation noch einmal vor Ihrem inneren Auge lebendig werden. Sie sind nun wieder in dieser Situation.

Wo sind Sie? Was sehen Sie um sich herum?

Wer ist außer Ihnen noch anwesend?

Wie spät ist es?

Was passiert gerade?

Was hören Sie? Riechen oder schmecken Sie auch etwas?

Falls noch eine andere Person anwesend ist, schauen Sie dieser direkt ins Gesicht! Was sehen Sie?

Was in dieser Szene ist der allerschlimmste Augenblick für Sie?"

Sobald die Emotion deutlich spürbar ist, leiten Sie direkt die Emotionsbrücke ein.

3. Fokussierung und Benennung der aktivierten Emotion (eventuell ambivalent)

„Was ist Ihr Gefühl? Ist es Trauer, Wut, Ärger, Angst? Oder Ungeduld? Langeweile? Ist da neben dem Hauptgefühl noch ein anderes Gefühl am Rande? Wie fühlt sich das in Ihrem Körper an?"

Gegebenenfalls das Gefühl mit den Worten des*r Patienten*Patientin selbst noch einmal benennen, um ihn*sie aktiviert zu halten. Sehr hilfreich ist eine ganz genaue Benennung des Gefühls und der Körperempfindung. Zu vermeiden ist allerdings unbedingt, den*die Patienten*Patientin an dieser Stelle zu lange „auszufragen", da dies die emotionale Aktivierung unterbrechen und somit die Emotionsbrücke einbrechen lassen kann.

4. Emotionsbrücke in die Vergangenheit

„Bleiben Sie jetzt bitte mit dem Gefühl und der körperlichen Reaktion in Kontakt, lassen Sie sich zurücktreiben in Ihre Kindheit. Stellen Sie sich vor, wie Sie immer kleiner werden. Schauen Sie,

welche Bilder spontan vor Ihrem inneren Auge erscheinen. Sie müssen dafür nichts aktiv tun, die Bilder kommen ganz von alleine. Bleiben Sie nur bei Ihrem Gefühl und der Körperempfindung. Werten Sie nicht, ob das Bild passend sein könnte. Ihr Verstand kann dies nicht beurteilen. Wenn mehrere Bilder kommen, wählen Sie aus dem Bauch heraus das, welches Sie am stärksten anzieht. Sie können dabei nichts falsch machen. Beschreiben Sie mir, was Sie sehen, auch wenn Sie die Relevanz des Bildes auf den ersten Blick nicht erkennen."

Ideal sind Bilder aus der Grundschulzeit beziehungsweise „so früh wie möglich". Geben Sie dem*r Patienten*Patientin Zeit, aber bleiben Sie dran.

5. **Interaktion mit den Bezugspersonen** in der Kindheitsszene wieder aktivieren

Lassen Sie sich die Situation aus der Sicht des Kindes beschreiben. Wenn der*die Patient*in in einer Szene angekommen ist, fragen Sie:

„Wie alt sind Sie jetzt?"

Wenn das Kind zum Beispiel sechs Jahre alt ist:

*„Schlüpfen Sie nun ganz in die Haut des*r Sechsjährigen. Seien Sie der*die Sechsjährige.*

Da ich nun mit einem Kind spreche, möchte ich ‚du' sagen, ist das okay?

Wo bist du genau?

Was machst du?

Wer ist bei dir?

Was passiert gerade?

Was siehst du?

Hörst du auch etwas?

Oder riechst oder schmeckst du etwas?

Ist noch jemand bei dir? Was tut diese Person?"

Die Szene aus der Kindheit in bildhafter Qualität wieder ablaufen lassen und auf die aktivierten Gefühlsfacetten achten.

„Was fühlst du?"

Die emotionale Aktivierung sollte stark, aber nicht überflutend sein. Bei Bedarf können *Subjective Units of Disturbance/Subjective Units of Distress* (SUD, Wolpe, 1969) erfragt werden. Dabei wird das Ausmaß an emotionaler Belastung auf einer Skala von 0 bis 10 angegeben, wobei 0 keinerlei Belastung und 10 die größtmögliche Belastung darstellt.

Wenn die Emotionen sehr stark sind, kann auch das Kind in der dritten Person angesprochen werden, das dämpft die Gefühle etwas:

„Wo ist das Kind? Was fühlt das Kind?" Oder: „Was fühlt der kleine Thomas?"

Bei zu großer Anspannung direkt zum nächsten Schritt.

Stoppen Sie, bevor das eigentliche Trauma beginnt (Vergewaltigung, Schläge etc.).

6. Den Film anhalten:

„Wir halten jetzt den Film an. Sie haben die Fernbedienung. Es passiert nichts mehr. Sie sind sicher!"

7. Frage nach den Grundbedürfnissen

„Wonach sehnst du dich jetzt?" Oder: *„Was würde dir jetzt helfen?"* Oder: *„Was braucht ein Kind (der kleine Thomas) in solch einer Situation?"*

Der*die Patient*in soll sich nur auf das Gefühl einlassen und es aussprechen, sie*er muss nichts tun!

Bei extremer emotionaler Aktivierung oder einer extremen kindlichen Situation (zum Beispiel sexueller Übergriff, Vergewaltigung, Folter, körperliche Gewalt etc.) ist es empfehlenswert, das Imaginative Überschreiben direkt anzuschließen oder zumindest wieder an einen sicheren Ort zu gehen.

8. Rückführung

„Bleiben Sie bei dem Gefühl. Lassen Sie langsam die Situation vor Ihrem inneren Auge verblassen und nehmen Sie das Gefühl mit ins Hier und Jetzt. Kommen Sie zurück in diesen Raum, auf diesen Stuhl, und wenn ich bis drei gezählt habe, öffnen Sie die Augen und orientieren Sie sich wieder im Hier und Jetzt.

Eins, zwei, drei."

5.3.3 Überschreibende Imaginationen

Die überschreibende Imagination beginnt analog zur diagnostischen Imagination (Schritte 1–7), mündet dann aber in einen weiterführenden Teil mit mehreren aufeinander aufbauenden modifizierenden Schritten.

Kernelement der überschreibenden Imagination ist die Entmachtung von Strafenden und Fordernden Anteilen oder auch die Konfrontation von Laissez-faire-Modi und die Versorgung des Kindes. Das bedeutet, dass in der Vorstellung kraftvoll und wirkungsvoll etwas dagegen unternommen wird, dass die emotionalen Grundbedürfnisse des Kindes frustriert werden. In der aktivierten Repräsentation der

Begegnung mit derjenigen Bezugsperson, mit deren Internalisierung beziehungsweise Introjekt der*die Patient*in heute zu kämpfen hat, wird diese Bezugsperson zur Rede gestellt und mit ihrem ungünstigen Verhalten konfrontiert. Es wird sehr klar und ohne Zensur ausgesprochen, was an dem Verhalten schädlich ist, wie es dem Kind damit geht und was das Kind braucht. Die Repräsentation der Bezugsperson wird in die Schranken verwiesen. Das heißt, Strafende Modi werden entmachtet, Fordernde und Laissez-faire-Modi werden konfrontiert und reguliert.

Die Entmachtung beziehungsweise Konfrontation geschieht im Idealfall durch den*die Patienten*Patientin selbst, der als Gesunder Erwachsener in die Imagination geht und seinem*ihrem Kind-Ich zur Seite steht. In den allermeisten Fällen ist dies dem*r Patienten*Patientin in den ersten Imaginationen noch nicht ohne Weiteres möglich.

Häufig wird daher der*die Therapeut*in versuchen, den Modus des Gesunden Erwachsenen des*r Patienten*Patientin zu aktivieren, indem er*sie

- sich in eine positiv besetzte Bezugsperson oder eine mächtige Figur aus Fantasie, Fiktion oder dem öffentlichen Leben hineinversetzt (Extensionstechnik) oder
- sich vorstellt, das eigene (reale heutige) Kind oder ein Kind, dass er / sie mag, sei in der Situation wie er*sie selbst damals (Substitutionstechnik).

Einen Switch in den Modus des Gesunden Erwachsenen, der zu Entmachtung der schädlichen Anteile und Versorgung des Kindes in der Lage wäre, erkennen wir als Therapeut*innen daran, dass in den Patient*innen Wut aufkeimt und damit einhergehend ein Impuls zur Selbstbehauptung und aktiven Handlung.

Falls weder Extensionstechnik noch Substitutionstechnik zu Selbstbehauptungstendenzen führen, gehen Therapeut*innen selbst in die kindliche Szene hinein und übernehmen die Entmachtung und die Versorgung. Unabhängig davon, was der*die Patient*in selbst von vorneherein oder mithilfe der Extensions- oder Substitutionstechnik theoretisch kann, kann die Erfahrung, dass eine andere Person (Therapeut*in) *für den*die Patienten*Patientin* aufsteht und einsteht, sehr heilsame Wirkung haben. Diese Erfahrung machen wir auch immer wieder in unserer Praxis. Vor diesem Hintergrund kann diskutiert werden, ob nicht das Auftreten des*r Therapeuten*Therapeutin als entmachtende beziehungsweise konfrontierende und versorgende Instanz in der Imagination zu Beginn der Therapie per se in Erwägung zu ziehen ist. Dies ändert nichts daran, dass das *Ziel* darin besteht, dass der*die Patient*in die Entmachtung und die Versorgung später selbst übernehmen kann.

Wesentlich für eine effektive überschreibende Imagination ist auch, dass Patient*innen dazu angeleitet werden, sehr bewusst und genau in das veränderte Erleben hineinzuspüren, das sich einstellt, wenn schädliche Einflüsse gestoppt und Grundbedürfnisse befriedigt worden sind. Wie in allen Schritten der Imagination ist hier neben der Ebene der Gefühle auch der körperlich spürbare Affekt von großer Bedeutung und sollte immer mit benannt werden. Den körperlichen Affekt mit zu benennen, ermöglicht es Patient*innen, alle Ebenen des Erlebens zueinanderzuführen und gegebenenfalls auch somatoforme Aspekte einer Symptomatik zu überwinden. Darüber hinaus markiert der körperliche Affekt Modi zum Teil sehr stark, ohne dass dies den Patient*innen zunächst bewusst ist. Die bewusste Markierung kann Patient*innen dabei helfen, funktionale Modi im Alltag kontrolliert zu aktivieren, indem sie sich zum Beispiel muskulär entspannen oder in der Körperachse aufrichten. Körperempfinden und Gefühl *nach der* Entmachtung sollte immer dem Körperempfinden und Gefühl gegenübergestellt werden, das der*die Patient*in empfunden hat, als er*sie den schädlichen Botschaften noch ausgesetzt war und die emotionalen Grundbedürfnisse noch unbefriedigt waren. Erst wenn ein substanziell positiver Effekt auf das emotionale Erleben zu verzeichnen ist, kann die Imagination beendet werden. Das ruhige, wohlige und ausgeglichene Gefühl, das sich einstellt, gepaart mit körperlicher Entspannung und Lösung, wird ebenfalls markiert als Empfindungen des Glücklichen Kindes und als Signal dafür, dass die unternommenen Schritte (also alles, was im Rahmen von Entmachtung und Versorgung passiert ist) die richtigen waren.

In manchen Fällen kann an dieser Stelle auch ein Gefühl von verarbeitender Trauer (darüber, wie schwer es gewesen ist und was gefehlt hat) und Selbstmitgefühl aufkommen.

Vor der Rückführung des*r Patienten*Patientin ins Hier und Jetzt kann optional noch ein Transfer unternommen werden von der Erfahrung aus der Imagination auf die auslösende Aktualsituation der erwachsenen Person. Hier wird der Versuch unternommen, unter dem Einfluss des Erlebens befriedigter emotionaler Grundbedürfnisse in der Imagination entsprechende Handlungsentwürfe für neues Verhalten des erwachsenen Ichs in heutigen Situationen zu machen.

In jedem Fall wird die Imagination nach der Rückführung ins Hier und Jetzt nachbesprochen. Der*die Patient*in wird gebeten, frei über seine*ihre Erfahrungen zu berichten und zu reflektieren, ob er nun die Aktualsituation anders bewertet und interpretiert. Idealerweise kann der*die Patient*in festhalten, was er in der Imagination erlebt und erfahren hat und wie der Zusammenhang mit der aktuellen Problematik ist, indem er einen „Merksatz“ für sich formuliert.

In Leitfäden für Imaginatives Überschreiben mit Anregungen für die Entmachtung beziehungsweise Reduktion von Strafenden und Fordernden Modi sowie die Versorgung von Kind-Modi werden häufig beispielhaft Verletzungen des Bindungsbedürfnisses und die Versorgung Vulnerabler-Kind-Modi dargestellt.

Tatsächlich können und sollen Imaginationen jedoch bei Frustration *aller* emotionalen Grundbedürfnisse in der Kindheit und bei *allen* problematischen Kind-Modi angewandt werden.

Da für die Behandlung der Verhaltenssucht *alle* Bedürfnisfrustrationen und neben dem Vulnerablen Kind auch die Modi Impulsives und Undiszipliniertes Kind relevant sein können, stellen wir im Folgenden je einen Leitfaden sowie beispielhaft eine Anwendung des Leitfadens für Imaginationen vor, deren Kernthemen nicht das Bedürfnis nach Bindung und das Vulnerable Kind sind, sondern das Bedürfnis nach realistischen Grenzen und Selbstkontrolle und das Impulsive beziehungsweise Undisziplinierte Kind. Es wird dann der Laissez-faire-Modus konfrontiert. Es handelt sich bei den Beispielen um eine überschreibende Imagination mit Piet B. (siehe Fallbeispiel S. 99 f.) und eine mit Carsten M. (siehe Fallbeispiel S. 98 f.).

Die Besonderheit dieser Imaginationen besteht darin, dass ein Vernachlässigender oder Verwöhnender Laissez-faire-Modus konfrontiert wird und funktional begrenzende und orientierende innere Botschaften des Gesunden Erwachsenen aufgebaut werden. Anforderungen des Modus des Gesunden Erwachsenen sind funktional, wenn sie realistische und an den Bedürfnissen der eigenen Person und anderer Menschen ausgerichtete Vorgaben darstellen. Diese sind unseres Erachtens Teil einer gelungenen Sozialisation und ermöglichen es dem*r Erwachsenen, eigene Ziele zu verfolgen, das Bedürfnis nach Autonomie und Kompetenz zu befriedigen, in einer Gemeinschaft anerkannt zu sein und damit das Bedürfnis nach Bindung zu befriedigen, Herausforderungen und Probleme des Lebens zu bewältigen, Frustrationen aushalten zu können, sich empathisch in andere Menschen einzufühlen und sich auch mit über individuelle Bestrebungen hinaus wertvollen Beiträgen in die Gesellschaft einbringen zu können.

In den Beispielen sind die unmittelbaren Gefühle des Impulsiven- beziehungsweise Undisziplinierten-Kind-Modus die Ausgangspunkte für die Emotionsbrücke in die Vergangenheit. In der Praxis funktioniert das mit Patient*innen mit starkem Modus des Impulsiven oder Undisziplinierten Kindes erstaunlich gut. In manchen Fällen kann aber auch ein „Umweg" sinnvoll sein: Dann wird die Emotionsbrücke über eine Situation gebaut, in der der*die Patient*in die Kosten seines*ihres Verhaltens spürt, also zum Beispiel in Konflikt mit anderen Personen gerät, weil er*sie unzuverlässig oder egozentrisch handelt.

Die Leitfäden für die Durchführung der überschreibenden Imaginationen navigieren Therapeut*innen durch verschiedene mögliche Abläufe und potenziell auftauchende Hürden. Wir empfehlen dringlich, jeweils die gesamte Instruktion vor der ersten Durchführung sorgfältig zu lesen.

Instruktion und Leitfaden für eine überschreibende Imagination mit Entmachtung von Fordernden und Strafenden Modi und Versorgung des Modus des Vulnerablen Kindes

1. Gegebenenfalls emotionale Stabilisierung vorschalten (nur bei instabilen Patient*innen notwendig)

„Begeben Sie sich jetzt bitte an einen rundum sicheren Ort und stellen Sie sich diesen ganz genau vor. Eventuell gestalten Sie einen solchen Ort aus Ihrer Fantasie heraus. Wichtig ist, dass Sie sich rundum sicher und geborgen und wohl fühlen."

2. Emotionale Aktivierung einer aktuellen Auslösesituation (am besten gelingt es, direkt aus einer aktivierten Situation heraus in das Gefühl zu gehen; dann direkt zu Schritt 3 gehen)

„Suchen Sie sich jetzt bitte eine Situation aus Ihrem Alltagsleben, in der Sie emotional sehr beteiligt waren, also ein heftiges unangenehmes Gefühl hatten, und stellen Sie sich diese ganz genau vor. Schließen Sie bitte Ihre Augen. Lassen Sie die Situation noch einmal vor Ihrem inneren Auge lebendig werden. Sie sind nun wieder in dieser Situation.

Wo sind Sie? Was sehen Sie um sich herum? Wer ist außer Ihnen noch anwesend? Wie spät ist es? Was passiert gerade? Was hören Sie? Riechen oder schmecken Sie auch etwas? Falls noch eine andere Person anwesend ist, schauen Sie dieser direkt ins Gesicht! Was sehen Sie?

Was in dieser Szene ist der allerschlimmste Augenblick für Sie?"

Sobald die Emotion deutlich spürbar ist, leiten Sie direkt die Emotionsbrücke ein.

3. Fokussierung und Benennung der aktivierten Emotion (eventuell ambivalent)

„Was ist Ihr Gefühl? Ist es Trauer, Wut, Ärger, Angst? Ist da neben dem Hauptgefühl noch ein anderes Gefühl am Rande? Wie fühlt sich das in Ihrem Körper an?"

Gegebenenfalls das Gefühl mit den Worten des*r Patienten*Patientin selbst noch einmal benennen, um ihn*sie aktiviert zu halten. Sehr hilfreich ist eine ganz genaue Benennung des Gefühls und der Körperempfindung. Zu vermeiden ist allerdings unbedingt, den*die Patienten*Patientin an dieser Stelle zu lange „auszufragen", da dies die emotionale Aktivierung unterbrechen und somit die Emotionsbrücke einbrechen lassen kann.

4. Emotionsbrücke in die Vergangenheit

„Bleiben Sie jetzt bitte mit dem Gefühl und der körperlichen Reaktion in Kontakt, lassen Sie sich zurücktreiben in Ihre Kindheit. Stellen Sie sich vor, wie Sie immer kleiner werden. Schauen Sie, welche Bilder spontan vor Ihrem inneren Auge erscheinen. Sie müssen dafür nichts aktiv tun, die Bilder kommen ganz von alleine. Bleiben Sie nur bei Ihrem Gefühl und der Körperempfindung. Werten Sie nicht, ob das Bild passend sein könnte. Ihr Verstand kann dies nicht beurteilen. Wenn

mehrere Bilder kommen, wählen Sie aus dem Bauch heraus das, welches Sie am stärksten anzieht. Sie können dabei nichts falsch machen. Beschreiben Sie mir, was Sie sehen, auch wenn Sie die Relevanz des Bildes auf den ersten Blick nicht erkennen.“

Ideal sind Bilder aus der Grundschulzeit beziehungsweise „so früh wie möglich“. Geben Sie dem*r Patienten*Patientin Zeit, aber bleiben Sie dran.

5. Interaktion mit den Bezugspersonen in der Kindheitsszene wieder aktivieren.

Lassen Sie sich die Situation aus der Sicht des Kindes beschreiben. Wenn der*die Patient*in in einer Szene angekommen ist, fragen Sie:

„Wie alt sind Sie jetzt?“

Wenn das Kind zum Beispiel sechs Jahre alt ist:

*„Schlüpfen Sie nun ganz in die Haut des*r Sechsjährigen. Seien Sie der*die Sechsjährige.*

Da ich nun mit einem Kind spreche, möchte ich ‚du‘ sagen, ist das okay?

Wo bist du genau?

Was machst du?

Wer ist bei dir?

Was passiert gerade?

Was siehst du?

Hörst du auch etwas?

Oder riechst oder schmeckst du etwas?

Ist noch jemand bei dir? Was tut diese Person?“

Die Szene aus der Kindheit in bildhafter Qualität wieder ablaufen lassen und auf die aktivierten Gefühlsfacetten achten.

„Was fühlst du?“

Die emotionale Aktivierung sollte stark, aber nicht überflutend sein. Bei Bedarf können *Subjective Units of Disturbance/Subjective Units of Distress* (SUD, Wolpe, 1969) erfragt werden. Dabei wird das Ausmaß an emotionaler Belastung auf einer Skala von 0 bis 10 angegeben, wobei 0 keinerlei Belastung und 10 die größtmögliche Belastung darstellt.

Wenn die Emotionen sehr stark sind, kann auch das Kind in der dritten Person angesprochen werden, das dämpft die Gefühle etwas:

„Wo ist das Kind? Was fühlt das Kind?“ Oder: *„Was fühlt der kleine Thomas?“*

Bei zu großer Anspannung direkt zum nächsten Schritt.

Stoppen Sie, bevor das eigentliche Trauma beginnt (Vergewaltigung, Schläge etc.).

6. Den Film anhalten:

„Wir halten jetzt den Film an. Sie haben die Fernbedienung. Es passiert nichts mehr. Sie sind sicher!“

7. Frage nach den Grundbedürfnissen

„Wonach sehnst du dich jetzt?“ Oder: *„Was würde dir jetzt helfen?“* Oder: *„Was braucht ein Kind (der kleine Thomas) in solch einer Situation?“*

Der*die Patient*in soll sich nur auf das Gefühl einlassen und es aussprechen, er*sie muss nichts tun!

8. Entmachtung (bis die Bezugsperson entfernt ist, keine Argumente mehr hat oder einsichtig ist)

Es gibt unterschiedliche Möglichkeiten:

a) **Der*die Patient*in betritt als „Große*r Erwachsene*r“ die Situation und entmachtet selbst**

*„Können Sie sich vorstellen, wie Sie als ‚Große*r‘ diese Situation betreten? Wo möchten Sie stehen? Was ist Ihr Gefühl jetzt, wenn Sie sehen, wie das Kind (der*die Kleine) behandelt wird?“*

Bevor weiter gehandelt wird, sollte die emotionale Ressource (zum Beispiel Wut) aktiviert sein (ohne Wut keine Selbstbehauptung!). Der*die Therapeut*in muss bei mangelnder Wut unter Umständen die Entmachtung übernehmen (siehe d).

Sonst direkt zu b) oder c) übergehen. Besonders bei Patient*innen mit wenigen Ressourcen oder starkem Bedürfnis nach Versorgung zu Beginn der Therapie gleich zu d) gehen.

Falls der*die Patient*in noch nicht in der Lage ist, die Entmachtung vollständig selbst durchzuführen, kann der*die Therapeut*in auch mit ihm*ihr gemeinsam in die Szene gehen und die Konfrontation ergänzen und / oder coachen.

b) **Extensionstechnik:**

„Holen Sie jetzt bitte einen kompetenten Menschen aus Ihrem Leben oder eine mächtige Helferfigur (Person aus dem öffentlichen Leben, Figur oder Wesen aus Buch oder Film etc.) zu uns in das Bild. Was sagt diese Person zu dem, was sie hier sieht?“

Wenn sich die Patient*innen konkret genug in diese Person hineinversetzen, kann es sein, dass sie in eine erwachsene Bewertung kippen.

c) **Substitutionstechnik:**

„Setzen Sie jetzt bitte Ihr eigenes Kind (oder ggf. ein anderes Kind, das Ihnen am Herzen liegt) an diese Stelle. Was haben Sie jetzt für ein Gefühl, wenn Sie sehen, wie das Kind behandelt wird? Was möchten Sie aus diesem Gefühl heraus für das Kind tun oder sagen?“

d) **Der*die Therapeut*in gibt ein Modell für den Gesunden Erwachsenen**

Das Kind wird angesprochen (vor allem bei den ersten Imaginationen):

„Darf ich zu dir in die Situation kommen? Ich würde gerne mit in die Küche, ins Wohnzimmer etc. kommen. (Bei Irritation: *In der Vorstellung ist alles möglich, können Sie sich das vorstellen?) Wo stehe ich?“*

Validieren Sie die kindlichen Gefühle und lassen Sie sich dabei Zeit.

Innere Leitfragen: Was braucht das Kind (hinsichtlich emotionaler Grundbedürfnisse)? Was würde ich tun, wenn es mein Kind wäre?

Zum Beispiel:

„Hey, Stefanie, ich sehe, dass du gerade total große Angst hast. Das ist nicht in Ordnung! Das geht nicht, wie deine Eltern mit dir reden! Darf ich mal mit deinen Eltern sprechen?“

Allgemeine Hinweise zur Entmachtung (für Therapeut*innen in der Rolle des Gesunden Erwachsenen oder bei Bedarf als unterstützende Hinweise für Patient*innen im Modus des Gesunden Erwachsenen):

Den schädigenden Bezugspersonen (es müssen keineswegs die Eltern sein) muss klargemacht werden, was sie da tun und dass das nicht geht.

Sind die Bezugspersonen nicht einsichtig, wird das Kind geschützt und die Bezugspersonen werden mit ihrem schädlichen Verhalten konfrontiert.

Alles Handeln ist orientiert an den kindlichen Grundbedürfnissen.

Es ist wichtig, dass es zu einer Entmachtung kommt beziehungsweise der Kern der toxischen Botschaft entmachtet wird. Das heißt: Der toxische Einfluss wird nicht nur gestoppt, indem zum Beispiel ein*e Täter*in entfernt wird, sondern der Gesunde Erwachsene *sagt* dem*r Täter*in vorher noch, was so falsch, schädlich und verwerflich an seinem Tun und an seinen Botschaften ist.

Bei der Entmachtung sind der Fantasie keine Grenzen gesetzt (Jugendamt, Polizei, Waffen, Glaswände, Freunde, Zauberformel, Superkräfte, das Band zurückdrehen etc.). Wichtig ist, dass der*die Patient*in dabei innerlich zustimmen kann.

Eine **regelmäßige Rückversicherung** ist daher wichtig, wenn der*die Therapeut*in die Entmachtung übernimmt.

Der entmachtende Gesunde Erwachsene (Patient*in selbst oder Therapeut*in) darf nicht mit dem Kind gemeinsam in die Vermeidung gehen (zum Beispiel gemeinsam verstecken oder den toxischen Einfluss „nur" ausschalten, ohne entmachtende Worte an ihn zu richten)!

Die Grundbedürfnisse des Kindes müssen immer gesichert werden.

Die schädigende Person muss mit dem schädlichen Verhalten konfrontiert werden.

Wenn die Entmachtung durch den*die Therapeuten*Therapeutin oder ein anderes Modell erfolgt, sollte der*die Patient*in im Verlauf der Therapie (je nach „Ich-Stärke"/Stabilität des*r Patienten*Patientin) immer wieder darin unterstützt werden, **den eigenen Gesunden Erwachsenen in die Szene einzubringen** (zum Beispiel durch das Nachsprechen des Gesagten). Der*die Patient*in soll (wenn möglich) die Bezugsperson(en) laut und deutlich in direkter Rede entmachten, auch wenn diese in der Imagination nicht reagieren. Gegebenenfalls werden die Bezugspersonen entfernt beziehungsweise einer Behandlung oder anderen angemessenen und hilfreichen Maßnahme zugeführt.

Danach Stabilisierung des Effektes:

„Was fühlen Sie jetzt (in Ihrem Körper), wenn Sie sich so für das Kind eingesetzt haben?"

9. Nachbeelterung

Wenn das Kind geschützt ist, werden die **frustrierten Grundbedürfnisse** des Kindes befriedigt (Nähe, Körperkontakt, Selbstwirksamkeit, Spiel, Spaß, ein sicheres Zuhause, Grenzen etc.).

„Was brauchst du jetzt? Was fehlt dir? Wie machen wir die Situation sicher für dich? Wer sollte das tun? Wie fühlt sich das an? Brauchst du noch etwas? Was brauchst du noch?"

Variante A: Der*die Patient*in versorgt das Kind (= sich)

„Was möchten Sie jetzt für das Kind tun oder sagen?"

Auch hier kann die Substitutionstechnik eingesetzt werden:

„Stellen Sie sich vor, da steht Ihre Tochter. Was wollen Sie ihr sagen oder mit ihr tun? Sprechen Sie das Kind direkt und mit ‚du' an."

Variante B: Der*die Therapeut*in versorgt das Kind (meist zu Beginn der Therapie)

„Hey, Tina, ich möchte dir sagen …" (validieren, versorgen)

Variante C: Eine andere Helferfigur versorgt das Kind. Hier ist es sehr wichtig zu überprüfen, ob die Helferfigur in der Lage ist, die kindlichen Bedürfnisse zu erfüllen.

„Was sagt die Oma? Kann die Oma dich in den Arm nehmen? Fühlst du dich sicher bei der Oma?"

Das Kind wird immer in direkter Rede getröstet.

„Ich passe jetzt auf dich auf! Ich lasse dich nicht mehr alleine!"

Gegebenenfalls wird die Situation gemeinsam mit dem Kind verlassen und ein passender Ort aufgesucht. Dieser kann auch in der Fantasie sein. Dies allerdings immer erst nach erfolgreicher Entmachtung (da es sonst einer Vermeidung gleichkäme).

*„Sehen Sie sich nun das Kind an. Wie ist Ihr Gefühl, wenn Sie als Große*r das Kind anschauen?"*

Es ist wichtig, dass die Patient*innen ein positives Gefühl für das Kind entwickeln. Kritische Gedanken werden den inneren Bewerter*innen (also Strafenden und Fordernden Modi) zugeordnet. Wenn sich die Patient*innen nicht davon lösen können, übernehmen die Therapeut*innen die Versorgung des Kindes.

Vertiefende Variante im Rahmen der Entmachtung und Versorgung / Nachbeelterung:

Sehr wirkungsvoll zur tiefen Etablierung der funktionalen Anteile ist die detaillierte und kleinschrittige getrennte Abfrage des Erlebens von Gesundem Erwachsenen und Kind, wenn der*die Patient*in selbst die Entmachtung durchführt und das Kind versorgt.

Hier findet also im Rahmen der Entmachtung erst eine Befragung aus der Perspektive des Erwachsenen statt, wie er die Situation und das Kind erlebt. Dann, nach einem „Zurückspulen des Bandes", findet eine Befragung aus der Perspektive des Kindes statt, wie dieses das Eintreten des Gesunden Erwachsenen für sich erlebt.

Perspektive des Gesunden Erwachsenen:

*„Ich frage nun den*die Erwachsene*n:*

*Wie fühlen Sie sich jetzt als Gesunde*r Erwachsene*r, wenn Sie sehen, was die Eltern (Bezugspersonen) sagen?"*

Antwort des*r Patienten*Patientin im Modus des Gesunden Erwachsenen abwarten, zum Beispiel: „Ich fühle Wut und Empörung."

„Okay. Was wollen Sie den Eltern sagen oder mit den Eltern tun?"

Antwort des*der Patienten*Patientin im Modus des Gesunden Erwachsenen, zum Beispiel: „Ich will ihnen sagen, dass es falsch ist, was sie tun, und dass sie sofort damit aufhören sollen."

„Okay. Treten Sie jetzt für das Kind ein und entmachten Sie die Eltern."

Die Entmachtung wird wie oben beschrieben von dem*r Patienten*Patientin im Modus des Gesunden Erwachsenen durchgeführt.

„Und was wollen Sie dem Kind sagen oder mit dem Kind tun?"

Antwort des*r Patienten*Patientin im Modus des Gesunden Erwachsenen, zum Beispiel: „Ich will ihm sagen, dass es gut und wertvoll ist, so wie es ist, und dass ich bei ihm bin."

„Sagen Sie das dem Kind, versorgen Sie es."

Die Versorgung wird wie oben beschrieben durchgeführt.

„Sehen Sie das Kind an. Wie schaut es jetzt? Wie geht es ihm?“

Antwort des*r Patienten*Patientin im Modus des Gesunden Erwachsenen, zum Beispiel: „Es sieht noch etwas traurig aus. Es kann mir noch nicht so ganz glauben.“

„Okay. Was möchten Sie dem Kind noch sagen oder für das Kind tun?“

Antwort des*r Patienten*Patientin im Modus des Gesunden Erwachsenen, zum Beispiel: „Ich möchte ihm sagen, dass die Eltern einfach unrecht haben und es verboten ist, Kinder so schlecht zu behandeln.“

„Okay. Sagen Sie das nun dem Kind.

… Sehen Sie wieder das Kind an. Wie schaut es jetzt?“

Antwort des*r Patienten*Patientin im Modus des Gesunden Erwachsenen, zum Beispiel: „Es wird ruhiger, aber sieht immer noch etwas traurig aus.“

„Was möchten Sie dem Kind noch sagen oder für das Kind tun?“

Antwort des*r Patienten*Patientin im Modus des Gesunden Erwachsenen, zum Beispiel: „Ich möchte es in den Arm nehmen und ganz festhalten.“

„Okay. Nehmen Sie das Kind in den Arm.

… Sehen Sie wieder das Kind an. Wie schaut es jetzt?“

Antwort des*r Patienten*Patientin im Modus des Gesunden Erwachsenen, zum Beispiel: „Jetzt sieht es zufrieden und beruhigt aus.“

Perspektive des Kindes:

„Jetzt spulen wir das Band zurück und Sie sind wieder ganz das kleine Kind. Sie sehen die Situation wieder aus den Augen des Kindes. Ich frage nun das Kind:

*Wie fühlt sich das für dich an, wenn der*die Große deinen Eltern sagt, dass es nicht in Ordnung ist, dass sie so mit dir umgehen?“*

Antwort des*r Patienten*Patientin im Kind-Modus, zum Beispiel: „Es fühlt sich gut an. Aber ich fühle mich irgendwie allein.“

„Was fehlt dir? Was brauchst du noch?“

Antwort des*r Patienten*Patientin im Kind-Modus, zum Beispiel: „Ich möchte einfach nicht alleine sein.“

*„Kannst du dir vorstellen, dass der*die Große dich in den Arm nimmt und ganz festhält? Passt das für dich?“*

Antwort des*r Patienten*Patientin im Kind-Modus, zum Beispiel „Ja. Das fühlt sich gut an.“

„Wie geht es dir jetzt? Brauchst du noch etwas?“

Antwort des*r Patienten*Patientin im Kind-Modus, zum Beispiel: „Jetzt fühle ich mich sicher. So ist es gut."

11. Vergegenwärtigung des veränderten Erlebens

An den*die Erwachsenen*Erwachsene gerichtet: *„Wie fühlen Sie sich jetzt? Wie fühlt sich das im Körper an?"*

An das Kind gerichtet: *„Wie fühlst du dich jetzt? Wie fühlt sich dein Körper an? Was brauchst du noch?"*

Wichtig ist, dass das Kind sich sicher, geborgen, unterstützt, angenommen fühlt und sein Körper ruhig und entspannt ist. Etwaige Gefühle von (verarbeitender) Trauer können und dürfen daneben auch da sein.

„Spüre diesem Gefühl nach, speichere es in deinem Inneren ab und merke dir, was du gebraucht hast, um dich so gut zu fühlen. Bewahre das Bild davon, was du gebraucht und bekommen hast."

Entweder schon an dieser Stelle die Rückführung einleiten oder gegebenenfalls die optionalen Schritte zuvor noch durchführen:

12. Rückführung

„Gehen Sie nun in die Vogelperspektive und schauen Sie uns dabei zu, wie wir spielen, Sie mit Ihrem Hund toben, bei der Oma im Arm liegen etc. Spüren Sie noch einmal das veränderte Gefühl und lassen Sie langsam die Situation vor Ihrem inneren Auge verblassen. Kommen Sie zurück in diesen Raum, auf diesen Stuhl, und wenn ich bis drei gezählt habe, öffnen Sie die Augen und orientieren Sie sich wieder im Hier und Jetzt.

Eins, zwei, drei."

13. Optionale (aber sehr sinnvolle und kraftvolle) Schritte

Der*die Erwachsene wechselt mit dem veränderten Erleben in die aktuelle Ausgangssituation:

*„Fokussieren Sie bitte auf dieses Erleben, lassen Sie alle Bilder der Kindheitsszene verblassen und gehen Sie langsam wieder in die aktuelle Ausgangssituation, die das unangenehme Gefühl ausgelöst hat. Bleiben Sie aber mit dem neuen kraftvollen Gefühl in Kontakt. Sie sind wieder der*die Erwachsene. Sorgen Sie jetzt für sich, so gut Sie können: Wie möchten Sie sich jetzt verhalten? Was möchten Sie tun oder sagen? Wie fühlt sich das an? Verändert sich dadurch auch das Verhalten Ihres Gegenübers? Wie reagiert XY? Machen Sie so lange weiter, bis Sie mit dem Ergebnis zufrieden sind.*

Wechseln Sie nun in die Vogelperspektive und betrachten Sie das Geschehen von oben. Wenn Sie möchten, können Sie auch ein Foto von der Situation machen, das Sie mitnehmen, damit Sie, wenn Sie das möchten, jederzeit wieder zurück in diese veränderte Situation finden."

Dann Rückführung:

Nun kommen Sie bitte zurück ins Hier und Jetzt, in diesen Raum, auf diesen Stuhl, wo Sie die Übung begonnen haben. Wenn ich bis drei gezählt habe, öffnen Sie bitte Ihre Augen und orientieren Sie sich wieder im Hier und Jetzt.

Eins, zwei, drei."

14. Vergleich des Gefühls vorher / nachher

„Bitte vergleichen Sie das aktuelle Gefühl am Ende der Imagination mit dem Gefühl am Anfang der Übung."

15. Nachbesprechung

Im Anschluss sollte eine Nachbesprechung und eventuell eine Regelextraktion (schriftlich fixiert) erfolgen:

„Versuchen Sie bitte, diese Erfahrung in einem Merksatz zusammenzufassen."

Beispielhafte Merksätze sind:
„Ich bin gut und richtig, wie ich bin."
„Meine Gefühle sind in Ordnung und wichtig."
„Ich darf meine Grenzen schützen und mich behaupten."
...

Instruktion und Leitfaden für eine überschreibende Imagination mit Konfrontation des Laissez-faire-Modus und Versorgung des Modus des Impulsiven oder Undisziplinierten Kindes

1. Emotionale Aktivierung

Es wird eine Situation aus dem aktuellen Alltag des*r Patienten*Patientin mit starker emotionaler Aktivierung ausgewählt.

„Okay, schließen Sie bitte die Augen. Stellen Sie sich die Situation nun bitte ganz genau vor. Lassen Sie die Situation noch einmal vor Ihrem inneren Auge lebendig werden. Sie sind jetzt wieder in der Situation.

Wo sind Sie? Was sehen Sie um sich herum? Wer ist außer Ihnen noch anwesend? Wie spät ist es? Was passiert gerade? Was hören Sie? Riechen oder schmecken Sie auch etwas? Schauen Sie Ihrem Gegenüber (und ggf. anderen anwesenden Personen) direkt ins Gesicht! Was sehen Sie?

Was in dieser Szene ist der intensivste Augenblick für Sie? Was fühlen Sie?"

2. Fokussierung der aktivierten Emotion

„Wie fühlt sich dieses Gefühl in Ihrem Körper an? Wo sitzt es?“

3. Emotionsbrücke in die Vergangenheit

„Bleiben Sie jetzt bitte mit dem Gefühl und der körperlichen Reaktion in Kontakt, lassen Sie sich zurücktreiben in Ihre Kindheit. Stellen Sie sich vor, wie Sie immer kleiner werden. Schauen Sie, welche Bilder spontan vor Ihrem inneren Auge erscheinen. Sie müssen dafür nichts aktiv tun, die Bilder kommen ganz von alleine. Bleiben Sie nur bei Ihrem Gefühl und der Körperempfindung. Werten Sie nicht, ob das Bild passend sein könnte. Ihr Verstand kann dies nicht beurteilen. Wenn mehrere Bilder kommen, wählen Sie aus dem Bauch heraus das, welches Sie am stärksten anzieht. Sie können dabei nichts falsch machen. Beschreiben Sie mir, was Sie sehen, auch wenn Sie die Relevanz des Bildes auf den ersten Blick nicht erkennen.“

Ideal sind Bilder aus der Grundschulzeit beziehungsweise „so früh wie möglich“. Geben Sie dem*r Patienten*Patientin Zeit, aber bleiben Sie dran.

4. Interaktion mit den Bezugspersonen in der Kindheitsszene wieder aktivieren

Lassen Sie sich die Situation aus der Sicht des Kindes beschreiben. Wenn der*die Patient*in in einer Szene angekommen ist, fragen Sie:

„Wie alt sind Sie jetzt?“

Wenn das Kind zum Beispiel sechs Jahre alt ist:

„Da ich nun mit einem Kind spreche, möchte ich ‚du‘ sagen, ist das okay?

Wo bist du genau?

Was machst du?

Wer ist bei dir?

Was passiert gerade?

Was siehst du?

Hörst du auch etwas?

Oder riechst oder schmeckst du etwas?

Ist noch jemand bei dir? Was tut diese Person?

Was fühlst du?“

Die Szene aus der Kindheit in bildhafter Qualität wieder ablaufen lassen und auf die aktivierten Gefühlsfacetten achten.

5. Frage nach den Grundbedürfnissen

*„Können Sie sich vorstellen, als ‚Große*r' von heute in die Situation hineinzugehen? Was braucht ein Kind in solch einer Situation? Warum braucht es das?"*

Es empfiehlt sich, hier bereits den Gesunden-Erwachsenen-Modus des*r Patienten*Patientin ins Bild zu holen und anzusprechen, da es sich bei dem frustrierten Bedürfnis nach realistischen Grenzen und Selbstkontrolle um ein indirektes Grundbedürfnis handelt, das sich aus der Perspektive des Kindes wahrscheinlich noch nicht unmittelbar erschließt. Der Gesunde Erwachsene hingegen ist in der Lage, die Perspektive zu wechseln und sich in andere Menschen einzufühlen und Prozesse sowie langfristige Konsequenzen einzuschätzen.

Die*der Patient*in soll zunächst nur aussprechen, was das Kind braucht, sie*er muss nichts tun!

6. Konfrontation des Laissez-faire-Modus beziehungsweise Förderung funktional begrenzender innerer Botschaften des Modus des Gesunden Erwachsenen (bis die Bezugsperson entfernt ist, keine Argumente mehr hat oder einsichtig ist)

Es gibt unterschiedliche Möglichkeiten:

a) **Der*die Patient*in betritt als „Große*r Erwachsene*r" die Situation und fördert selbst**

*„Können Sie sich vorstellen, wie Sie als ‚Große*r' diese Situation betreten? Wo möchten Sie stehen? Was ist Ihr Gefühl jetzt, wenn Sie sehen, wie die Bezugsperson sich verhält?"*

Bevor weiter gehandelt wird, sollte die emotionale Ressource (zum Beispiel Ärger, Unmut) aktiviert sein (Ärger / Missfallen / Unmut sind die Signale, die anzeigen, dass Grenzen überschritten oder bedroht werden; sie werden benötigt, um diese Grenzen zu schützen! Sollte der*die Patient*in andere Gefühle erleben, spricht das dafür, dass er*sie aus dem Kind-Modus heraus spricht). Der*die Therapeut*in muss bei mangelndem Unmut unter Umständen die Förderung begrenzender Botschaften übernehmen (siehe d).

Sonst direkt zu b) oder c) übergehen. Besonders bei Patient*innen mit wenigen Ressourcen gleich zu d) gehen.

Falls der*die Patient*in noch nicht in der Lage ist, die Konfrontation vollständig selbst durchzuführen, kann der*die Therapeut*in auch mit ihm*ihr gemeinsam in die Szene gehen und die Konfrontation ergänzen und / oder coachen.

b) **Extensionstechnik:**

„Holen Sie jetzt bitte einen kompetenten Menschen aus Ihrem Leben oder einen souveränen oder weisen Charakter (Person aus dem öffentlichen Leben, Figur oder Wesen aus Buch oder Film etc.) zu uns in das Bild. Was sagt diese Person zu dem, was sie hier sieht? Was fühlt sie und was möchte sie tun?"

Wenn sich die Patient*innen konkret genug in diese Person hineinversetzen, kann es sein, dass sie in eine erwachsene Bewertung kippen.

c) **Substitutionstechnik:**

„Setzen Sie jetzt bitte Ihr eigenes Kind (oder ggf. ein anderes Kind, das Ihnen am Herzen liegt) an diese Stelle. Was haben Sie jetzt für ein Gefühl, wenn Sie sehen, wie die Bezugsperson sich verhält? Was möchten Sie aus diesem Gefühl heraus für das Kind tun oder sagen? Was braucht das Kind?“

d) **Der*die Therapeut*in gibt ein Modell für den Gesunden Erwachsenen**

Das Kind wird angesprochen (vor allem bei den ersten Imaginationen):

„Darf ich zu dir in die Situation kommen? Ich würde gerne mit in die Küche, ins Wohnzimmer etc. kommen.“ (Bei Irritation: In der Vorstellung ist alles möglich, können Sie sich das vorstellen?) „Wo stehe ich?“

„Darf ich mal mit deiner Mutter (deinem Vater, Bezugsperson XY …) sprechen?“

Bei Modus des Impulsiven Kindes:

Der Bezugsperson sollte verdeutlicht werden, dass das Kind eine klare und authentische Rückmeldung auf sein Verhalten braucht. Es sollte klargestellt werden, dass ein Gewährenlassen ohne Feedback zum eigenen Empfinden oder den Empfindungen dritter Personen für das Kind in der Beziehung zu anderen Menschen problematisch werden kann, weil das Kind keine Möglichkeit hat, zu lernen, welche Wirkung sein Verhalten auf die Gefühle anderer Menschen hat.

Konfrontieren Sie die Bezugspersonen mit ihrer mangelnden Resonanz und Anleitung. Nutzen Sie Ihr Wissen über kindliche Grundbedürfnisse. Es ist wichtig, dass die Botschaft übermittelt wird, dass ein Ignorieren der Übertretung eigener Grenzen oder der Grenzen anderer Menschen nicht hilfreich ist. Fordern Sie die Bezugsperson auf, in freundlich zugewandter Art und Weise persönliche Grenzen bewusst zu machen und Orientierung und Anleitung bei der Regulation von Impulsen zu geben.

Bei Modus des Undisziplinierten Kindes:

Den Bezugspersonen sollte verdeutlicht werden, dass das Kind Hilfestellung dabei braucht, sich um kurzfristig wenig spannende Dinge zu kümmern, um langfristig gewünschte Ergebnisse zu erreichen. Ein Kind braucht zudem Modelle und Erfahrungswerte dafür, dass es sich gut anfühlen kann, etwas erreicht zu haben, was zunächst anstrengend war. Es sollte klargestellt werden, dass es nicht in Ordnung ist, ein Kind sich selbst zu überlassen, und dass Kinder noch nicht in der Lage dazu sind, sich selbst so zu strukturieren und zu regulieren, dass Aufgaben erledigt werden und dann noch ausreichend Zeit und Raum für Spiel und Ausgelassenheit ist. Auf diese Weise hat das Kind nicht die Möglichkeit, angemessene Selbstkontrolle und -regulation (Durchhaltevermögen) zu erlernen und später auf persönlich wichtige Ziele hinzuarbeiten.

Konfrontieren Sie die Bezugspersonen mit ihrer mangelnden Präsenz und Unterstützung. Nutzen Sie Ihr Wissen über kindliche Grundbedürfnisse. Es ist wichtig, dass die Botschaft vermittelt wird, dass die mangelnde Führung nicht hilfreich für das Kind ist.

Wenn die Förderung der Begrenzung durch den*die Therapeuten*Therapeutin oder ein anderes Modell erfolgt, sollte der*die Patient*in im Verlauf der Therapie (je nach „Ich-Stärke" des*r Patienten*Patientin) immer wieder darin unterstützt werden, **den*die eigene*n Gesunde*n Erwachsene*n in die Szene einzubringen** (zum Beispiel durch das Nachsprechen des Gesagten).

Das Kind wird im Verlauf immer wieder gefragt, was es empfindet. Gefühle von Frustration sind durchaus zu erwarten und erlaubt, sind in der Regel aber auch begleitet von einem Gefühl von Aufgehobensein, Sicherheit und Offenheit, da die Begrenzung stets in Verbindung gebracht wird mit den Bedürfnissen und Interessen des Kindes selbst.

7. Nachbeelterung

Validieren Sie die kindlichen Gefühle und lassen Sie sich dabei Zeit.

Leitfragen: Was braucht das Kind (hinsichtlich emotionaler Grundbedürfnisse)? Was würde ich tun, wenn es mein Kind wäre?

Bei Modus des Impulsiven Kindes:

Wichtig ist, dass der Drang beziehungsweise der Impuls selbst validiert wird, es ist nichts Falsches daran, etwas zu wollen. Auch nicht daran, etwas sehr stark zu wollen. Zugleich muss explizit klargestellt werden, dass die Gefühle und Bedürfnisse anderer Menschen genauso wichtig sind wie die eigenen und die Grenzen der anderen nicht überschritten werden dürfen. Dem Kind sollen ruhig und zugewandt, aber zugleich eindeutig und bestimmt die persönlichen Grenzen des Gegenübers aufgezeigt und funktionale Strategien zur Regulation von Impulsen angeboten werden.

Bei Modus des Undisziplinierten Kindes:

Wichtig ist, dass die Gefühle von Unlust angesichts unliebsamer oder langweiliger Aufgaben validiert werden. Es ist nichts Falsches daran, etwas uninteressant oder anstrengend zu finden. Zugleich sollte dargestellt werden, dass es lohnenswert sein kann, sich über das Gefühl der Unlust, der Langweile oder der Anstrengung hinwegzusetzen und den Blick dabei auf ein übergeordnetes längerfristiges Ziel zu lenken. Es muss klar werden, dass es eine Verbindung gibt zwischen notwendigen oder gewünschten Zielen in der Zukunft und der Erledigung von einer unattraktiven Tätigkeit im Hier und Jetzt. Zudem ist es wichtig, dass Strategien herausgearbeitet werden, die eine an sich nicht attraktive Tätigkeit erleichtern können.

Danach sollte das Kind nach seinen Empfindungen befragt werden. Ziel ist, dass das Kind sich wertschätzend behandelt und in Verbindung mit der begrenzenden Bezugsperson fühlt. Ein gewisses Maß an Frustration im Verlauf der Begrenzung ist absolut in Ordnung und zu erwarten.

Eine **Variante beim Modus des Impulsiven Kindes** besteht darin, dass die Imagination noch weitergeführt wird und das Kind bis zu dem Punkt begleitet wird, an dem das Warten beziehungsweise die Kontrolle über das eigene innere Drängen vorbei ist, sodass es zu einem Erleben von Selbstwirksamkeit bei dem*r Patienten*Patientin kommt, weil er*sie es geschafft hat, den Impuls zu regulieren (und ggf. in Verbindung mit dem Gegenüber zu sein).

Eine **Variante beim Modus des Undisziplinierten Kindes** besteht darin, dass die Imagination noch weitergeführt wird und das Kind bis zu dem Punkt begleitet wird, an dem es eine unliebsame Aufgabe erledigt und durchgehalten hat, sodass es zu einem Erleben von Selbstwirksamkeit bei dem*r Patienten*Patientin kommt, weil er*sie es geschafft hat, eine unattraktive Aufgabe zugunsten eines langfristigen Ziels oder Nutzens zu meistern (und ggf. auch Anforderungen eines Gegenübers zu erfüllen).

8. Vergegenwärtigung des veränderten Erlebens

An den*die Erwachsene*n gerichtet: *„Wie fühlen Sie sich jetzt? Wie fühlt sich das im Körper an?“*

An das Kind gerichtet: *„Wie fühlst du dich jetzt? Wie fühlt sich dein Körper an? Was brauchst du noch?“*

Wichtig ist, dass das Kind sich unterstützt und angenommen fühlt und sein Körper ruhig und entspannt ist.

„Spüre diesem Gefühl nach, speichere es in deinem Inneren ab und merke dir, was du gebraucht hast, um dich so gut zu fühlen. Bewahre das Bild davon, was du gebraucht und bekommen hast.“

Entweder erfolgt an dieser Stelle die **Rückführung** oder gegebenenfalls werden vorher die optionalen Schritte noch durchgeführt:

9. Rückführung

*„Gehen Sie nun in die Vogelperspektive und schauen Sie dabei zu, wie der*die Kleine gehört hat, was ihm gesagt wurde und was er*sie dann gemacht hat. Spüren Sie noch einmal das veränderte Gefühl und lassen Sie langsam die Situation vor Ihrem inneren Auge verblassen. Kommen Sie zurück in diesen Raum, auf diesen Stuhl, und wenn ich bis drei gezählt habe, öffnen Sie die Augen und orientieren Sie sich wieder im Hier und Jetzt.*

Eins, zwei, drei.“

Optionale (aber sehr sinnvolle und kraftvolle) Schritte

Der*die Erwachsene wechselt mit dem veränderten Erleben in die aktuelle Ausgangssituation:

*„Fokussieren Sie bitte auf dieses Erleben, lassen Sie alle Bilder der Kindheitsszene verblassen und gehen Sie langsam wieder in die aktuelle Ausgangssituation, die das starke Gefühl, den starken Drang ausgelöst hat. Bleiben Sie aber mit dem neuen Gefühl der Orientierung / des Angenommenseins / der Sicherheit in Kontakt. Sie sind wieder der*die Erwachsene. Sorgen Sie jetzt für sich, so gut Sie können: Wie möchten Sie sich jetzt verhalten? Was möchten Sie tun oder sagen? Wie fühlt sich das an? Verändert sich dadurch auch das Verhalten Ihres Gegenübers? Wie reagiert XY? Machen Sie so lange weiter, bis Sie mit dem Ergebnis zufrieden sind.*

Wechseln Sie nun in die Vogelperspektive und betrachten Sie das Geschehen von oben. Wenn Sie möchten, können Sie auch ein Foto von der Situation machen, das Sie mitnehmen, damit Sie, wenn Sie das möchten, jederzeit wieder zurück in diese veränderte Situation finden.“

Dann Rückführung:

Nun kommen Sie bitte zurück ins Hier und Jetzt, in diesen Raum, auf diesen Stuhl, wo Sie die Übung begonnen haben. Wenn ich bis drei gezählt habe, öffnen Sie bitte Ihre Augen wieder und orientieren Sie sich wieder im Hier und Jetzt.

Eins, zwei, drei.“

10. Vergleich des Gefühls vorher / nachher

„Bitte vergleichen Sie das aktuelle Gefühl am Ende der Imagination mit dem Gefühl am Anfang der Übung.“

11. Nachbesprechung

Im Anschluss sollte eine Nachbesprechung und eventuell eine Regelextraktion (schriftlich fixiert) erfolgen:

„Versuchen Sie bitte, diese Erfahrung in einem Merksatz zusammenzufassen.“

Beispiel: überschreibende Imagination mit Konfrontation des Laissez-faire-Modus und Versorgung des Modus des Impulsiven Kindes

(Vgl. Fallbeispiel Piet B. von Seite 99 f.)

1. Emotionale Aktivierung:

Herr B.: *„Ich hatte richtig Ärger in der Agentur. Eine Mitarbeiterin hat bei einem Entwurf für einen Kunden Mist gebaut. Ich war total unzufrieden. Mein erster Gedanke war: ‚Das ist doch dämlich, wie kann die das denn nur so machen?' Das hab' ich ihr dann auch genau so gesagt, das ist einfach aus mir rausgeplatzt. Ich hab' mich tierisch geärgert und dem musste ich einfach Luft machen, es ging nicht anders, das war ein richtiger Drang in mir. Die Mitarbeiterin war dann total durch den Wind, hatte Tränen in den Augen und hat mir Vorwürfe gemacht. Sie meinte, so könne man kein Feedback geben. Zugegeben, so was hör' ich nicht zum ersten Mal."*

Therapeut*in: *„Diese Situation passt ja ganz gut zu unserem Thema, dass es Ihnen schwerfällt, Ihre Impulse zurückzuhalten oder aufzuschieben. Ich finde, das ist eine sehr gute Gelegenheit, dass wir uns das im Rahmen einer Imaginationsübung einmal näher anschauen. Ich möchte jetzt gerne eine Imagination mit Ihnen durchführen.*
Okay, schließen Sie bitte Ihre Augen.
Stellen Sie sich die Situation mit Ihrer Mitarbeiterin nun bitte ganz genau vor. Lassen Sie die Situation noch einmal vor Ihrem inneren Auge lebendig werden. Sie sind jetzt wieder in der Situation.
Wo sind Sie?"

Herr B.: *„Ich bin in der Agentur im Büro der Mitarbeiterin."*

Therapeut*in: *„Was sehen Sie um sich herum?"*

Herr B.: *„Da ist der große Schreibtisch. Dahinter sitzt die Mitarbeiterin. Ich stehe davor. Auf dem Tisch liegt der Entwurf zur Ansicht."*

Therapeut*in: *„Wer ist außer Ihnen noch anwesend?"*

Herr B.: *„Nur die Mitarbeiterin."*

Therapeut*in: *„Wie spät ist es?"*

Herr B.: *„Es ist morgens, ich bin gerade erst angekommen im Büro, so kurz vor neun."*

Therapeut*in: *„Was passiert gerade?"*

Herr B.: *„Ich betrachte den Entwurf."*

Therapeut*in: *„Was hören Sie?"*

Herr B.: *„Mmmh … da ist was. Die Standuhr tickt."*

Therapeut*in: *„Riechen oder schmecken Sie auch etwas?"*

Herr B.: *„Es riecht nach frischem Kaffee. Ich hatte auch gerade einen, den Geschmack hab' ich noch im Mund."*

Therapeut*in: *„Schauen Sie der Mitarbeiterin direkt ins Gesicht! Was sehen Sie?"*

Herr B.: *„Sie sieht abwartend aus und zurückhaltend."*
Therapeut*in: *„Was in dieser Szene ist der intensivste Augenblick für Sie?"*
Herr B.: *„Ich sehe den Entwurf und finde ihn mies. Ich will ihr die Meinung sagen. Es ist ein starker Drang, ihr klipp und klar zu sagen, wie schlecht ich ihre Arbeit finde."*
Therapeut*in: *„Spüren Sie diesen Drang jetzt gerade?"*
Herr B.: *„Ja."*

2. Fokussierung der aktivierten Emotion

Therapeut*in: *„Wie fühlt sich der Drang in Ihrem Körper an? Wo sitzt er?"*
Herr B.: *„So ein Druck unterhalb der Brust, als würde sich da etwas ausdehnen, wie ein Luftballon, der aufgeblasen wird."*

3. Emotionsbrücke in die Vergangenheit

Therapeut*in: *„Bleiben Sie jetzt bitte mit dem Drang und dem Druck unter der Brust in Kontakt, lassen Sie sich zurücktreiben in Ihre Kindheit. Stellen Sie sich vor, wie Sie immer kleiner werden. Schauen Sie, welche Bilder spontan vor Ihrem inneren Auge erscheinen. Sie müssen dafür nichts aktiv tun, die Bilder kommen ganz von alleine. Bleiben Sie nur bei Ihrem Gefühl und der Körperempfindung, bei dem Drang und dem Druck. Werten Sie nicht, ob das Bild passend sein könnte. Ihr Verstand kann dies nicht beurteilen. Wenn mehrere Bilder kommen, wählen Sie aus dem Bauch heraus das, welches Sie am stärksten anzieht. Sie können dabei nichts falsch machen. Beschreiben Sie mir, was Sie sehen, auch wenn Sie die Relevanz des Bildes auf den ersten Blick nicht erkennen."*

4. Interaktion mit den Bezugspersonen in der Kindheitsszene wieder aktivieren

Therapeut*in: *„Ist ein Bild aufgetaucht?"*
Herr B.: *„Ja."*
Therapeut*in: *„Wie alt sind Sie jetzt?"*
Herr B.: *„Hmmm, so sechs oder sieben Jahre."*
Therapeut*in: *„Da ich nun mit einem Kind spreche, möchte ich ‚du' sagen, ist das okay?"*
Herr B.: *„Ja, okay."*
Therapeut*in: *„Wo bist du genau?"*
Herr B.: *„Ich bin in meinem Kinderzimmer."*
Therapeut*in: *„Was machst du?"*
Herr B.: *„Ich spiele mit meiner Burg."*

THERAPEUT*IN: *„Wer ist bei dir?“*
HERR B.: *„Ich bin alleine.“*
THERAPEUT*IN: *„Was passiert gerade?“*
HERR B.: *„Ich rufe der Mama nebenan zu, dass ich Hunger auf Pudding hab' und sie einen machen soll.“*
THERAPEUT*IN: *„Was macht oder sagt die Mama?“*
HERR B.: *„Sie sagt: ‚Okay, ich mach' den Pudding.‘“*
THERAPEUT*IN: *„Was fühlst du?“*
HERR B.: *„Ich will den Pudding sofort. Es soll schneller gehen. Ich bin sauer. Ich laufe rüber in die Küche und rufe: ‚Du bist total lahm, mach schneller!‘“*
THERAPEUT*IN: *„Was macht die Mama?“*
HERR B.: *„Sie steht am Herd und macht den Pudding.“*
THERAPEUT*IN: *„Sagt sie auch etwas?“*
HERR B.: *„Nein.“*
THERAPEUT*IN: *„Was fühlst du?“*
HERR B.: *„So ein Hibbeln. Und ich bin genervt. Ich will endlich den Pudding.“*

5. Frage nach den Grundbedürfnissen

THERAPEUT*IN: *„Können Sie sich vorstellen, als großer Piet von heute, als erwachsener Mann also, auf die Situation zu schauen?“*
HERR B.: *„Hm, ja, schon.“*
THERAPEUT*IN: *„Was braucht der kleine Piet in dieser Situation?“*
HERR B.: *„Irgendwie sollte jemand ihm sagen, dass das so nicht geht.“*
THERAPEUT*IN: *„Was genau sollte ihm jemand sagen?“*
HERR B.: *„Dass er abwarten muss und die Mutter nicht so anpampen soll.“*
THERAPEUT*IN: *„Warum braucht der kleine Piet das?“*
HERR B.: *„Weil er sonst auf anderen Menschen herumtrampelt. Er verletzt sie. Das macht unbeliebt und führt bei vielen Leuten wohl dazu, dass sie sich zurückziehen.“*

6. Konfrontation des Laissez-faire-Modus beziehungsweise Förderung funktional begrenzender innerer Botschaften des Modus des Gesunden Erwachsenen

THERAPEUT*IN: *„Können Sie sich vorstellen, wie Sie als großer erwachsener Piet diese Situation betreten?“*
HERR B.: *„Ja.“*
THERAPEUT*IN: *„Wo möchten Sie stehen?“*
HERR B.: *„Ich stehe in der Küche.“*
THERAPEUT*IN: *„Was ist Ihr Gefühl jetzt, wenn Sie sehen, wie die Mutter sich verhält?“*

HERR B.: *„Hmm … ich weiß nicht so recht. Sie sagt überhaupt nichts, lässt den Kleinen einfach reden. So richtig ein Gefühl dazu hab' ich nicht."*

(Da der Patient hier nicht eindeutig Unmut / Ärger / Missfallen äußert, entscheidet der*die Therapeut*in, als Modell die Rolle des Gesunden Erwachsenen zu übernehmen.)

THERAPEUT*IN: *„Ich frage nun den kleinen Piet. Piet, darf ich zu dir kommen? Ich möchte gerne zu dir in die Küche kommen."*

HERR B.: *„Hm, ja okay."*

THERAPEUT*IN: *„Okay, gut. Wo stehe ich?"*

HERR B.: *„Hinter meiner Mutter, am Kühlschrank."*

THERAPEUT*IN: *„Okay. Darf ich mal mit der Mama sprechen?"*

HERR B.: *„Okay …"*

THERAPEUT*IN: *„Frau B., jedes Kind braucht klare und ehrliche Rückmeldungen auf sein Verhalten. Wenn Sie Piet so drängeln und Sie beschimpfen lassen, ohne ihm zu sagen, wie Sie sich dabei fühlen, kann ihm das Probleme in der Beziehung zu anderen Menschen bereiten. Ohne eine Rückmeldung von Ihnen, hat Piet keine Gelegenheit zu lernen, welche Wirkung sein Verhalten auf die Gefühle anderer Menschen hat. Er braucht die Erfahrung einer gefühlsmäßigen Reaktion auf sein Schimpfen und Drängeln."*

THERAPEUT*IN: *„Piet, wie fühlt sich das an, wenn ich das zur Mama sage?"*

HERR B.: *„Etwas sauer und genervt."*

THERAPEUT*IN: *„Okay. Das ist in Ordnung.*

[Wieder an Frau B. gerichtet:] *Frau B., es hilft Piet nicht, wenn Sie einfach darüber hinweggehen, dass er sie beschimpft und antreibt. So kann Piet kein Gespür für die Gefühle und Bedürfnisse anderer Menschen entwickeln. Sehr wahrscheinlich wird er deshalb mit anderen Menschen in übermäßig viele und unschöne Konflikte geraten. Außerdem werden Sie selbst wahrscheinlich früher oder später ärgerlich und genervt von diesem Verhalten sein und sich von Piet zurückziehen, sodass Sie beide keine schöne Zeit miteinander haben können.*

Piet, wie fühlt sich das an, wenn ich das zur Mama sage?"

HERR B.: *„Ruhiger, irgendwie."*

THERAPEUT*IN: *„Frau B., hören Sie damit auf, Piet einfach vor sich hinwüten und Ihnen etwas aufdiktieren zu lassen. Er lernt auf diese Weise, dass es in Ordnung ist, andere Menschen so zu behandeln und für sich springen zu lassen. Die meisten Menschen, denen Piet begegnen wird, werden das nicht in Ordnung finden und sich von ihm abwenden. Er wird auch nicht lernen, sein unmittelbares Wollen mal in angemessener Weise aufschieben oder zurückstellen zu können zugunsten längerfristiger Ziele oder übergeordneter Werte. Es ist wichtig, dass Sie ihm freundlich und zugleich bestimmt sagen, dass sein Wille in Ordnung ist, die Art und Weise,* *wie er versucht ihn durchzusetzen, aber nicht. Sonst wird er Schwierigkeiten im Kontakt mit anderen bekommen. Sie sind die Erwachsene, es ist Ihre Aufgabe, Ihren Sohn zu leiten und ihm Grenzen zu setzen."*

THERAPEUT*IN: *„Wie reagiert die Mutter?"*

HERR B.: *„Sie schaut etwas erstaunt. Sie sagt, dass sie bisher immer geglaubt hat, alles richtig zu machen. Sie möchte mir einfach jeden Wunsch erfüllen und mir eine rundum schöne Kindheit geben. Sie will nur das Beste für mich."*

THERAPEUT*IN: *„Okay. Dann möchte ich ihr Folgendes erklären: Das Beste für Kinder ist, dass ihre emotionalen Grundbedürfnisse erfüllt werden. Und dazu gehört auch, dass Kinder erfahren und erleben, dass andere Menschen ebenfalls Gefühle und Bedürfnisse haben und dass ihr Verhalten Gefühle beim Gegenüber auslöst und manchmal dessen Gefühle und Bedürfnisse verletzt. Das ist wichtig, damit ein Kind lernt, sich im Einklang sowohl mit den eigenen als auch den Bedürfnissen der anderen Menschen zu verhalten, um in Beziehungen und Gemeinschaften angenommen und wertgeschätzt zu werden. Es geht nicht darum, willkürliche Verbote auszusprechen, dir, Piet, unangemessene Aufgaben zuzumuten oder willkürliche Kontrolle über dich auszuüben, sondern dir gezielt Rückmeldung, Anleitung und Orientierung zu geben, damit du befriedigende zwischenmenschliche Beziehungen eingehen und Situationen aushalten lernst, in denen du mal abwarten musst.*
Wie reagiert die Mutter jetzt?"

HERR B.: *„Sie nickt. Das leuchtet ihr ein."*

THERAPEUT*IN: *„Wird sie versuchen, darauf in Zukunft zu achten, was meinst du?"*

HERR B.: *„Ich denke, ja."*

THERAPEUT*IN: *„Piet, wie fühlt sich das für dich an, wenn ich all das zur Mama sage?"*

HERR B.: *„Eigentlich ganz gut. Irgendwie gehalten."*

7. Nachbeelterung

THERAPEUT*IN: *„Weißt du was, Piet? Ich sehe, dass du gerade unheimlich gerne diesen Pudding möchtest, du hast einfach eine riesige Lust darauf, und weil du weißt, wie unglaublich lecker er ist, willst du ihn sofort und unbedingt haben. Das verstehe ich gut. Es kann sehr schwer sein, auf etwas zu warten, das man unbedingt haben möchte. Es ist total in Ordnung, dass dir das schwerfällt und dass du den Pudding sofort möchtest. Einem anderen Menschen deshalb Druck zu machen und ihn zu beschimpfen, ist allerdings nicht in Ordnung. Einen Pudding zuzubereiten dauert eine Weile, es ist sehr nett, dass deine Mutter das für dich macht. Du kannst der Mama auch sagen, dass dir das Warten schwerfällt. Ich möchte aber nicht, dass du sie beschimpfst, das tut ihr weh und ist nicht gerechtfertigt. Wie die Mama sich fühlt, ist genauso wichtig wie deine Gefühle. Suchen wir mal nach einer Lösung,*

wie du das Warten besser aushalten kannst. Vielleicht kannst du den Pudding mit deiner Mutter zusammen zubereiten?
Wie fühlst du dich jetzt, Piet?"

Herr B.: *„Hm, es ist irgendwie gemischt. Ich hätte den Pudding schon wirklich gerne schnell und das Warten nervt. Es nervt auch ein bisschen, dass ich jetzt nicht drängeln soll. Aber es fühlt sich auch gut an. Ich fühle mich in Ordnung und beachtet."*

Therapeut*in: *„Okay, Piet. Das ist okay. Magst du den Pudding zusammen mit der Mama kochen?"*

Herr B.: *„Ja, okay."*

Therapeut*in: *„Prima. Du gehst zur Mama an den Herd. Während die Mama Milch und Ei und Stärke verrührt, achtest du auf die Milch mit dem Zucker, die langsam heißer wird. Du schaust, dass nichts überkocht."*

Warten.

Therapeut*in: *„Jetzt kocht die Milch. Die Mama gießt die Mischung rein und du rührst mit dem Schneebesen alles unter. Schau mal, wie der Pudding andickt. Jetzt nimmst du vorsichtig den Topf vom Herd. Die Mama gießt den Pudding in eine Schale. Nun wartest du noch ein wenig ab, bis der Pudding nicht mehr so heiß ist. Hol doch schon mal die Löffel."*

Warten.

Therapeut*in: *„Jetzt hast du geduldig abgewartet. Du kannst den Pudding jetzt essen. Wie fühlst du dich, Piet?"*

Herr B.: *„Gut. Ich hab's geschafft und der Pudding ist total lecker!"*

8. Vergegenwärtigung des veränderten Erlebens

Therapeut*in: *„Ich frage jetzt den erwachsenen Piet. Wie fühlt es sich an, dass der Kleine begrenzt worden ist und er angeleitet wurde, abzuwarten?"*

Herr B.: *„Gut, das fühlt sich gut an. Ich glaube, dass das richtig so ist."*

Therapeut*in: *„Wie fühlt sich das in Ihrem Körper an?"*

Herr B.: *„Irgendwie gefestigt, aufrechter."*

Therapeut*in: *„Jetzt frage ich den kleinen Piet. Wie fühlst du dich jetzt?"*

Herr B.: *„Wohl. Und gut versorgt."*

Therapeut*in: *„Wie fühlt sich das in deinem Körper an?"*

Herr B.: *„Ganz entspannt."*

Therapeut*in: *„Was brauchst du jetzt noch?"*

Herr B.: *„Mir geht es jetzt gut. Ich bin ganz ruhig. Es fühlt sich gut an, in guter Verbindung mit der Mama und gut aufgehoben."*

THERAPEUT*IN: *„Spüre diesem Gefühl nach, speichere es in deinem Inneren ab und merke dir, was du gebraucht hast, um dich so gut zu fühlen. Bewahre das Bild davon, was du gebraucht und bekommen hast."*

Wirkungsvoller weiterer Schritt:

THERAPEUT*IN: *„Ich spreche jetzt mit dem erwachsenen Piet. Fokussieren Sie bitte auf dieses Erleben, lassen Sie alle Bilder der Kindheitsszene mit dem Pudding verblassen und gehen Sie langsam wieder in die aktuelle Ausgangssituation mit Ihrer Mitarbeiterin, die das starke Gefühl, den starken Drang, mit Ihrer Meinung herauszuplatzen, ausgelöst hat. Bleiben Sie aber mit dem neuen Gefühl der Aufgehobenheit und Verbindung in Kontakt.*
Sie sind wieder der Erwachsene. Sorgen Sie jetzt für sich, so gut Sie können: Wie möchten Sie sich jetzt verhalten? Was möchten Sie tun oder sagen?"

HERR B.: *„Ich möchte der Mitarbeiterin sagen, dass sie sich viel Mühe gegeben hat. Ich möchte mit ruhiger Stimme sprechen. Ich will ihr sagen, dass ich gut finde, dass sie ihre Ideen eingebracht hat, dass ich mir manche Aspekte aber anders vorgestellt habe und dass ich mich darüber noch einmal mit ihr austauschen möchte."*

THERAPEUT*IN: *„Wie fühlt sich das an?"*

HERR B.: *„Das fühlt sich gut an. Entspannt und im Reinen."*

THERAPEUT*IN: *„Verändert sich dadurch auch das Verhalten Ihres Gegenübers? Wie reagiert die Mitarbeiterin?"*

HERR B.: *„Sie reagiert offen und freut sich, dass wir uns zusammen noch einmal dransetzen, unsere Ideen zusammenbringen und gemeinsam versuchen, das bestmögliche Ergebnis zu erzielen."*

THERAPEUT*IN: *„Wechseln Sie nun in die Vogelperspektive und betrachten Sie das Geschehen von oben. Wenn Sie möchten, können Sie auch ein Foto von der Situation machen, das Sie mitnehmen, damit Sie, wenn Sie das möchten, jederzeit wieder zurück in diese veränderte Situation finden."*

9. Rückführung

„Nun kommen Sie bitte zurück ins Hier und Jetzt, in diesen Raum, auf diesen Stuhl, wo Sie die Übung begonnen haben. Wenn ich bis drei gezählt habe, öffnen Sie bitte Ihre Augen und orientieren Sie sich wieder im Hier und Jetzt.

Eins, zwei, drei."

10. Vergleich des Gefühls vorher/nachher

Therapeut*in: *„Bitte vergleichen Sie das aktuelle Gefühl am Ende der Imagination mit dem Gefühl am Anfang der Übung."*

Herr B.: *„Also am Anfang waren da totaler Druck und Drang und Spannung. Jetzt fühle ich mich ruhig und irgendwie offener, nicht mehr so in meinem Tunnel."*

11. Nachbesprechung

Therapeut*in: *„Wie haben Sie die Imagination erlebt?"*

Herr B.: *„Ich bin ziemlich verblüfft. Also einmal darüber, dass da diese Situation mit dem Pudding aufgetaucht ist. Aber das Bild davon war sofort sehr klar da. Und dann war ich erst mal frustriert, als Sie meiner Mutter gesagt haben, dass sie doch mal sagen muss, wie es ihr geht, wenn ich so fordere, und dass sie mir da Kontra geben müsste. Aber dann hab' ich gespürt, dass das auch irgendwie guttut, weil sich dann wirklich jemand mit mir auseinandersetzt. Und es ja darum geht, dass ich dann nicht so anecke bei den Leuten. Das ist ja wirklich was, was mir oft passiert und womit ich nicht wirklich glücklich bin. So wie mit der Mitarbeiterin. Ich finde ja nicht, dass sie unfähig ist, und ich will sie auch nicht vor den Kopf stoßen. Ich spreche einfach, ohne weiterzudenken. Mir war bisher nicht klar, dass da vielleicht was versäumt worden ist, als ich Kind war. Aber es macht schon Sinn."*

Therapeut*in: *„Das denke ich auch. Wir haben in der Imagination den kleinen Piet in einer Situation mit seiner Mutter gesehen und erlebt. Der kleine Piet hatte sehr starke Impulse, das heißt, er wollte seine Wünsche und sein Verlangen unmittelbar erfüllt haben. Das ist bei kleinen Kindern etwas absolut Normales. Auch Gefühle von Ungeduld und Ärger, wenn etwas eben nicht sofort geht, sind bei kleinen Kindern völlig normal. Daher taucht im Modus-Modell auch ein Modus des Impulsiven Kindes auf, der genau dieses Verlangen und diese Gefühle beinhaltet. Hilfreich für die Entwicklung von Kindern ist es, wenn Impulsäußerungen eine authentische Resonanz bei einer erwachsenen Bezugsperson erzeugen, die diese dann auch mitteilt. Das hilft dem Kind dabei, eigenes Verlangen und die Empfindungen anderer Menschen gleichermaßen zu bedenken und Impulse zu regulieren. Wir haben in der Imagination aber erlebt, dass die Mutter dem kleinen Piet gar kein Feedback gegeben hat, wie sie sich dabei fühlt, so angetrieben und beschimpft zu werden. Der kleine Piet hat keine Resonanz auf seine Impulsivität erlebt, ist dabei nicht den persönlichen Grenzen seines Gegenübers begegnet und hat keine Unterstützung dabei erfahren, Selbstregulation und Geduld zu entwickeln und aushalten zu können, wenn etwas nicht genau so passiert, wie er es sich vorstellt. Das wäre für ihn aber sehr wichtig gewesen, um später in zwischenmenschlichen Beziehungen wertschätzend und empathisch agieren, aus dem Moment und dem starken Gefühl* *oder Verlangen heraustreten und langfristige Perspektiven im Blick haben zu können. Dem kleinen Piet hat die authentische Rückmeldung über sein Verhalten und die Anleitung zur Regulation gefehlt, es ist sehr verständlich, warum es dem großen Piet noch heute schwerfällt, nicht direkt mit seinen Gedanken herauszuplatzen und die längerfristigen oder andere Menschen betreffenden Folgen seines Verhaltens zu bedenken.*

Sie sagen, dass Sie in der Imagination im Kind-Modus im Zuge der Konfrontation der Mutter neben Gefühlen von Frustration auch positive Empfindungen hatten, weil sie in mir als Gesundem Erwachsenen ein klares Gegenüber hatten und weil Sie bemerkt haben, dass diese erwachsene Person nicht einfach nur Nein zu etwas sagt, was Sie wollen, sondern ehrlich interessiert daran ist, dass Sie in die Lage versetzt werden, mit anderen Menschen in konstruktiven Kontakt zu treten und tragfähige Bindungen aufzubauen."

HERR B.: *„Ja, genau."*

THERAPEUT*IN: *„Okay. Versuchen Sie bitte diese Erfahrung in einem Merksatz zusammenzufassen."*

HERR B.: *„Wenn ich darauf achte, wie es meinem Gegenüber geht, und meine Impulse nicht sofort in die Tat umsetze, dann verbessert das meine Beziehung zu meinen Mitmenschen."*

Beispiel: überschreibende Imagination mit dem Modus des Undisziplinierten Kindes bei Frustration des Bedürfnisses nach realistischen Grenzen und Selbstkontrolle

(Vgl. Fallbeispiel Carsten M. von Seite 98 f.)

1. *Emotionale Aktivierung:*

HERR M.: *„Ich fürchte, dass ich im zweiten Versuch durch eine Prüfung im Rahmen meiner Weiterbildung falle. Eigentlich ist mir die Weiterbildung wichtig, weil ich mich damit in einen echt interessanten Bereich versetzen lassen könnte. Wenn ich versuche, für die Prüfung zu lernen, dauert es aber nie lange, bis ich extrem müde werde und mich nur noch langweile. Ich drifte dann früher oder später doch wieder ab ins Web und habe dort online Sex. Vorgestern war das ganz extrem."*

THERAPEUT*IN: *„Es ist toll, dass Sie mir von diesen Situationen erzählen, speziell von vorgestern. Denn genau wegen dieser Problematik suchen Sie ja Hilfe hier in der Therapie. Ich finde, das ist eine sehr gute Gelegenheit, dass wir uns das im Rahmen einer Imaginationsübung einmal näher anschauen. Ich möchte jetzt gerne eine Imagination mit Ihnen durchführen.*

Okay, schließen Sie bitte Ihre Augen.

Stellen Sie sich die Situation beim Lernen nun bitte ganz genau vor. Lassen Sie die Situation noch einmal vor Ihrem inneren Auge lebendig werden. Sie sind jetzt wieder in der Situation.
Wo sind Sie?"

HERR M.: *„Ich bin zu Hause. Am Schreibtisch in meinem Schlafzimmer."*

THERAPEUT*IN: *„Was sehen Sie um sich herum?"*

HERR M.: *„Da ist mein Bett. Und ich sehe die Fenster zum Hof und die Pflanzen, die davor stehen. Auf meinem Tisch liegen die Ordner zum Lernen, und dann stehen da noch mein Rechner und ein Drucker."*

THERAPEUT*IN: *„Wer ist außer Ihnen noch anwesend?"*

HERR M.: *„Niemand. Ich bin alleine."*

THERAPEUT*IN: *„Wie spät ist es?"*

HERR M.: *„Es ist Vormittag. Ich sitze seit Kurzem dran, circa zehn Uhr."*

THERAPEUT*IN: *„Was passiert gerade?"*

HERR M.: *„Ich lese in den Unterlagen zur Weiterbildung. Ich merke schon, wie ich zwar lese, den Inhalt aber nicht mehr so richtig erfasse."*

THERAPEUT*IN: *„Was hören Sie?"*

HERR M.: *„Von draußen ein gedämpftes Rauschen von den Autos auf der Straße."*

THERAPEUT*IN: *„Riechen oder schmecken Sie auch etwas?"*

HERR M.: *„Nein."*

THERAPEUT*IN: *„Okay. Was in dieser Szene ist der intensivste Augenblick für Sie?"*

HERR M.: *„Ich starre auf den Text und finde das alles so öde und langweilig und hab' das so über."*

THERAPEUT*IN: *„Fühlen Sie diese Langweile und den Überdruss jetzt gerade?"*

HERR M.: *„Absolut."*

2. Fokussierung der aktivierten Emotion

THERAPEUT*IN: *„Wie fühlt sich die Langeweile in Ihrem Körper an? Wo sitzt sie?"*

HERR M.: *„Alles fühlt sich schwer an, als läge ein Gewicht auf mir, dass mich lähmt. Meine Augen sind ganz schwer."*

3. Emotionsbrücke in die Vergangenheit

THERAPEUT*IN: *„Bleiben Sie jetzt bitte mit dem Gefühl der Langeweile und dieser Schwere in Kontakt, lassen Sie sich zurücktreiben in Ihre Kindheit. Stellen Sie sich vor, wie Sie immer kleiner werden. Schauen Sie, welche Bilder spontan vor Ihrem inneren Auge erscheinen. Sie müssen dafür nichts aktiv tun, die Bilder kommen ganz von alleine. Bleiben Sie nur bei Ihrem Gefühl und der Körperempfindung. Werten Sie nicht, ob das Bild passend sein könnte. Ihr Verstand kann dies nicht* *beurteilen. Wenn mehrere Bilder kommen, wählen Sie aus dem Bauch heraus das, welches Sie am stärksten anzieht. Sie können dabei nichts falsch machen. Beschreiben Sie mir, was Sie sehen, auch wenn Sie die Relevanz des Bildes auf den ersten Blick nicht erkennen."*

4. Interaktion mit den Bezugspersonen in der Kindheitsszene wieder aktivieren

THERAPEUT*IN: „*Ist ein Bild aufgetaucht?*"
HERR M.: „*Ja.*"
THERAPEUT*IN: „*Wie alt sind Sie jetzt?*"
HERR M.: „*So neun.*"
THERAPEUT*IN: „Da ich nun mit einem Kind spreche, möchte ich ‚du' sagen, ist das okay?
HERR M.: „*Ja gut.*"
THERAPEUT*IN: „*Wo bist du genau?*"
HERR M.: „*Ich bin im Flur unserer Wohnung.*"
THERAPEUT*IN: „*Was machst du?*"
Herr M: „*Ich komme gerade rein, nach der Schule. Lege meinen Ranzen ab. Schaue mich um.*"

THERAPEUT*IN: „*Wer ist bei dir?*"
HERR M.: „*Niemand. Es ist keiner da.*"
THERAPEUT*IN: „*Was siehst du?*"
HERR M.: „*Ich schaue mich um, schaue in die Zimmer. Da ist die Küche mit dem kleinen Esstisch. Das Wohnzimmer mit dem braunen Sofa und dem Fernseher. Das Schlafzimmer meiner Eltern, die Tür ist immer zu. Und das Kinderzimmer von mir und meinen Brüdern. Es ist keiner zu Hause.*"
THERAPEUT*IN: „*Hörst du auch etwas?*"
HERR M.: „*Es ist still … Nur der Kühlschrank surrt ganz leise.*"
THERAPEUT*IN: „*Riechst oder schmeckst du etwas?*"
HERR M.: „*Es riecht, wie es immer riecht. Ein bisschen nach Waschmittel und Zigaretten.*"
THERAPEUT*IN: „*Was passiert jetzt, was machst du?*"
HERR M.: „*Ich weiß nicht, wo meine Mutter ist. Die ist oft weg. Ich müsste Hausaufgaben machen.*"
THERAPEUT*IN: „*Was fühlst du?*"
HERR M.: „*Ich hab' keine Lust. Es ist so öde. Will die Aufgaben nicht machen.*"

(Hier findet keine Interaktion statt. Die Bezugspersonen sind abwesend.)

5. Frage nach den Grundbedürfnissen

Therapeut*in: *„Können Sie sich vorstellen, als großer Carsten von heute, als erwachsener Mann also, auf die Situation zu schauen?“*
Herr M.: *„Okay, ja.“*
Therapeut*in: *„Was braucht der kleine Carsten in dieser Situation?“*
Herr M.: *„Da sollte jemand sein, der da ist … und der schaut, dass er seine Aufgaben macht.“*
Therapeut*in: *„Was genau sollte diese Person tun?“*
Herr M.: *„Ihn unterstützen, bei ihm sein und mit ihm gemeinsam sich den Aufgaben widmen.“*
Therapeut*in: *„Warum braucht der kleine Carsten das?“*
Herr M.: *„Er wird sich sonst denken, dass es egal ist. Und die Aufgaben langweilig finden und lieber rausgehen stromern.“*

6. Konfrontation des Laissez-faire-Modus beziehungsweise Förderung funktional begrenzender innerer Botschaften des Modus des Gesunden Erwachsenen

Therapeut*in: *„Können Sie sich vorstellen, wie Sie als großer erwachsener Carsten diese Situation betreten?“*
Herr M.: *„Ja.“*
Therapeut*in: *„Okay. Wo möchten Sie stehen?“*
Herr M.: *„Ich stehe auch im Flur, bei dem kleinen Carsten.“*
Therapeut*in: *„Was ist Ihr Gefühl jetzt, wenn Sie sehen, dass die Mutter nicht da ist?“*
Herr M.: *„Ich bin wütend.“*

(Da der Patient eindeutig Ärger äußert, entscheidet der*die Therapeut*in, ihn direkt im Modus des Gesunden Erwachsenen selbst die Konfrontation machen zu lassen.)

Therapeut*in: *„Ich frage nun den kleinen Carsten. Carsten, Ist es okay, dass der Große zu dir kommt?“*
Herr M.: *„Ja.“*
Therapeut*in: *„Okay. Darf der Große mal mit deiner Mutter sprechen?“*
Herr M.: *„Ja schon … Ich weiß aber gar nicht, wo die ist.“*
Therapeut*in: *„Okay. Weil das hier aber eine Vorstellungsübung ist, ist alles möglich. Wir können sie einfach herholen. Ist das okay?“*
Herr M.: *„Ja, okay …“*
Therapeut*in: *„Gut. Die Mutter ist nun da. Was möchten Sie als großer Carsten der Mutter sagen?“*

Herr M.: *„Also, ich finde, das geht nicht, dass du den Kleinen hier sich selbst überlässt. Er ist erst neun und sollte hier nicht so oft alleine sein. Er hat keine Lust auf die Schule und die Hausaufgaben, alleine kann er sich nicht motivieren in dem Alter. Er braucht dich. Du bist nicht präsent und gibst ihm keine Orientierung. Das ist nicht in Ordnung. Er ist noch nicht in der Lage, sich selbst zum Durchhalten zu motivieren und zu strukturieren. Wenn er das jetzt nicht lernt, wird es später schwer für ihn, seine Ziele zu erreichen."*

Patient gerät ins Stocken, spricht eher zurückhaltend.

Therapeut*in: *„Möchten Sie der Mutter noch etwas sagen?"*
Herr M.: *„Irgendwie ja, aber ich weiß nicht so recht."*
Therapeut*in: *„Okay. Darf ich noch etwas zu der Mutter sagen?"*
Herr M.: *„Ja, gut."*
Therapeut*in: *„Frau M., seien Sie für Carsten da. Hören Sie ihm zu, wenn er erklärt, warum die Schulaufgaben langweilig oder doof sind. Besprechen Sie mit ihm, was er nach der Schule gerne einmal beruflich machen möchte und inwiefern die Schulaufgaben zur Erreichung dieses Ziels hilfreich sind. Finden Sie mit ihm gemeinsam Wege, die es ihm leichter machen, die Aufgaben zu erledigen, unterstützen Sie ihn dabei. Besprechen Sie, ab wann freies Spiel und Sichtreibenlassen ihren Platz im Tagesablauf haben und was bis dahin passiert. Etablieren Sie eine Tagesstruktur für Carsten und seine Geschwister. Er braucht all das, um zu lernen, sich, wo nötig, mit unliebsamen oder anstrengenden Dingen zu beschäftigen und die Gefühle, die damit einhergehen, aushalten zu können. Und er braucht das Gefühl, dass es von Bedeutung ist, dass er sich um seiner selbst willen anstrengt. Seien Sie Carstens Leuchtturm und Leitwölfin. Mangelnde Führung ist nicht hilfreich. Ermuntern Sie ihn und helfen Sie ihm dabei, sich unliebsamen Dingen zu widmen, um langfristige Ziele zu erreichen. Verleihen Sie Ihrer Freude darüber, dass er drangeblieben ist, Ausdruck. Carsten, wie fühlt sich das an, wenn der Große und ich das zu deiner Mutter sagen?"*
Herr M.: *„Ein bisschen hab' ich jetzt Stress, weil ich dann wohl doch die Hausaufgaben machen soll. Aber es fühlt sich auch gut an, weil ich dann Hilfe habe und das schaffen kann und es mir vielleicht was nutzt. Aber ich glaube, die Mama kann das nicht machen. Die hat so viel zu tun und ist ganz alleine mit uns Kindern."*
Therapeut*in: *„Ich frage jetzt den Großen. Herr M., was können Sie noch tun?"*
Herr M.: *„Ich denke, der Kleine hat recht, das könnte schwer werden für die Mutter. Ich könnte mich darum kümmern, dass ihr jemand hilft. Wenn jemand regelmäßig mit in die Familie kommt und ihr beim Haushalt hilft und bei allem, was so zu tun ist, dann kann sie sich mehr Zeit für die Kinder nehmen."*
Therapeut*in: *„Carsten, wie wäre das?"*
Herr M.: *„Das ist gut, das könnte wirklich helfen."*
Therapeut*in: *„Wie fühlst du dich jetzt?"*
Herr M.: *„Besser. Und zuversichtlich."*

7. Nachbeelterung

THERAPEUT*IN: *„Ich frage jetzt den großen Carsten. Was möchten Sie nun für den Kleinen tun, was möchten Sie ihm sagen?“*

HERR M.: *„Hey, Kleiner, ich sehe, dass du gerade so gar keine Lust auf die Hausaufgaben hast und die total langweilig findest. Das verstehe ich gut. Die können manchmal ganz schön anstrengend oder auch langweilig sein. Manchmal interessiert dich der Stoff wahrscheinlich und manchmal nicht so sehr. Es ist total in Ordnung, dass dir das schwerfällt. Ich sehe auch, dass du gar keine Unterstützung dabei hast, die Aufgaben zu erledigen und deinen Nachmittag nach der Schule zu gestalten. Das macht es umso schwerer. Deshalb möchte ich dich dabei nun unterstützen.*

Mit einem guten Schulabschluss kannst du später einmal viel besser auswählen, welchem Beruf du nachgehen und überhaupt wie du dein Leben gestalten möchtest. Und manchmal braucht man auch den Stoff, der erst mal langweilig ist, um sich andere Dinge anzueignen, die total interessant sind. Deshalb möchte ich gerne mal mit dir zusammen schauen, wie du es schaffen kannst, nach der Schule auch die Aufgaben zu erledigen, auf die du keine Lust hast. Wir könnten uns zum Beispiel vorher überlegen, wofür es einmal hilfreich sein kann, derartige Dinge zu können, wie man sie für die Aufgaben braucht. Oder wir schauen mal, ob du es dir an dem Platz, an dem du Hausaufgaben machst, ein bisschen hübscher und gemütlicher machen kannst, und bekleben deine Schulhefte mit Bildern deiner Lieblingsfiguren aus deinen Comics. Nach Erledigung der Aufgaben kannst du dann genau das tun, wonach dir der Sinn steht. Was meinst du?“

8. Vergegenwärtigung des veränderten Erlebens

THERAPEUT*IN: *„Ich frage jetzt den erwachsenen Carsten. Wie fühlt es sich an, dass der Kleine Verständnis erfahren hat, aber auch begrenzt und angeleitet wurde?“*

HERR M.: *„Total gut. Er verdient das. Ich freue mich richtig.“*

THERAPEUT*IN: *„Wie fühlt sich das in Ihrem Körper an?“*

HERR M.: *„Stark und energievoll.“*

THERAPEUT*IN: *„Jetzt frage ich den kleinen Carsten. Wie fühlst du dich jetzt?“*

HERR M.: *„Ganz gut. Ich hab' jetzt das Gefühl, ich kann das machen und es könnte sogar ganz gut sein.“*

THERAPEUT*IN: *„Wie fühlt sich das in deinem Körper an?“*

HERR M.: *„Leicht. Ich kann ganz gut und frei atmen.“*

THERAPEUT*IN: *„Spüre diesem Gefühl nach, speichere es in deinem Inneren ab und merke dir, was du gebraucht hast, um dich so gut zu fühlen. Bewahre das Bild davon, was du gebraucht und bekommen hast.“*

Wirkungsvoller weiterer Schritt:

THERAPEUT*IN: *„Ich spreche jetzt mit dem erwachsenen Carsten. Fokussieren Sie bitte auf dieses Erleben, lassen Sie alle Bilder der Kindheitsszene mit den Hausaufgaben verblassen und gehen Sie langsam wieder in die aktuelle Ausgangssituation mit Ihrer Prüfungsvorbereitung, die das starke Gefühl von Langeweile und Schwere ausgelöst hat. Bleiben Sie aber mit dem neuen Gefühl der Zuversicht und Leichtigkeit in Kontakt.*
Sie sind wieder der Erwachsene. Sorgen Sie jetzt für sich, so gut Sie können: Wie möchten Sie sich jetzt verhalten? Was möchten Sie tun?"

HERR M.: *„Ich möchte mir das Lernen angenehmer machen. Ich möchte mir vor Augen führen, dass es ja dem Zweck dient, mir mehr Arbeitszufriedenheit zu verschaffen. Es fällt mir wahrscheinlich leichter, wenn ich mir feste Zeitfenster zum Lernen stecke und mich anschließend mit einem Treffen mit Freunden fürs Lernen belohne. Den Computer stelle ich am besten auch woanders hin, damit der Platz, an dem ich lerne, keine Fluchtmöglichkeiten direkt bereithält. Stattdessen stelle ich mir vielleicht noch eine Pflanze auf den Schreibtisch."*

THERAPEUT*IN: *„Wie fühlt sich das an?"*

HERR M.: *„Das fühlt sich sehr gut an. Kraftvoll. Und hoffnungsvoll."*

THERAPEUT*IN: *„Wechseln Sie nun in die Vogelperspektive und betrachten Sie das Geschehen von oben. Wenn Sie möchten, können Sie auch ein Foto von der Situation machen, das Sie mitnehmen, damit Sie, wenn Sie das möchten, jederzeit wieder zurück in diese veränderte Situation finden."*

9. Rückführung

„Nun kommen Sie bitte zurück ins Hier und Jetzt, in diesen Raum, auf diesen Stuhl, wo Sie die Übung begonnen haben. Wenn ich bis drei gezählt habe, öffnen Sie bitte Ihre Augen und orientieren Sie sich wieder im Hier und Jetzt.

Eins, zwei, drei."

10. Vergleich des Gefühls vorher/nachher

THERAPEUT*IN: *„Bitte vergleichen Sie das aktuelle Gefühl am Ende der Imagination mit dem Gefühl am Anfang der Übung."*

HERR M.: *„Also, am Anfang waren da Langeweile und diese bleierne Schwere. Jetzt fühle ich mich freier und leichter und in der Lage, was anzupacken."*

11. Nachbesprechung

THERAPEUT*IN: *„Wie haben Sie die Imagination erlebt?"*

HERR M.: *„Also, mich hat das ganz schön betroffen gemacht, dass ich als Kind so alleine dastand. In dem Licht hab' ich das auch noch nie gesehen, dass mir echt jemand gefehlt hat, der mich an die Hand genommen hat, um mich zum Durchhalten zu ermutigen und mir auch ein paar Tricks verrät, wie ich mich mal durchbeißen kann, wenn was fad ist. Eigentlich ganz schön traurig, dass ich das nicht hatte. Andererseits war ich auch erstaunt, dass ich mir das ja im Grunde alles selbst sagen und geben kann, dass das so in mir steckt. Jetzt hab' ich echt Hoffnung, dass ich mir irgendwie helfen kann, wenn alles so viel und öd scheint und ich nur noch online gehen will, um mir einen Kick zu holen."*

THERAPEUT*IN: *„Ich finde auch ganz beeindruckend, wie gut Sie die Mutter konfrontieren und den Kleinen versorgen konnten. Denn ja, wir haben in der Imagination erlebt, wie der kleine Carsten ganz auf sich selbst gestellt und sich selbst überlassen war und keine Anleitung und Struktur von außen bekommen hat."*

HERR M.: *„Ich glaube, dass ich ein bisschen was Gutes doch von meinem Opa mitbekommen habe. Dem hat es immer sehr leidgetan, dass sein Sohn seine Kinder hat sitzenlassen. Ab und zu war er da und hat schon auch mal gesagt, dass wir mehr Unterstützung bräuchten. Er hat auch ab und zu mit mir im Garten hinter seinem Haus gearbeitet."*

THERAPEUT*IN: *„Das war sicher ein guter Einfluss. Und dennoch ist es sehr verständlich, dass es Ihnen heute schwerfällt, sich wenig interessanten Aufgaben längere Zeit zu widmen und sich selbst zu disziplinieren. Weil da eben keine stetige Orientierung und Unterstützung war und niemand, der Sie kontinuierlich geleitet hat. Was es Ihnen heute so schwer macht, Langeweile oder geringe Stimulation auszuhalten und an Prozessen dranzubleiben, die wichtig für die Erreichung Ihrer langfristig wichtigen persönlichen Ziele sind."*

HERR M.: *„Ja, so ist es."*

THERAPEUT*IN: *„Okay. Versuchen Sie bitte, diese Erfahrung in einem Merksatz zusammenzufassen."*

HERR M.: *„Die Bewusstmachung meiner persönlichen Ziele und die bewusste positive Gestaltung von Aufgaben kann mir dabei helfen, bis zum Ziel auch durchzuhalten. Ich kann es schaffen!"*

Zum Abschluss dieses Abschnitts noch einige allgemeine Hinweise.

Diagnostische und überschreibende Imaginationen kommen im Verlauf einer Schematherapie mehrfach zum Einsatz (in der Regel fokussiert im ersten Abschnitt der Behandlung nach Anamnese und Psychoedukation, durchaus aber auch noch im weiteren Verlauf, wann immer starke Gefühlsaktivierungen im Alltag auftreten).

Daher sollten die hier präsentierten Leitfäden bei mehrfacher Anwendung angepasst werden an die Fortschritte des*r Patienten*Patientin. Zum einen sollte der Prozess sich dahin bewegen, dass Patient*innen selbst in der Rolle des Gesunden Erwachsenen die Entmachtung und die Versorgung übernehmen und der*die Therapeut*in sich als Modell zurückzieht. Zum anderen dürfen und sollen die Formulierungen der Moderation im Therapieverlauf eine Entwicklung durchmachen von dem sehr konkreten direktiven Stil, wie in den hier abgedruckten Leitfäden, hin zu einem sokratischeren Stil. Zum Beispiel können Therapeut*innen ihre Patient*innen im fortgeschrittenen Behandlungsverlauf nur noch den Hinweis geben „Versorgen Sie nun die allein gelassene Anna", statt sie engmaschig durch jeden Schritt der Versorgung und der Orientierung an den emotionalen Grundbedürfnissen zu lotsen.

5.3.4 Imaginationen zur Vorbereitung von Verhaltensänderungen

Über den gesamten Therapieverlauf hinweg, können Imaginationen zur Vorbereitung von Verhaltensänderungen zum Einsatz kommen, um dem*r Patienten*Patientin ein Probehandeln zu ermöglichen. Patient*innen werden in diesen Übungen dazu angeleitet, sich sehr detailliert in die Ausübung von gewünschtem Zielverhalten hineinzuversetzen.

Im Zusammenhang mit der Verhaltenssucht besteht eine wichtige Anwendung in imaginiertem Probehandeln in potenziellen Versuchungssituationen zur Förderung von erfolgreichem Widerstand gegenüber Anreizen und Verlangen.

Das gewünschte Zielverhalten besteht hier darin,
- der Verhaltenssucht *nicht* nachzugehen,
- sich zu schützen, für sich zu sorgen oder darüber hinaus,
- sich persönlich wichtigen Dingen beziehungsweise der Befriedigung emotionaler Grundbedürfnisse zuzuwenden.

Da Triggersituationen nicht nur in der Aktivierung unangenehmer Gefühle bestehen können, sondern auch in der Exposition an konditionierte Stimuli (siehe Kapitel 2), ist die Versorgung emotionaler Grundbedürfnisse hier tatsächlich nicht immer im Zielverhalten inbegriffen (wie sonst im Rahmen schematherapeutischer Interventionen grundsätzlich üblich).

Es geht darum, ein Skript zu etablieren und mental einzuüben, das in kritischen Triggersituationen den Autopiloten stoppen und gesundes erwachsenes Verhalten leichter verfügbar machen kann.

Der spielsüchtige Patient Niklas H. zum Beispiel erhielt ab und zu Anrufe von Bekannten, die er in Spielhallen kennengelernt hatte. Sie riefen sporadisch an und fragten, ob er zum Spielen vorbeikommen wolle. Herr H. hatte die Befürchtung, dass er nicht würde widerstehen können, wenn wieder so ein Anruf kommen sollte. Eine Imaginationsübung zur Einübung einer Abgrenzung kann im Anschluss an einen Stühledialog zur Regulation des Distanzierten Selbstberuhigers (siehe Abschnitt 5.4.5) durchgeführt werden. Der vorangeschaltete Stuhldialog gewährleistet die Aktivierung des Modus des Gesunden Erwachsenen. In der Imagination sagt Herr H. dem Anrufer freundlich, aber bestimmt, dass er nicht in die Spielhalle kommen werde und nicht mehr angerufen werden möchte, da er sich vom Spielen distanziere, um die negativen Auswirkungen auf sein Leben auszuschalten und sich um seine persönlich wichtigen Belange zu kümmern. Abgeschlossen wird die Übung mit der Abspeicherung beziehungsweise Verankerung des Gefühls, das der Patient nach erfolgreicher Abgrenzung und Selbstfürsorge erlebt. Dieses kann verknüpft werden mit einem Kraftbild, welches für die Vorzüge des Lebens ohne die Sucht und die Befriedigung der wahren emotionalen Bedürfnisse des Patienten steht. Im Fall von Herrn H. war das ein Bild von einem entspannten Abend in ehrlicher Verbundenheit mit seinem Partner (der möglich ist, weil er nicht in die Spielhalle geht).

Ein weiteres Beispiel zur spezifischen Anwendung der Imagination zur Vorbereitung von Verhaltensänderungen bei Verhaltenssucht ist die Imagination des Lebens ohne Verhaltenssucht. Hier wird die vollzogene Veränderung, die Überwindung der Sucht mit kontrolliertem Verhalten oder Abstinenz vorweggenommen.

Instruktion zur Imagination zum Leben ohne die Verhaltenssucht

„Nehmen Sie bitte eine entspannte aufrechte Körperhaltung ein und schließen Sie Ihre Augen.
Stellen Sie sich vor, Sie haben eine lange und steinige Route zum Berggipfel bewältigt.
Sie haben es geschafft.
Sie gehen dem für Sie kritischen Verhalten nicht mehr suchtartig nach. Sie haben die Verhaltenssucht hinter sich gelassen.
Sie führen nun ein Leben ohne Verhaltenssucht, ein neues Leben.
Zugleich sind Sie all die wichtigen Schritte durch Berg und Tal gegangen, die Sie zu Ihrem Ziel geführt haben. Es hat sich sicherlich einiges in Ihrem Leben verändert.

Stellen Sie sich vor, es ist Nacht. Sie schlafen tief und fest. Atmen Sie ganz ruhig und entspannt, ganz so, als würden Sie schlafen. Rufen Sie sich ein Bild vor Ihr inneres Auge, wie Sie ganz ruhig, sicher und entspannt in Ihrem Bett liegen.

Stellen Sie sich nun vor, Sie erwachen am nächsten Morgen. Es ist der erste Tag in Ihrem neuen Leben.
Ich werde Ihnen nun Fragen zu diesem neuen Leben stellen. Bitte beantworten Sie die Fragen so detailliert wie möglich.

Was ist das erste kleine Anzeichen, das Ihnen zeigt, dass sich etwas verändert hat?

Zeit geben. Gegebenenfalls nachfragen:

Ist es ein Gefühl?
Ist es ein Gedanke?
Ist es eine Körperempfindung?
Ist es eine Handlung?

Hat sich an Ihrer Umgebung etwas verändert in Ihrem neuen Leben? Wenn ja, was ist das?

Zeit geben.

Beschreiben Sie einen gewöhnlichen Tag in Ihrem neuen Leben!

Zeit geben. Gegebenenfalls nachfragen:

Wie läuft der Tag ab? Was tun Sie? Wem begegnen Sie? Wer ist bei Ihnen?
Womit beschäftigt sich Ihr Geist?
Was ist die vorherrschende Stimmung?
Wie geht es Ihnen körperlich?

Hat sich an Ihrer privaten oder beruflichen Situation etwas geändert?

Zeit geben.

Wer wird die erste Person sein, die auch bemerkt, dass sich etwas in Ihrem Leben verändert hat?

Zeit geben.

Woran wird die Person merken, dass Sie ein neues Leben führen?

Zeit geben.

Wie wird diese Person auf die Veränderung reagieren? Was wird sie sagen?

Zeit geben.

Wer wird noch feststellen, dass sich etwas verändert hat?
Woran?
Wie werden diese Menschen reagieren?

Zeit geben.

Werden Menschen in Ihrem Umfeld sich in Ihrem neuen Leben Ihnen gegenüber anders verhalten? Wenn ja, inwiefern?

Zeit geben.

Was gefällt Ihnen am besten an Ihrem neuen Leben? Wofür haben sich die Anstrengungen am meisten gelohnt?

Zeit geben.

Versuchen Sie ein Bild zu finden für dieses Allerbeste an Ihrem neuen Leben.

Zeit geben.

Optional:
Wenn Sie kein passendes Bild finden, denken Sie vielleicht an einen Garten. Was sind die schönsten Blumen in Ihrem Garten?

Wie fühlen Sie sich jetzt?

Zeit geben.

Wie fühlt sich Ihr Körper an?

Zeit geben.
Patient*innen fühlen sich in der Regel ruhig und entspannt oder auch angenehm belebt und energetisch.

Spüren Sie diesem Gefühl nach, speichern Sie es in Ihrem Inneren ab und merken Sie sich, was nötig ist, damit Sie sich so gut fühlen. Bewahren Sie das Bild davon, was Sie erreicht haben.

Zeit geben für Speicherung des Gefühls und Erlebens.

Nun kommen Sie bitte zurück ins Hier und Jetzt an den Ort, an dem Sie die Übung begonnen haben. Wenn ich bis drei gezählt habe, öffnen Sie bitte Ihre Augen und orientieren Sie sich im Hier und Jetzt.

Eins, zwei, drei.“

5.3.5 Kurzimaginationen zur Vertiefung von Emotionen während der therapeutischen Arbeit

Die Kurzimagination kann im Grunde jederzeit angewendet werden, wenn der*die Patient*in im therapeutischen Gespräch oder in einer Stühlearbeit (siehe Abschnitt 5.4) wenig im Kontakt mit seinen*ihren Gefühlen beziehungsweise mit einem bestimmten Kind-Modus ist. Durch eine gezielte kurze Instruktion aus dem Moment heraus sollen Emotionen aktiviert oder vertieft werden, die mit relevanten Bedürfnisfrustrationen in Verbindung stehen.

Wirkungsvoll sind Instruktionen wie *„Schließen Sie bitte einmal die Augen …*
- *und gehen Sie in Kontakt mit dem*r kleinen (traurigen / einsamen usw.) XY.“*
- *und seien Sie nun ganz der*die kleine (traurige / einsame usw.) XY.“*
- *und schlüpfen Sie nun in die Haut des*r kleinen (traurigen / einsamen usw.) XY.“*

- *und lassen Sie ein Bild des*r kleinen XY auftauchen."*
- *und lassen Sie ein Bild Ihres Vaters/Ihrer Mutter entstehen, was sagt er/sie, wie schaut er/sie Sie an?"*

Nach der Instruktion öffnet der*die Patient*in die Augen wieder und die Intervention oder das Gespräch geht weiter. Durch die kurze Fokussierung eines emotional besetzten Bildes beziehungsweise einer Vorstellung mit geschlossenen Augen kann die Lösung aus dem „verkopften" Hier-und-Jetzt-Setting gefördert und die Emotion intensiviert werden. Intern nennen wir das auch den „Imaginations-Quickie".

5.4 Stuhldialoge

Die zweite zentrale emotionsaktivierende Methode der Schematherapie ist der Stuhldialog. Im Stuhldialog wird das innere System des*r Patienten*Patientin (also seine*ihre Modi und deren Dynamik) mithilfe verschiedener Stühle sichtbar und szenisch nach außen getragen. Dies erlaubt Patient*innen einerseits, von außen aus der Metaperspektive auf das innere Geschehen zu blicken und sich davon zu distanzieren. Andererseits ermöglicht es ein bewusst fokussiertes und isoliertes Fühlen und Agieren einzelner Modi. Darüber hinaus erlaubt der Stuhldialog Dialoge der Modi untereinander oder einzelner Modi mit dem*r Therapeuten*Therapeutin sowie eine szenische Veränderung des Zusammenspiels der einzelnen Modi.

Ziele und mögliche Anwendungen von Stuhldialogen

1. Einnehmen einer Außenperspektive auf das innere System
2. Isoliertes Fühlen und Agieren einzelner Modi
3. Dialoge der Modi untereinander oder einzelner Modi mit dem*r Therapeuten*Therapeutin (Entmachtung und Regulation Strafender und Fordernder Modi, Regulation von Bewältigungs-Modi, Versorgung von Kind-Modi)
4. Szenische Veränderung des Zusammenspiels der Modi

Ganz allgemein gesagt, funktioniert der Stuhldialog so, dass Patient*innen auf verschiedenen Stühlen Platz nehmen, die unterschiedliche Modi repräsentieren. Das kann ad hoc im therapeutischen Gespräch passieren, wenn der*die Therapeut*in einen Modus bemerkt und mit diesem arbeiten möchte. Oder der Modus wird mithilfe der Aktivierung von Körperankern oder gezielten Dialogen „hervorgelockt". Da während einer schematherapeutischen Intervention nicht immer zwangsläufig ein Dialog zwischen den einzelnen Modi stattfindet, sprechen wir ergänzend auch von Stühle*arbeit* statt Stühle*dialog*.

In jedem Fall benötigen Therapeut*innen die schematherapeutische Praxisgrundausstattung: mehrere einfache Stühle, die leicht bewegt werden können. Davon braucht es mindestens drei Stühle für die Modi-Gruppen Strafender / Fordernder Modus, Bewältigungs-Modus und Modus des Gesunden Erwachsenen sowie mindestens einen Kinderstuhl. Nicht immer wird in der konkreten Intervention nur mit einem Kind-Modus gearbeitet. Daher kann es hilfreich sein, mindestens zwei Kinderstühle zu haben für Patient*innen, bei denen unterschiedliche Kind-Modi relevant sind. Auch kann es zuweilen sinnvoll sein, mehrere Stühle für unterschiedliche Bewältigungs-Modi und sowohl den Fordernden als auch den Strafenden Modus zugleich aufstellen zu können. Vor diesem Hintergrund ist es hilfreich, mehr als die minimalen drei großen Stühle zur Verfügung zu haben.

Falls Patient*innen die Orientierung zwischen den Stühlen beziehungsweise das Erinnern der richtigen Zuordnung schwerfällt, können diese zum Beispiel schnell und einfach mit beschriftetem Washi-Tape beklebt werden.

Wir möchten im Folgenden konkrete Anwendungen von Stuhldialogen bei Patient*innen mit Verhaltenssüchten aus den vier in der Merkbox genannten Zielbereichen vorstellen:

5.4.1 Booster für die Psychoedukation

Das Einnehmen einer Außenperspektive auf das innere System in der Stühlearbeit kann als sehr hilfreiche Ergänzung im Rahmen der Psychoedukation eingesetzt werden.

Wenn der*die Patient*in ein grundlegendes Verständnis von dem Begriff Modus erlangt hat und wir Therapeut*innen durch die Exploration und Diagnostik bereits eine Idee von zentralen Kind-Modi, Strafenden und / oder Fordernden Modi und Bewältigungs-Modi haben, kann eine Vertiefung und individuelle Anwendung in Form einer ersten Stühlearbeit stattfinden. Dabei verbinden sich Elemente von Psychoedukation mit Erlebnisaktivierung. Wobei die Erlebnisaktivierung hier nicht das Erleben eines bestimmten Modus meint, sondern eher die Förderung von Selbstmitgefühl und eines nachdrücklichen „Aha"-Erlebens.

Wie wir in der Praxis vorgehen, möchten wir am Beispiel der 36-jährigen Maria S. veranschaulichen, die wegen Arbeitssucht in Psychotherapie ist. Im Vorfeld dieser Stühlearbeit sollten zentrale Charakteristika der Modi aus der Anamnese bereits erschlossen sein. Die individuelle Namensgebung der Modi kann im Anschluss an die Übung erfolgen.

Beispielhafte Anleitung einer Stühlearbeit als Booster für die Psychoedukation

THERAPEUT*IN: *„Ich habe inzwischen eine erste Ahnung davon bekommen, unter welchem Einfluss die kleine Maria aufgewachsen ist. Sie hat ihre Eltern oft vermisst, die in der Gastronomie gearbeitet haben und wenig präsent waren. Es gab auch keine anderen regelmäßigen Bezugspersonen, sondern eher kurzlebige Ad-hoc-Lösungen. Ich möchte Ihnen gerne verdeutlichen, was die Kleine erlebt hat und wie das mit Ihren heutigen Schwierigkeiten zusammenhängen könnte.“*

Therapeut*in steht auf und stellt einen Kinderstuhl gut sichtbar und mit ausreichend Platz in der Umgebung auf die „Bühne“, also den offenen Raum vor der Patientin.

THERAPEUT*IN: *„Das ist die kleine Maria.“*

Therapeut*in stellt in etwa zwei Metern Entfernung einen Erwachsenenstuhl dem Kinderstuhl frontal gegenüber. Dann positioniert er*sie sich hinter diesem Stuhl. Als Therapeut*innen nehmen wir nicht Platz auf dem Stuhl des Fordernden oder Strafenden Modus, um nicht mit dessen Botschaften persönlich assoziiert zu werden. Der*die Patient*in steht daneben (sitzt nicht auf dem Kinderstuhl!).

THERAPEUT*IN: *„Das hier sind die Botschaften, die die kleine Maria aus ihrem Umfeld implizit erhalten hat*[9]*, die Seite in Ihnen, die Sie stark antreibt“* (der*die Therapeut*in sollte nun möglichst überzeugend und wirkungsvoll mit forderndem Tonfall sprechen):
„Fordere nichts!“
„Kümmere dich um dich selbst!“
„Falle uns nicht zusätzlich zur Last!“
„Passe dich an!“
„Sei stark!“

Therapeut*in tritt deutlich von dem Stuhl weg, der den Fordernden Anteil versinnbildlicht.

THERAPEUT*IN: *„Was meinen Sie, was fühlt die kleine Maria?“*

Nun wird die Patientin wohl so etwas sagen wie „allein, einsam, überfordert“ oder Ähnliches.

Therapeut*in (validiert mitfühlend): *„Das denke ich auch, die kleine Maria fühlt sich sehr alleine und überfordert.* (Und gibt den psychoedukativen Hinweis:) *Nun ist es so, dass die menschliche Natur es so eingerichtet hat, dass Kinder sich vor dem Empfinden von allzu großem Schmerz schützen können. Sie passen sich an die gegebenen Umstände an und entwickeln eine oder mehrere Seiten an sich, die solch schmerzhafte Gefühle wie Einsamkeit oder Überforderung nicht empfinden.“*

---

9 Dieser Schritt setzt voraus, dass wir diese Botschaften bereits aus dem Gespräch mit dem*r Patienten*Patientin beziehungsweise aus der Anamnese kennen! Anderenfalls müsste zurückhaltender formuliert werden: „Kann es sein, dass die kleine Maria Botschaften empfangen hat wie …?“

Therapeut*in holt einen weiteren Erwachsenenstuhl und stellt ihn zwischen den Kinderstuhl und den Stuhl des Fordernden Modus (Sitzfläche zeigt zum Fordernden Modus, Lehne zum Kind-Modus).

THERAPEUT*IN: *„Das ist diese Seite in Ihnen. Die Maria, die nahezu rund um die Uhr arbeitet und keine Pausen kennt. Was fühlt diese Maria?“*

Nun wird die Patientin wohl etwas sagen wie: „Wenn ich arbeite, empfinde ich eigentlich gar nichts, ich bin dann nur mit der Aufgabe beschäftigt, ein bisschen wie im Tunnel.“

Therapeut*in validiert den Bewältigungs-Modus und gibt einen psychoedukativen Hinweis: *„Ja, das passt. Die Maria, die arbeitet, empfindet den Schmerz nicht, der entstanden ist, weil sie viel alleine war und wenig Nähe und Fürsorge erfahren hat. Sie fühlt gar nichts. Das ist genau der Sinn und Zweck von einem solchen sogenannten Bewältigungs-Modus: dass schmerzhafte Gefühle betäubt werden. Es ist eine grundsätzlich sehr hilfreiche Strategie des Organismus, dass sich ein solcher Modus entwickelt hat! Hätte er sich nicht entwickelt, würde die kleine Maria immerzu den Schmerz empfinden.“*

Im nächsten Schritt ist es wichtig, dass der*die Therapeut*in ein Stück hinter dem Stuhl des Fordernden Modus steht. Therapeut*in lädt die Patientin ein:
„Möchten Sie einmal zu mir herkommen, ich möchte mir etwas mit Ihnen zusammen näher anschauen.“

Die Patientin sollte neben dem*r Therapeut*in stehen und beide sollten in Richtung der Stühle blicken.
„Schauen Sie mal. Was sehen Sie?“

Nun wird die Patientin sagen, dass sie den Stuhl des Bewältigungs-Modus sieht, etwa: „Ich sehe die Maria, die dauernd arbeitet.“

Therapeut*in validiert den Eindruck und zeigt auf, was das für die Signalfunktion von Gefühlen, die Befriedigung von emotionalen Grundbedürfnissen und die zwischenmenschlichen Interaktionen der Patientin bedeutet:
„Genau, auch ich sehe die Maria, die immer arbeitet. Die kleine Maria sehen wir nicht, richtig?“

Auf Bestätigung der Patientin warten.

THERAPEUT*IN: *„Das bedeutet, Sie spüren nicht und ich erkenne nicht, dass da ein Anteil in Ihnen ist, der einsam ist und sich nach Nähe und Verbindung sehnt. Sie können das Bedürfnis nach Nähe nicht befriedigen, weil Sie die Einsamkeit nicht spüren, die Ihnen zeigen würde, dass Sie Kontakt brauchen. Und ich beziehungsweise all die Menschen, die Ihnen in Ihrem Alltag begegnen, nehmen auch nicht wahr, was Sie eigentlich brauchen, und können es Ihnen nicht anbieten. Sie begegnen der Maria, die dauernd arbeitet und nichts fühlt, und gewinnen den Eindruck, dass Sie keine Zuwendung und keinen Kontakt brauchen. Sie empfinden im Bewältigungs-Modus keine unangenehmen Gefühle, aber Sie können in diesem Zustand auch keine Bedürfnisbefriedigung erfahren.*

Patient*innen erleben in der Regel an dieser Stelle einen Moment von Erkenntnis, Gewahrwerden, Kongruenz. Therapeut*innen erfragen explizit, was der*die Patient*in in diesem Moment fühlt. Es können Gefühle von Trauer, Bedauern oder Ergriffenheit aufkommen, die als Selbstmitgefühl verstanden, denen Raum gegeben und die validiert werden sollten. Oftmals werden aber auch positive Gefühle genannt im Zusammenhang damit, dass Patient*innen sich nun ein Stück weit besser verstehen.

Therapeut*innen können Patient*innen an dieser Stelle einladen, ein Foto von der Stühleszenerie zu machen.

Bei den allermeisten Patient*innen kommt dann die Frage auf: „Und was kann ich nun machen?"

Therapeut*innen beantworten dies wiederum mit psychoedukativen Hinweisen:
„Nun, was wir gemeinsam im Rahmen Ihrer Therapie machen werden, ist, die Gefühle und Bedürfnisse der kleinen Maria für Sie und andere wieder spürbar und sichtbar zu machen. Was meinen Sie, was ist dafür notwendig?"

Die Patientin wird nun schlussfolgern können, dass eine Regulation des übermäßigen Arbeitens anzustreben ist.
Therapeut*in stimmt zu und erläutert das Vorgehen mit weiteren psychoedukativen Hinweisen:
„Das sehe ich ganz genauso. Allerdings möchte ich dabei nichts überstürzen, denn wenn wir Ihnen die Arbeit nun einfach wegnehmen, dann ist die kleine Maria ja schutzlos den Botschaften des Fordernden Modus ausgesetzt."

Therapeut*in nimmt den Stuhl des Bewältigungs-Modus weg, sodass der Kinderstuhl wieder frontal und ohne Puffer dem Stuhl des Fordernden Modus gegenübersteht.

THERAPEUT*IN: *„Ich möchte die kleine Maria erleben und ihr Raum geben. Dafür ist wichtig, dass dem Fordernden Modus Einhalt geboten und er in seine Schranken verwiesen wird. Jemand muss der kleinen Maria zur Seite stehen und sie vor diesen unangemessenen und unverhältnismäßigen Forderungen schützen."*

Therapeut*in holt einen weiteren Erwachsenenstuhl und stellt ihn dicht *neben* den Kinderstuhl.

THERAPEUT*IN: *„Das hier ist ebenfalls eine Seite in Ihnen. Die gesunde erwachsene Maria. Die Maria, die sich der Nachteile der vielen Arbeit bewusst geworden ist und sich in Therapie begeben hat.* (An dieser Stelle können und sollen nach Möglichkeit weitere Ressourcen und Kompetenzen der Patientin benannt werden.) *Diese Seite in Ihnen werden wir im Rahmen der Therapie stärken und weiterentwickeln. Wir werden die gesunde erwachsene Maria darin unterstützen, den Fordernden Anteil zu entmachten* (an dieser Stelle sollte der Stuhl des Fordernden Anteils ein gutes Stück weggerückt werden, weg aus der direkten Linie zum Kinderstuhl) *und die kleine Maria angemessen zu versorgen. Dann wird es uns möglich sein, Stück für Stück das Bewältigungsverhalten, die viele Arbeit, einzudämmen* (an dieser Stelle sollte der Stuhl des Bewältigungs-Modus zur Seite gestellt werden, sodass nur noch Kinderstuhl und daneben Stuhl des Gesunden-Erwachsenen-Modus im Zentrum stehen)."

Auch von dieser neuen Stuhlkonstellation können Patient*innen Fotos machen. Die Fotos können ausgedruckt oder ggf. digital mit den individuellen Namen der Modi beschriftet werden. Sie stellen hilfreiche Erinnerungsobjekte über den gesamten Therapieverlauf dar.

Beispielhaft finden Sie hier eine Szenerie einer solchen Psychoedukations-Booster-Stühlearbeit vorgestellt (Abbildung 5.1.1 bis 5.1.3):

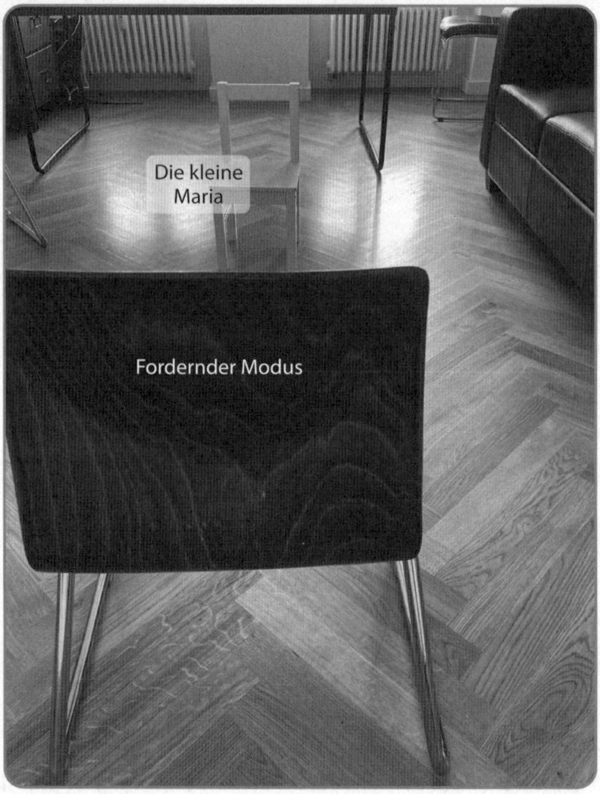

Abbildung 5.1.1: Mögliche Stuhlanordnung: Das vulnerable Kind ist dem Fordernden Modus ausgeliefert und empfindet psychischen Schmerz.

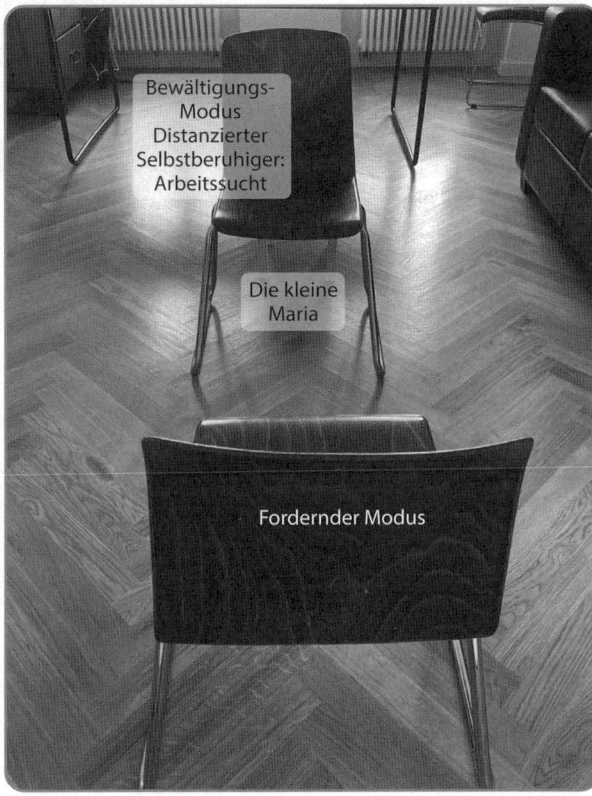

Abbildung 5.1.2: Mögliche Stuhlanordnung: Der Bewältigungs-Modus schiebt sich zwischen Kind-Modus und Fordernden Modus und betäubt den Schmerz, Gefühle und Bedürfnisse sind jedoch nicht mehr wahrnehmbar.

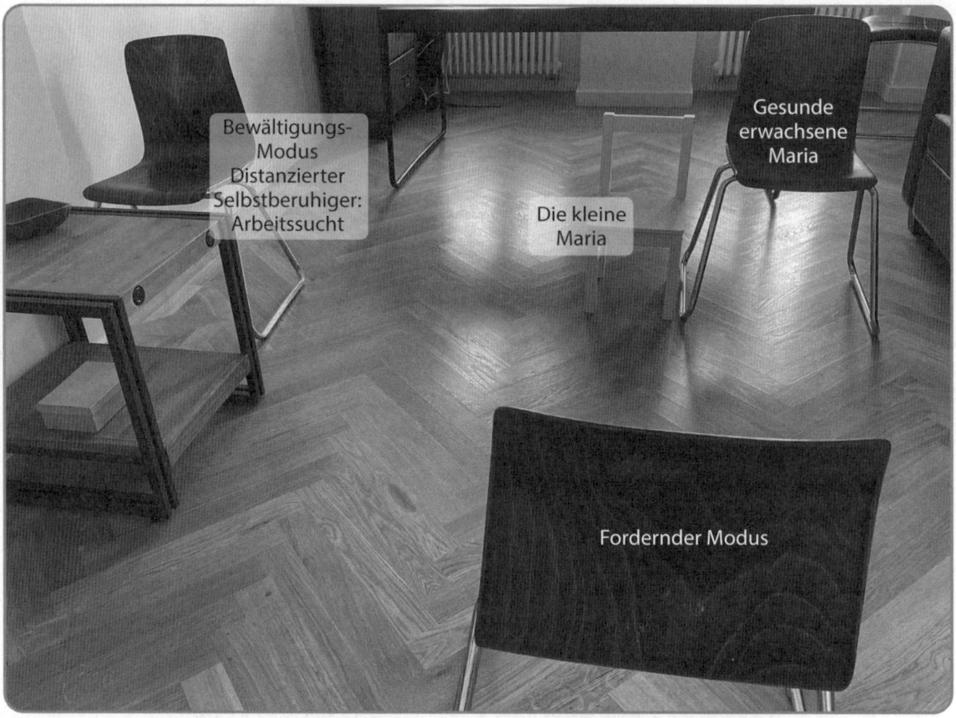

Abbildung 5.1.3: Mögliche Stuhlanordnung: Der Modus des Gesunden Erwachsenen konfrontiert und reguliert den Fordernden Modus und versorgt das vulnerable Kind orientiert an dessen emotionalen Grundbedürfnissen; der Bewältigungs-Modus kann zur Seite treten (die Verhaltenssucht wird reguliert).

5.4.2 *Klare Trennung und Markierung einzelner Modi*

Die Stühlearbeit ermöglicht das isolierte Fühlen und Agieren einzelner Modi. Im alltäglichen Erleben der Patient*innen werden Modi zunächst unbewusst und sehr schnell aktiviert. Der Übergang von einem Modus zum anderen wird nicht bewusst bemerkt, sodass eine klare Zuordnung von Gefühlen und Verhaltensweisen zu einem Modus zunächst nicht möglich ist. Die Unterscheidung der Modi und das Zuordnen verschiedener Erlebnisweisen zu den Modi ist jedoch eine essenzielle Voraussetzung für die Förderung von Verständnis und Mitgefühl für sich selbst sowie für die Auflösung ungünstiger Reaktionsmuster und den Aufbau alternativer Verhaltensweisen. Die Stühlearbeit ist ein sehr wirkungsvolles Instrument in der Sensibilisierung der Patient*innen für das Erkennen und Trennen ihrer Modi. Von Beginn der Therapie an sollten einzelne Modi benannt werden, wenn sie von Therapeut*innen im Gespräch mit den Patient*innen bemerkt werden:

- *„Jetzt gerade spüre ich ganz deutlich den Schmerz und die Einsamkeit des kleinen Mädchens, das darauf wartet, abgeholt zu werden, und niemand kommt.“* (Markierung Kind-Modus)
- *„In diesem Moment fühlt es sich für mich an, als seien Sie weiter weg. Kann es sein, dass sich da gerade die Mauer zwischen uns schiebt?“* (Markierung Bewältigungs-Modus)
- *„Jetzt haben Sie sich gerade so richtig streng und hart angehört. Kann es sein, dass das Ihr innerer Antreiber ist?“* (Markierung Fordernder Modus)
- Usw.

Wenn Patient*innen von Beginn an dazu eingeladen werden, sich auf einen anderen Stuhl zu setzen, wenn sie sich in einem bestimmten Modus (zum Beispiel Fordernder oder Bewältigungs-Modus) befinden, fördert dies ihre Wahrnehmung für unterschiedliches emotionales Erleben, unterschiedliche körperliche Empfindungen, unterschiedliche Denkweisen und unterschiedliche Handlungstendenzen der einzelnen Modi. Dafür ist es wichtig, den*die Patienten*Patientin bei Aktivierung eines Modus zu „erwischen“ und diesen dann sofort zu markieren, aktiv zu halten und (durch einen Stuhlwechsel) zu separieren beziehungsweise zu isolieren, um ihn der Bearbeitung zugänglich zu machen.

Anhand eines Beispiels von dem 27-jährigen Tim W., der zur Betäubung starker Gefühle von Wertlosigkeit exzessiv Sport treibt, soll die allgemeine Vorgehensweise erläutert werden:

Beispiel für eine Stühlearbeit zur Markierung und Isolation von Modi

In der Sitzung bespricht der*die Therapeut*in mit Tim W. eine Hausaufgabe. Der Patient sollte Tagebuch über seine sportlichen Aktivitäten führen. Tim W. schildert, wie er an den ersten drei Tagen nach der letzten Therapiesitzung zunächst akribisch aufgeschrieben hat, wann und wie lange er Sport getrieben hat und welche Gedanken und Gefühle damit verbunden waren. Plötzlich sagt er in scharfem Tonfall: „Tja, und dann hab' ich es mal wieder vergeigt!“

Therapeut*in: *„Ich habe gehört, welche großen Bemühungen Sie nach unserer letzten Sitzung angestellt haben, um die Hausaufgabe zu machen, die wir letzte Woche verabredet hatten. Als Sie davon gesprochen haben, klangen Sie ruhig und sachlich. Plötzlich hat sich Ihr Tonfall verändert, das ist mir aufgefallen. Was ist in dem Moment passiert, kurz bevor Sie sagten ‚Tja, und dann hab' ich es mal wieder vergeigt!‘?“*

Tim W. antwortet, dass er den Gedanken hatte, dass er ab dem vierten Tag nicht mehr die genauen Zeitfenster seiner sportlichen Aktivitäten dokumentiert habe und die Aufgabe somit unvollständig und wertlos sei.

THERAPEUT*IN: *„Ich möchte Sie einmal einladen, dass wir uns näher mit dieser Seite in Ihnen beschäftigen, die sich jetzt in diesem Moment meldet und meint, dass die Hausaufgabe nun wertlos sei. Ich bitte Sie, sich mal auf diesen Stuhl hier zu setzen.* (Der*die Therapeut*in stellt einen separaten Stuhl bereit.) *„Jetzt möchte ich, dass Sie nur dieser eine Anteil sind, der so streng ist und sagt, dass Sie ab dem vierten Tag nachlässig geworden sind und nun die Aufgabe unnütz ist. Spüren Sie jetzt ganz genau in sich hinein, was empfinden Sie?"*

Im Folgenden werden neben Emotionen auch körperliche Empfindungen und Handlungsimpulse erfragt, die mit dem Modus einhergehen.

Zunächst geht es nicht um eine Beschränkung oder sonstige Modifikation des Modus, sondern um seine Identifikation und die Schärfung der Wahrnehmung des Patienten für den Modus.

In diesem Beispiel wird ein Fordernder Modus markiert, die Intervention kann jedoch analog auch mit Strafenden Modi, Bewältigungs-Modi, dem Modus des Gesunden Erwachsenen und mit Kind-Modi durchgeführt werden.

Der Modus wird durch seine Markierung und Isolation wie unter einem Mikroskop untersucht. Patient*innen üben sich darin, den Modus im Alltagsgeschehen wahrzunehmen und zu erkennen. Sie werden ihn durch solche Übungen leichter zuordnen können. Dies ist eine wesentliche Voraussetzung für

- die Begrenzung von Fordernden Modi,
- die Entmachtung von Strafenden Modi,
- die Regulation von Bewältigungs-Modi,
- die Regulation von Undisziplinierten-, Impulsiven- und Ärgerlichen-Kind-Modi und
- die Versorgung von Vulnerablen-Kind-Modi.

Die folgenden Abschnitte 5.4.3 bis 5.4.9 erläutern Anwendungen der Stühlearbeit aus dem Zielbereich 3: „Dialoge einzelner Modi untereinander oder einzelner Modi mit dem*r Therapeut*in" (vgl. Merkbox auf Seite 82 f.). Sie beinhalten zudem den Zielbereich 4 „Szenische Veränderung des Zusammenspiels der Modi".

Alle in den Abschnitten 5.4.3 bis 5.4.9 beschriebenen Anwendungen stellen neben der Modifikation dysfunktionaler Modi *auch* eine Stärkung des Modus des Gesunden Erwachsenen dar.

5.4.3 Entmachtung des Strafenden Modus und Versorgung des Modus des Vulnerablen Kindes

Im nachfolgenden Leitfaden ist ein strukturiertes Vorgehen bei der Entmachtung eines Strafenden Modus und der Versorgung des Vulnerablen Kindes beschrieben. Dieser Ablauf kann und soll den individuellen Bedürfnissen der Patient*innen angepasst und kreativ ausgestaltet werden. In der Schematherapie ist insbesondere in den Stühleübungen und Imaginationen ein spontanes Handeln des*r Therapeuten*Therapeutin unerlässlich, da keine Übung der anderen gleicht und der Verlauf je nach individuellen Charakteristika der Modi eines*r Patienten*Patientin variieren kann. In vielen Übungen mit schwerer beeinträchtigten oder früh und tiefgreifend dysfunktional geprägten Patient*innen wird es notwendig sein, dass wir als Therapeut*innen in den Übungen zunächst die Rolle des Modus des Gesunden Erwachsenen übernehmen. Schlichtweg weil dieser Modus bei den Patient*innen (noch) nicht stark genug ausgeprägt ist und wir ein Modell dafür liefern müssen. Ganz wie es Eltern für ihr Kind tun, wenn sie es bei der Bewältigung schwieriger Situationen begleiten. In dieser Rolle schadet es nicht, wenn Therapeut*innen in der Lage sind, frei und ungehemmt expressiv aufzutreten. Dies bedeutet nicht, dass wir alle eine Schauspielausbildung durchlaufen müssen. Wir halten es jedoch für unerlässlich, dass (angehende) Schematherapeut*innen eventuelle eigene Muster emotionaler Gehemmtheit im Rahmen von Selbsterfahrung bearbeiten, um als authentische Modelle des Modus des Gesunden Erwachsenen fungieren zu können.

Leitfaden für einen Stuhldialog zur Entmachtung des Strafenden Modus und Versorgung des Modus des Vulnerablen Kindes

Sie benötigen:

- 1 Stuhl für den Modus des Gesunden Erwachsenen
- 1 Stuhl für den Strafenden Modus
- 1 Stuhl für den Modus des Vulnerablen Kindes (dies sollte nach Möglichkeit ein niedriger/kleiner Kinderstuhl sein)
- Optional: Stuhl für Bewältigungs-Modus XY

1. Ausgangssituation wählen

„Bitte stellen Sie sich nun eine belastende Situation vor, die Sie vor Kurzem in Ihrem Alltag erlebt haben, und beschreiben Sie mir diese."

Zur Affektverstärkung kann zum Schließen der Augen angeleitet werden (siehe auch Leitfaden für Imaginationsübungen, Seite 128 ff.).

Patientin Lisa K. berichtet zum Beispiel, dass eine Kollegin sie bei der Planung eines Projekts übergangen hat. Sie berichtet, dass sie große Angst davor hat, im morgigen Meeting ihr Interesse am Projekt zu bekunden und darauf hinzuweisen, dass sie nicht übergangen werden möchte.

2. Nach außen bringen der toxischen Botschaft des Strafenden Modus und emotionale Aktivierung des Kind-Modus

„*Bitte stellen Sie sich hinter diesen Stuhl* (Stuhl des Strafenden Modus).“

Zuweilen wird auch gebeten, auf dem Stuhl des Strafenden Modus Platz zu nehmen, durch das Dahinterstellen wird aber zum einen bereits eine erste Externalisierung des toxischen Anteils induziert, zum anderen wirkt der Anteil groß und mächtig, was die emotionale Aktivierung verstärken kann.

„*Sehen Sie zu dem Kinderstuhl. Sprechen Sie aus, was der Strafende Anteil sagt, wenn Sie …* (z. B. den Konflikt ansprechen möchten).“

Wenn die Affektintensität gesteigert werden soll, um die Strukturen der Modifikation zugänglich zu machen:[10]

„*Sprechen Sie das Kind in direkter Rede und mit ‚du‘ an.*“

Variante: Der*die Therapeut*in stellt sich (zur Vermeidung einer Identifikation mit dem Strafenden Modus) *hinter* den Stuhl des Strafenden Modus und richtet dessen toxische Botschaften an den Kinderstuhl, während der*die Patient*in danebensteht und zusieht. Dies kann hilfreich sein, wenn Patient*innen den Strafenden Modus aus Scheu zu zurückhaltend formulieren. Zurückhaltung ist nicht zielführend, da wir für einen Effekt die Stimme des Strafenden Modus genau so brauchen, wie sie im inneren System des*der Patienten*Patientin tatsächlich spricht: mit geballter Vehemenz, voller Energie, Härte, Gemeinheit, Niedertracht und Häme, mit allen Schimpfworten und Abwertungen und in voller Lautstärke.

Im Falle von Lisa K. zum Beispiel: „*Du bist es nicht wert, behalt deine Meinung für dich, das interessiert alles niemanden! Du bist ein bedeutungsloses Nichts! Wenn du Ärger machst, kommst du in den Keller!*“

10 Eine Reduktion der Affektintensität durch das Sprechen in indirekter Rede / dritter Person über das Kind wird nur angestrebt, wenn der Stuhldialog dem kognitiven Verständnis des*r Patienten*Patientin dienen und er*sie auf der Metaebene verbleiben soll, also nicht bei angestrebter Modifikation der inneren Strukturen.

3. Benennen des Gefühls, Zugang zum Grundbedürfnis

„Bitte nehmen Sie auf dem Kinderstuhl Platz. Dort möchte ich das Kind direkt mit ‚du' ansprechen, ist das okay?" (Falls keine so starke emotionale Aktivierung gewünscht ist, kann die indirekte Rede / dritte Person genutzt werden.)

Der Kind-Modus wird angesprochen:
*„Wie hört sich das an, wenn der*die so mit dir redet?*
Wie fühlst du dich?
Was spürst du in deinem Körper?
Was brauchst du eigentlich?"

Optional:

- Wenn der Konflikt noch nicht ganz deutlich geworden ist, kann das Procedere durch Wechsel zwischen dem Stuhl des Strafenden Modus und dem Stuhl des Kind-Modus wiederholt werden.
- Wenn ein Bewältigungs-Modus den Prozess stört oder verhindert, muss dieser zunächst reguliert werden (siehe auch Leitfaden für die Regulation von Bewältigungs-Modi, Seite 191 ff.).

4. Entmachtung des Strafenden Modus und Versorgung des Modus des Vulnerablen Kindes

Sobald der bestehende Konflikt transparent und der Affekt des Kindes spürbar ist, fragen wir:

„Spüren Sie in sich hinein. Regt sich da ein Anteil, der das Kind versorgen und es schützen möchte? Spüren Sie vielleicht Ärger oder Wut auf den Strafenden Modus? (Hier sollte der individuelle Name benutzt werden, den der*die Patient*in für den Modus gewählt hat.)

Wenn sich Ärger oder Wut regt (die Voraussetzung für die Selbstbehauptung!), wird der*die Patient*in gebeten, sich auf einen dritten Stuhl, den Stuhl des Gesunden Erwachsenen, zu setzen. Dieser Stuhl wird ganz nah neben dem Kinderstuhl platziert.

Im nächsten Schritt entmachtet der*die Patient*in den Strafenden Modus. Therapeut*innen greifen dann nur noch beratend und leitend oder fragend ein, wenn der Prozess sich in eine dysfunktionale Richtung entwickelt oder der Gesunde Erwachsene „zu lasch" auftritt.

„Tun Sie nun bitte genau das, was das Kind braucht. Sagen Sie dem Strafenden Modus Ihre Meinung! Sagen Sie ihm, was falsch ist an dem, was er zu dem Kind sagt und wie er mit ihm spricht, und was das Kind wirklich braucht. Nutzen Sie Ihre Wut und entmachten Sie den da. Gehen Sie ihn mit der nötigen Schärfe an! Sagen Sie, was Sie von seinen Aussagen halten und warum sie fehl am Platze sind!"

Optional:
Sollte dem*der Patient*in (noch) kein Zugang zum Modus des Gesunden Erwachsenen möglich sein beziehungsweise sollte sich weder Ärger noch Wut regen, bleibt der*die Patient*in auf dem Kinderstuhl sitzen und der*die Therapeut*in setzt sich *daneben* auf den Stuhl des Gesunden Erwachsenen. Als Modell für den Modus des Gesunden Erwachsenen entmachtet der*die Therapeut*in den Strafenden Modus. Hier sollten sehr deutliche Worte gefunden werden, Ärger und Wut in Stimme, Mimik und Gestik sind durchaus erlaubt und erwünscht! Stellen Sie sich vor, Ihr eigenes Kind oder ein Kind, das Ihnen am Herzen liegt, wird von jemandem so gepiesackt oder gequält, und machen Sie eine entsprechende Ansage!

Es sollten die emotionalen Grundbedürfnisse explizit angesprochen werden und die Tatsache, dass die Invalidierung grundlegend falsch und verurteilenswürdig ist. Zum Beispiel:

„Was du sagst, ist rundum falsch! Lisa ist wichtig und wertvoll und ihre Interessen und ihre Meinung sind von Bedeutung! Sie ist gut und richtig, wie sie ist, und hat alles Recht der Welt, sich zu äußern und einzubringen. Sie braucht und verdient Wertschätzung und Akzeptanz und liebevolle Zuwendung, nicht deine haltlosen und zutiefst fiesen Herabwürdigungen, die an den Haaren herbeigezogen sind! Ich will so einen Mist überhaupt nicht hören! Und die Drohung, Lisa in den Keller zu sperren, ist genauso abgrundtief falsch und ungeheuerlich, damit ist jetzt Schluss! Ich lasse nicht zu, dass Lisa weiterhin durch dich geschädigt wird!“

Wirkungsvolle szenische Veränderung des Zusammenspiels der Modi:

Der Stuhl des Strafenden Modus kann an dieser Stelle auch buchstäblich entmachtet werden, indem er aus dem Raum befördert wird. Der Stuhl wird vor die Tür gestellt, die Tür wird geschlossen.

Der*die Patient*in auf dem Stuhl des Gesunden Erwachsenen oder stellvertretend der*die Therapeut*in versorgt anschließend den Kind-Modus.

Die Gefühle und emotionalen Grundbedürfnisse des Kindes werden vom Modus des Gesunden Erwachsenen validiert und der Gesunde Erwachsene geht aktiv auf diese ein, um sie adäquat zu befriedigen.

Zum Beispiel:

*„Kleine Lisa, ich sehe, wie groß deine Angst ist, weil dir angedroht wird, dass du in den Keller musst, wenn du nicht gehorchst. Es ist furchtbar und falsch, dass der*die dir solche Angst macht, das darf niemand!*

Jedes Kind hat das Recht, seine Meinung zu sagen, und darf dafür niemals bestraft werden! Jede Form von Gewalt an Kindern, auch seelische Gewalt durch solche Drohungen, ist gesetzlich verboten!

Du bist wichtig und wertvoll, alle anderen Behauptungen sind falsch!“

Gegebenenfalls: *„Ich bin für dich da und bringe dich in Sicherheit. Niemand wird dich einsperren. Wir verlassen dieses Haus und ich werde dafür sorgen, dass jemand* (Polizei, Behörde XY, Arzt / Ärztin usw.) *den*die daran hindert, dir noch einmal so zu drohen und dir Angst zu machen."*

5. Verankerung des Modus des Gesunden Erwachsenen und Schlüsselsatz für Transfer in den Alltag

Wenn der*die Patient*in selbst die Entmachtung und Versorgung übernommen hat, bitten Therapeut*innen ihn*sie nun, wieder auf dem Stuhl des Modus des Gesunden Erwachsenen Platz zu nehmen (falls sie aufgestanden sind, um den Stuhl vor die Tür zu stellen), und fragen:

„Wie fühlt es sich an, diesen fiesen Anteil entmachtet zu haben? Was fühlen Sie? Wie fühlt sich Ihr Körper jetzt an? Hat sich etwas verändert, seit der ‚Strafer' nicht mehr im Raum ist und sein Gift nicht mehr versprüht?"

Der*die Patient*in sollte dann auch noch einmal auf dem Kinderstuhl Platz nehmen. Auch das Kind sollte gefragt werden, wie es sich nun fühlt.

Alle Empfindungen und Körperwahrnehmungen der funktionalen Anteile sollten zum späteren Abruf verankert werden. Oft berichten Patient*innen im Modus des Gesunden Erwachsenen nach der Entmachtung, dass zum Beispiel ihre Haltung aufrechter sei. Dieser Körperanker kann genutzt werden, um den Modus des Gesunden Erwachsenen im Alltag zu aktivieren. Auch tiefes Durchatmen oder eine muskuläre Entspannungsübung kann den Zugang zum Modus des Gesunden Erwachsenen im Alltag erleichtern.

Der*die Therapeut*in sollte zum Abschluss die wesentlichen Erkenntnisse zusammenfassen, zum Beispiel:

„Weil die kleine Lisa nicht widersprechen und keine eigene Sichtweise haben durfte und dafür unrechtmäßig schlimm bestraft wurde, traut sich die große Lisa heute nicht, sich zu behaupten und für sich einzustehen, sie hat noch heute Angst vor Unterdrückung und Strafe."

Der*die Patient*in wird zudem gebeten, einen hilfreichen Schlüsselsatz zu formulieren als eine Art Mantra gegenüber dem Strafenden Modus, zum Beispiel:

- „Lass den*die Kleinen*Kleine bloß in Ruhe!"
- „Was du sagst, ist falsch!"
- „Du bist die Stimme aus der Vergangenheit, du hast heute keine Daseinsberechtigung und keine Relevanz mehr!"

Anschließen sollte sich ein Stuhldialog, in dem der Gesunde Erwachsene dem Vulnerablen Kind *im Hier und Jetzt* versorgenden Schutz und Ermutigung bietet:

„Ich sehe, wie groß deine Angst davor ist, deine Interessen einzubringen und auf ungerechte Behandlung hinzuweisen. Ich verstehe deine Angst, denn da meldet sich eine mächtige Stimme aus

der Vergangenheit, die dir einredet, dass du nichts wert bist und bestraft wirst, wenn du eigene Interessen vertrittst. Tatsächlich ist das aber nicht wahr und nicht real. Du bist eine erwachsene wertvolle Frau, die das gleiche Recht hat wie jeder Mensch, ihre Interessen und Meinungen und Bedürfnisse zu äußern. Du hast das Recht und du bist es wert. Es ist wichtig, dass du deine Belange vertrittst und für dich sorgst, um dich selbst wertvoll und wichtig zu fühlen und deine Bedürfnisse zu befriedigen. Wenn du es vermeidest, deine Belange einzubringen und auf Schwierigkeiten hinzuweisen, oder dich in die Sucht flüchtest, dann bleiben deine Belange ungehört und unerfüllt, das wäre sehr traurig, denn du bist es wert.“

5.4.4 Begrenzung des Fordernden Modus und Versorgung des Modus des Vulnerablen Kindes

Bei Stühledialogen mit dem Fordernden Modus ist gegenüber Stühledialogen mit Strafenden Modi eine Besonderheit zu beachten.

Wir sprechen nicht immer von einer „Entmachtung“ des Fordernden Modus, sondern zuweilen vielmehr von einer „Begrenzung“. Dies deshalb, weil bestimmte Forderungen wie „Du musst immer perfekte Leistungen bringen!“ in dieser Vehemenz formuliert zwar absolut dysfunktional sind, jedoch zurückgeführt werden können auf einen „gut gemeinten“ und auch hinsichtlich des Grundbedürfnisses nach Autonomie und Kompetenz im Ansatz sinnvollen Kern. Die Forderung nach stets perfekter Leistung stellt eine starke und unverhältnismäßige Übersteigerung der durchaus hilfreichen Botschaft „Streng dich an für das, was dir zu erreichen wichtig ist“ dar. Ziel der Stühlearbeit und aller weiteren Interventionen zur Modifikation dieses Fordernden Anteils wäre also nicht, seine Aussagen komplett abzulehnen (wie die des Strafenden Modus), sondern ihn in die Schranken zu weisen und an seiner Stelle den Gesunden Erwachsenen Anforderungen von moderatem und funktionalem Ausmaß formulieren zu lassen.

Im Leistungsbereich ist das Ziel, dass ein Gesunder Erwachsener aufgebaut wird, der Botschaften sendet wie:

- „Setze dir realistische Ziele und verfolge diese so gut, wie es deine Kräfte zulassen.“
- „Bemühe dich um die Erfüllung notwendiger Anforderungen, aber achte auch auf genügend Erholung.“
- „Achte auf eine gute Balance zwischen Anstrengung und Freude.“

Im Bereich emotionaler Forderungen sind Botschaften angemessen wie:

- „Achte *auch* auf die Bedürfnisse anderer Menschen.“
- „Hilf anderen, wenn deine Ressourcen es zulassen.“
- „Achte auf eine Ausgewogenheit zwischen Geben und Nehmen in Beziehungen.“
- „Öffne dich emotional und gib auch deinem Gegenüber Gelegenheit dazu.“

Ein gänzliches Ausschalten fordernder Botschaften kann ähnlich schädlich sein wie übersteigerte Anforderungen. Die Übersteigerung kann ebenso toxischen Charakter haben wie ein Strafender Modus, das Fehlen von Anforderungen aber ebenfalls. Dies kann der Fall sein, wenn Patient*innen einen starken Modus des Impulsiven oder des Undisziplinierten Kindes haben, die aus einem Defizit an Anforderungen und Grenzen in der Kindheit resultieren. Dann werden in der Stühlearbeit (und mithilfe von Imaginationen) ebenfalls funktional fordernde Botschaften des Gesunden Erwachsenen aufgebaut (siehe auch Abschnitte 5.4.6 und 5.4.7 zur Regulation der Modi des Impulsiven und des Undisziplinierten Kindes).

Wichtig ist, dass wir als Therapeut*in immer sehr genau hinsehen, welche Botschaft sich wirklich hinter zentralen Aussagen von Eltern-Modi verbergen. Im ersten Moment kann zum Beispiel der Satz „Du musst dich immer anstrengen!“ nach der Botschaft eines Fordernden Modus klingen. Diesen vorschnell mit einer Begrenzung anzugehen, kann therapeutisch falsch sein, wenn hinter dieser Aussage eigentlich die Botschaft der Eltern steht: „Du bist nichts wert, wenn du nicht der*die Beste bist!“ Dann handelt es sich um einen Strafenden Modus.

Leitfaden für einen Stuhldialog zur Entmachtung des Fordernden Modus und Versorgung des Modus des Vulnerablen Kindes

Sie benötigen:

- 1 Stuhl für den Modus des Gesunden Erwachsenen
- 1 Stuhl für den Fordernden Modus
- 1 Stuhl für den Modus des Vulnerablen Kindes (dies sollte nach Möglichkeit ein niedriger / kleiner Kinderstuhl sein)
- Optional: Stuhl für Bewältigungs-Modus XY

1. Ausgangssituation wählen

„Bitte stellen Sie sich nun eine belastende Situation vor, die Sie vor Kurzem in Ihrem Alltag erlebt haben, und beschreiben Sie mir diese.“

Zur Affektverstärkung kann zum Schließen der Augen angeleitet werden (siehe auch Leitfaden für Imaginationsübungen, Seite 128 ff.).

Patientin Claudia D. berichtet zum Beispiel, dass ihre beste Freundin sie gebeten hat, ihre Katzen für zwei Wochen zu versorgen, wenn sie demnächst in den Urlaub fährt. Die Patientin spürt starken Druck und Überforderung angesichts der Bitte.

2. Nach außen bringen der toxischen Botschaft des Fordernden Modus und emotionale Aktivierung des Kind-Modus

„Bitte stellen Sie sich hinter diesen Stuhl (Stuhl des Fordernden Modus).“

Zuweilen wird auch gebeten, auf dem Stuhl des Fordernden Modus Platz zu nehmen, durch das Dahinterstellen wird aber zum einen bereits eine erste Externalisierung des dysfunktionalen Anteils induziert, zum anderen wirkt der Anteil groß und mächtig, was die emotionale Aktivierung verstärken kann.

„Sehen Sie zu dem Kinderstuhl. Sprechen Sie aus, was der Fordernde Anteil sagt, wenn Sie ... (z. B. gebeten werden, etwas für jemand anderen zu tun).“

Wenn die Affektintensität gesteigert werden soll:[11]

„Sprechen Sie das Kind in direkter Rede und mit ‚du‘ an.“

Variante: Der*die Therapeut*in stellt sich (zur Vermeidung einer Identifikation mit dem Fordernden Modus) *hinter* den Stuhl des Fordernden Modus und richtet dessen dysfunktionale Botschaften an den Kinderstuhl, während der*die Patient*in danebensteht und zusieht. Dies kann hilfreich sein, wenn Patient*innen den Fordernden Modus aus Scheu zu zurückhaltend formulieren. Zurückhaltung ist nicht zielführend, da wir für einen Effekt die Stimme des Fordernden Modus genau so brauchen, wie sie im inneren System des*r Patienten*Patientin tatsächlich spricht: mit geballter Vehemenz, voller Energie, Strenge, Druck, Entschiedenheit, mit allen Anweisungen und Befehlen und mit entsprechendem Aufforderungscharakter.

Im Falle von Claudia D. zum Beispiel: *„Du musst tun, was man von dir verlangt! Sei immer für die anderen da! Nimm dich selbst zurück!“*

3. Benennen des Gefühls, Zugang zum Grundbedürfnis

„Bitte nehmen Sie auf dem Kinderstuhl Platz. Dort möchte ich das Kind direkt mit ‚du‘ ansprechen, ist das okay?“ (Falls keine so starke emotionale Aktivierung gewünscht ist, kann die indirekte Rede / dritte Person genutzt werden.)

Der Kind-Modus wird angesprochen:
*„Wie hört sich das an, wenn der*die so mit dir redet?*
Wie fühlst du dich?
Was spürst du in deinem Körper?
Was brauchst du eigentlich?“

---

11 Eine Reduktion der Affektintensität durch das Sprechen in indirekter Rede / dritter Person über das Kind wird nur angestrebt, wenn der Stuhldialog dem kognitiven Verständnis des*der Patienten*Patientin dienen und er*sie auf der Metaebene verbleiben soll, also nicht bei angestrebter Modifikation der inneren Strukturen.

Optional:

- Wenn der Konflikt noch nicht ganz deutlich geworden ist, kann das Procedere durch Wechsel zwischen dem Stuhl des Fordernden Modus und dem Stuhl des Kind-Modus wiederholt werden.
- Wenn ein Bewältigungs-Modus den Prozess stört oder verhindert, muss dieser zunächst reguliert werden (siehe auch Leitfaden für die Regulation von Bewältigungs-Modi, Seite 191 ff.).

4. Entmachtung (oder Begrenzung) des Fordernden Modus und Versorgung des Modus des Vulnerablen Kindes

Sobald der bestehende Konflikt transparent ist und der Affekt des Kindes spürbar ist, fragt der*die Therapeut*in:

„Spüren Sie in sich hinein. Regt sich da ein Anteil, der das Kind versorgen und es schützen möchte? Spüren Sie vielleicht Ärger oder Wut auf den Fordernden Modus? (Hier sollte der individuelle Name benutzt werden, den der*die Patient*in für den Modus gewählt hat.)

Wenn sich Ärger oder Wut regt (die Voraussetzung für die Selbstbehauptung!), wird der*die Patient*in gebeten, sich auf einen dritten Stuhl, den Stuhl des Gesunden Erwachsenen, zu setzen. Dieser Stuhl wird ganz nah neben dem Kinderstuhl platziert.

Im nächsten Schritt entmachtet der*die Patient*in den Fordernden Modus. Therapeut*innen greifen dann nur noch beratend und leitend oder fragend ein, wenn der Prozess sich in eine dysfunktionale Richtung entwickelt oder der Gesunde Erwachsene „zu lasch“ auftritt.

„Tun Sie nun bitte genau das, was das Kind braucht. Sagen Sie dem Fordernden Modus Ihre Meinung! Sagen Sie ihm, was falsch ist, an dem, was er zu dem Kind sagt und wie er mit ihm spricht, und was das Kind wirklich braucht. Nutzen Sie Ihre Wut und entmachten Sie den da. Gehen Sie ihn mit der nötigen Entschiedenheit an! Sagen Sie, was Sie von seinen Aussagen halten und warum sie fehl am Platze sind!“

Optional:

Sollte dem*r Patienten*Patientin (noch) kein Zugang zum Modus des Gesunden Erwachsenen möglich sein beziehungsweise sollte sich weder Ärger noch Wut regen, bleibt der*die Patient*in auf dem Kinderstuhl sitzen und der*die Therapeut*in setzt sich daneben auf den Stuhl des Gesunden Erwachsenen. Als Modell für den Modus des Gesunden Erwachsenen entmachtet der*die Therapeut*in den Fordernden Modus.

Hier sollten sehr deutliche Worte gefunden werden, Ärger und Wut in Stimme, Mimik und Gestik sind durchaus erlaubt und erwünscht! Stellen Sie sich vor, Ihr eigenes Kind oder ein Kind, das Ihnen am Herzen liegt, wird von jemandem so übermäßig gefordert, und machen Sie eine entsprechende Ansage!

Es sollten die emotionalen Grundbedürfnisse explizit angesprochen werden und die Tatsache, dass die überhöhten Forderungen falsch und überfordernd sind.

Zum Beispiel:
„Es ist viel zu viel verlangt, immer für die anderen da zu sein und alles für die anderen zu tun! Das ist unrealistisch und maßlos übertrieben. Claudia braucht auch Zeit und Energie für sich selbst und ihre eigenen Bedürfnisse. Sie muss sich auch ausruhen und schönen Dingen nachgehen. Sie braucht Zeit für sich und für Erholung. Sie muss Bitten von anderen Menschen nicht nachkommen, wenn sie das nicht möchte oder keine Zeit oder Energie dafür hat. Sie kann helfen, wenn ihre Kräfte es zulassen und wenn sie es will, muss es aber nicht tun! Ihre eigenen Bedürfnisse sind ebenso wichtig wie die anderer Menschen."

Wirkungsvolle szenische Veränderung des Zusammenspiels der Modi:

Der Stuhl des Fordernden Modus kann an dieser Stelle auch buchstäblich entmachtet werden, indem er weiter weg oder in eine Ecke des Raumes gestellt wird.

Der*die Patient*in auf dem Stuhl des Gesunden Erwachsenen oder stellvertretend der*die Therapeut*in versorgt anschließend den Kind-Modus.

Die Gefühle und emotionalen Grundbedürfnisse des Kindes werden vom Modus des Gesunden Erwachsenen validiert und der Gesunde Erwachsene geht aktiv auf diese ein, um sie adäquat zu befriedigen.

Zum Beispiel:
„Kleine Claudia, ich sehe, wie angestrengt und überfordert du bist, weil du immer für die anderen da sein sollst. Es ist aber nicht richtig, dass das von dir verlangt wird. Du kannst und sollst und musst nicht die Aufgaben der anderen übernehmen oder ihre Bitten immer erfüllen. Du darfst Nein sagen. Ich bin für dich da und sorge dafür, dass du nicht mehr so viel erledigen musst und dass du Dinge tun kannst, die dir guttun und Spaß machen, und dass du dich ausruhen kannst."

5. Verankerung des Modus des Gesunden Erwachsenen und Schlüsselsatz für Transfer in den Alltag

Wenn der*die Patient*in selbst die Entmachtung und Versorgung übernommen hat, bitten Therapeut*innen ihn*sie nun, wieder auf dem Stuhl des Modus des Gesunden Erwachsenen Platz zu nehmen (falls sie aufgestanden sind, um den Stuhl umzustellen), und fragen:

„Wie fühlt es sich an, den Fordernden Anteil entmachtet zu haben? Was fühlen Sie? Wie fühlt sich Ihr Körper jetzt an? Hat sich etwas verändert, seit der Antreiber nicht mehr im Raum ist und seine übermäßigen Forderungen loslässt?"

Der*die Patient*in sollte dann auch noch einmal auf dem Kinderstuhl Platz nehmen. Auch das Kind sollte gefragt werden, wie es sich nun fühlt.

Alle Empfindungen und Körperwahrnehmungen der funktionalen Anteile sollten zum späteren Abruf verankert werden. Oft berichten Patient*innen im Modus des Gesunden Erwachsenen nach der Entmachtung, dass zum Beispiel ihre Haltung aufrechter sei. Dieser Körperanker kann genutzt werden, um den Modus des Gesunden Erwachsenen im Alltag zu aktivieren. Auch tiefes Durchatmen oder eine muskuläre Entspannungsübung kann den Zugang zum Modus des Gesunden Erwachsenen im Alltag erleichtern.

Der*die Therapeut*in sollte zum Abschluss die wesentlichen Erkenntnisse zusammenfassen, zum Beispiel:

„Weil die kleine Claudia ihrer Mutter übermäßig viel helfen und abnehmen musste, lebt die große Claudia heute nach der Devise, dass sie sich um alles kümmern und den anderen alle Wünsche erfüllen muss. Sie scheut sich davor, einmal ihre Hilfe abzulehnen, weil sie Angst davor hat, den anderen zu verlieren."

Der*die Patient*in wird zudem gebeten, einen hilfreichen Schlüsselsatz als eine Art Mantra gegenüber dem Fordernden Modus zu formulieren, zum Beispiel:
- „Die Kleine muss das nicht tun!"
- „Die Kleine darf Nein sagen!"
- „Du bist die Stimme aus der Vergangenheit, du hast heute keine Daseinsberechtigung und keine Relevanz mehr!"

Anschließen sollte sich ein Stuhldialog, in dem der Gesunde Erwachsene dem Vulnerablen Kind *im Hier und Jetzt* versorgenden Schutz und Ermutigung bietet:

„Ich sehe, wie angestrengt du bist und unter welchem Druck du stehst. Du bist erschöpft und hast einige Dinge für dich selbst zu tun, und die Katzen nun noch zu versorgen, wäre eine Überforderung. Du hast Angst, dass deine Freundin sich von dir abwendet, wenn du ihre Bitte nicht erfüllst. Diese Angst kommt aus der Erfahrung deiner Vergangenheit, dass deine Mutter sich zurückgezogen und dir gegenüber abweisend wurde, wenn du nicht getan hast, was sie verlangt hat. Eine innere Stimme sagt dir noch heute, dass du tun musst, was die anderen von dir wollen. Das stimmt aber nicht. Die Wahrheit ist, dass du als erwachsene Frau entscheiden kannst, ob du eine Bitte erfüllen kannst und möchtest oder nicht. Deine Bedürfnisse zählen ebenso viel wie die der anderen. Die Zuwendung anderer Menschen hängt in einer gesunden Freundschaft nicht davon ab, dass du alles für den anderen tust. Du darfst Nein sagen, du darfst dich erholen, du darfst auf dich achten. Eine gesunde Beziehung basiert auf Geben und Nehmen, du bist genauso wichtig wie dein Gegenüber und hast das Recht, für dich zu sorgen und dich abzugrenzen, ohne dass der andere dich deswegen ablehnt."

5.4.5 Regulation von Bewältigungs-Modi unter besonderer Berücksichtigung des Distanzierten Selbstberuhigers

Die Regulation von Bewältigungs-Modi in der Stühlearbeit umfasst das isolierte Fühlen und Agieren eines Bewältigungs-Modus und dessen Dialog mit dem Modus des Gesunden Erwachsenen (gegebenenfalls repräsentiert und modelliert durch den*die Therapeuten*Therapeutin).

Die Grundstruktur einer Stühlearbeit zur Regulation eines Bewältigungs-Modus beinhaltet:

1. **Einleitende Erläuterung der Intervention für den*die Patienten*Patientin**
2. **Das „interessierte Interview" mit Exploration und Validierung des Bewältigungs-Modus:** Der*die Therapeut*in erfragt die kindlichen Umstände der Entwicklung des Bewältigungs-Modus, benennt die erlebte Bedürfnisfrustration des Kindes und würdigt die Existenz des Bewältigungs-Modus als damals adaptive Überlebensstrategie.
3. **Eigenständige Reflexion der Vor- und Nachteile des Bewältigungsverhaltens im Hier und Jetzt durch den Bewältigungs-Modus selbst:** Offene Frage des*r Therapeuten*Therapeutin, wie es heute für die erwachsene Person (Patient*in) ist, dass es den Bewältigungs-Modus gibt, und was dieser alles mit sich bringt.
4. **Markierung der Nachteile / Kosten des Bewältigungsverhaltens und Erwägung der Möglichkeit einer Veränderung:** Die Kosten der Bewältigung werden nochmals markant zusammengefasst. Rekurs auf die heute durch das Bewältigungsverhalten unbefriedigten Grundbedürfnisse. Der Bewältigungs-Modus wird direkt gefragt, ob er bereit ist, sich zumindest partiell zurückzuziehen.
5. **Würdigung aller Zweifel und Bedenken des Bewältigungs-Modus hinsichtlich einer Veränderung:** Validierung aller Argumente des Bewältigungs-Modus, die gegen die Veränderung sprechen. Der*die Therapeut*in sollte verdeutlichen, dass er*sie die Bedenken ernst nimmt und ihre Inhalte aufmerksam im Blick hat.
6. **Zusicherung der Unterstützung beim Auffinden alternativer Umgangsweisen durch den*die Therapeuten*Therapeutin:** Klare und konkrete Aussagen zur therapeutischen Allianz unter Berücksichtigung der vom Bewältigungs-Modus geäußerten Bedenken bezüglich einer Veränderung. Fokus auf die gemeinsame Orientierung an den emotionalen Grundbedürfnissen des*r Patienten*Patientin.
7. **Wenn möglich, Commitment des Bewältigungs-Modus zur situativen Regulation:** Der Bewältigungs-Modus kann nach dieser wertschätzenden Reflexion auf Augenhöhe von sich selbst aus die Vereinbarung treffen, sich schrittweise und situationsbezogen zurückzuziehen.

8. **Abschluss und optional szenische Veränderung:** Der*die Patient*in nimmt wieder auf dem gewohnten Stuhl Platz. Der Stuhl des Bewältigungs-Modus kann dann symbolisch mit größerem Abstand zum*r Patienten*Patientin weggestellt werden. Nachbesprechung der Übung.

Eine Anleitung für die Durchführung der Stühlearbeit zur spezifischen Regulation des Distanzierten Selbstberuhigers im Sinne einer Verhaltenssucht (im Beispiel Sexsucht) findet sich im Folgenden.

Leitfaden für die Regulation des Distanzierten-Selbstberuhiger-Modus im Stuhldialog

Wenn der Bewältigungs-Modus in den Erzählungen des*r Patienten*Patientin evident wird, kann er direkt auf einen separaten Stuhl gesetzt werden (ggf. nach vorgeschalteter empathischer Konfrontation, siehe hierzu Erläuterung auf Seite 196 ff.), um ihn der Bearbeitung zugänglich zu machen.

In der Anleitung ist das Beispiel des 32-jährigen Alexander M. beschrieben:

1. Einleitende Erläuterung für den*die Patienten*Patientin

Therapeut*in: *„Ich möchte gerne eine Übung mit Ihnen ausprobieren. In dieser Übung möchte ich nur mit ‚dem Rauscher'* (Beispiel für individuellen Namen des Bewältigungs-Modus, der hier eingesetzt werden sollte und zuvor von dem*r Patienten*Patientin bei der Erstellung der Modus-Landkarte vergeben wurde) *sprechen. Sie werden auf diesem Stuhl hier Platz nehmen und nur den Rauscher verkörpern."*

Therapeut*in stellt einen Stuhl bereit.

„Ich selbst werde mich dem Rauscher gegenüber auf diesen Stuhl hier setzen und die Rolle eines interessierten Interviewers einnehmen. Wenn es für Sie okay ist, würde ich den Rauscher während dieser Übung gerne duzen. Wenn wir über Sie als ganze Person sprechen, dann würde ich über Sie mit dem Rauscher gerne mit Ihrem Vornamen sprechen, also über Alexander."

Die Plätze werden eingenommen.

2. „Interessiertes Interview" mit Exploration und Validierung des Bewältigungs-Modus:

Therapeut*in: *„Hallo, Rauscher, ich möchte dich in diesem Gespräch hier sehr gerne näher kennenlernen und so viel wie möglich über dich erfahren. Seit wann gibt es dich denn in Alexanders Leben?"*

PATIENT*IN in der Rolle des Distanzierten Selbstberuhigers beschreibt zum Beispiel, dass Alexander sich im frühen Jugendalter oft in sein Zimmer zurückgezogen hat, über lange Zeiträume laut Musik gehört und pornografische Filme angeschaut hat. Dies markiert für den*die Patienten*Patientin den Grundstein des Bewältigungs-Modus, der sich über die Jahre und Jahrzehnte immer mehr ausgeweitet hat.

THERAPEUT*IN: *„Was war damals in Alexanders Leben los? Was hat er erlebt und wie ging es ihm?“*

PATIENT*IN in der Rolle des Distanzierten Selbstberuhigers beschreibt, dass Alexander in der Schule viel gehänselt wurde, weil er schmächtig war und wenige physische Anzeichen von beginnender Männlichkeitsentwicklung zeigte. Da Alexanders Eltern viel beschäftigt waren, berufstätig und mit insgesamt vier Kindern, traute er sich nicht, mit ihnen über seine Probleme zu sprechen. Er spürte eine unausgesprochene Erwartung, dass er als ältestes Kind für sich selbst sorgen solle.

THERAPEUT*IN validiert umfassend die Notwendigkeit der Entwicklung eines Bewältigungs-Modus unter Berücksichtigung der biografischen bedürfnisfrustrierenden Umstände: *„Ich verstehe sehr gut, Rauscher, dass du dich gerade in dieser Zeit entwickelt hast, weil der kleine Alexander es damals sehr schwer hatte. Er befand sich in einer Entwicklungsphase, in der die Akzeptanz und der Zuspruch sowie das Zugehörigkeitsgefühl zu Gleichaltrigen besonders wichtig sind. Die Sehnsucht nach dieser Zugehörigkeit wurde durch die fiesen Hänseleien stark frustriert, was natürlicherweise großen Schmerz hervorgerufen hat. Alexander hätte dringend jemanden gebraucht, der seine Gefühle wahrnimmt, ihn ermutigt, die Gefühle auszudrücken, und mit ihm zusammen Lösungen im Umgang mit dem Fehlverhalten der anderen Jugendlichen findet. Er hätte zudem jemanden gebraucht, der ihn dabei unterstützt, sein Selbstwertgefühl unabhängig von den Reaktionen und Bewertungen anderer Menschen stabil aufzubauen. Es fehlte eine Person, die ihm verlässlich und angemessen mit nährender Fürsorge und Zuspruch zur Seite hätte stehen können. Dies ist ein zentrales Bedürfnis eines jeden Menschen.*

Du, Rauscher, hast es Alexander ermöglicht, sich an die damalige Umgebung anzupassen. An eine Umgebung, in der Jugendliche ihn ungehindert niedergemacht haben und in der Erwachsene zu viel von ihm erwartet und zu wenig auf seine Gefühle und Bedürfnisse geachtet haben. In Alexanders damaliger Lebenssituation warst du seine einzig verfügbare Überlebensstrategie, um mit der Situation fertigzuwerden, indem du Alexanders Gefühle betäubt hast. Durch dich hat er die quälenden Gefühle von Wertlosigkeit und Einsamkeit nicht gespürt. Beschallt durch die Musik und versunken in die Pornos und die durch sie erleichterten angenehmen Gefühle, konnte er dem Schmerz entfliehen, der durch die Ablehnung der Gleichaltrigen entstanden ist. Zudem konnte er durch dich auch die unausgesprochene Forderung seiner Eltern erfüllen, keine Probleme zu machen und für sich selbst zu sorgen.

Es ist sehr gut, dass du damals für Alexander da warst. Wie fühlt es sich an, das zu hören, Rauscher?“

PATIENT*IN in der Rolle des Distanzierten Selbstberuhigers antwortet; er*sie fühlt sich in der Regel gesehen und verstanden.

3. Eigenständige Reflexion der Vor- und Nachteile des Bewältigungsverhaltens im Hier und Jetzt durch den Bewältigungs-Modus selbst

THERAPEUT*IN rekurriert auf das Hier und Jetzt, stetig weiter validierend: *„Ich möchte noch einmal betonen, dass es sehr gut und wichtig war, dass du damals für Alexander da warst. Ich frage mich darüber hinaus gerade, wie es Alexander heute in seinem Leben mit dir geht. Was meinst du?“*

PATIENT*IN in der Rolle des Distanzierten Selbstberuhigers antwortet. Hier wird in der Regel reflektiert, welche Rolle der Bewältigungs-Modus heute hat, ob er noch dem gleichen Zweck dient wie zum Zeitpunkt seiner Entstehung, ob er noch notwendig ist etc.

THERAPEUT*IN greift ggf. auf, welche Nachteile/Kosten von dem*r Patienten*Patientin benannt wurden, oder fragt leitend, wenn nur Vorteile benannt werden: *„Gibt es irgendetwas an dir, was Alexander schadet, womit er sich nicht wohl fühlt oder worunter er leidet, weil du in seinem Leben eine Rolle spielst? Gibt es Momente, in denen es ungünstig für Alexander ist, wenn du da bist?“*

Sofern der*die Patient*in nun Nachteile, Kosten oder Leidensdruck durch die Präsenz des Bewältigungs-Modus benennen kann:

4. Markierung der Nachteile/Kosten des Bewältigungsverhaltens und Erwägung der Möglichkeit einer Veränderung:

THERAPEUTIN: *„Es ist also so, dass Alexander einerseits durch dich nach wie vor sehr schnell und effektiv schmerzhafte Gefühle abmildern kann, wenn er zum Beispiel im Job oder bei Dates nicht das gewünschte Feedback bekommt. Andererseits sagst du, ist es durch dich für Alexander auch schwierig, sich länger auf etwas zu konzentrieren, weil du inzwischen viel Zeit und Raum in seinem Leben einnimmst. Und Alexander hat Schwierigkeiten damit, an echtem Sex mit einer realen anderen Person Freude zu haben, weil er durch die vielen Pornofilme und Sexportale im Internet Erwartungen an Sex hat, die im realen Leben kaum erfüllt werden. Und du beschreibst, dass er sich auch gar nicht traut, eine feste Beziehung einzugehen, weil er sich ganz tief drinnen immer noch so wertlos fühlt wie damals, als er von den Mitschülern gehänselt wurde. Dabei hätte er aber sehr gerne eine feste Beziehung.*

Wenn wir das in der Zusammenschau betrachten, scheint es so zu sein, dass du Alexander nicht mehr ausschließlich nützlich bist. Was meinst du, kannst du versuchen, dich ein Stück weit aus seinem Leben zurückzuziehen? Wir könnten vereinbaren, dass du als Notfallstrategie immer im Hintergrund bleiben kannst, aber dass Alexander im normalen Alltag und vor allem erst mal in seiner Therapie üben darf, ohne dich zurechtzukommen, um nicht mehr mit diesen hohen Kosten leben zu müssen? Damit er die Erfahrung machen kann, anderen Menschen nahe zu sein und von ihnen angenommen zu werden, so wie er ist. Und damit eine Sehnsucht zu befriedigen, die grundmenschlich ist und die er schon so lange hat. Menschen, die Gefühle nicht ablehnen, emotional nah sein kann? (An dieser Stelle werden alle spezifischen Kosten des Bewältigungs-Modus konkret benannt.) *Was hältst du davon?*

Was brauchst du, um Alexander Zug um Zug etwas verändern zu lassen, damit er Schritt für Schritt weniger auf dich, Rauscher, zurückgreifen muss?"

Der Bewältigungs-Modus sollte alle Bedenken und Zweifel frei benennen dürfen. Welche Nachteile dem*r Patienten*Patientin entstehen könnten, wenn er*sie nicht mehr auf den Bewältigungs-Modus zurückgreifen würde, und welche Schwierigkeiten und Hürden es dabei zu beachten gilt. In unserem Beispiel könnte das sein:

- „Alexander würde von Gefühlen von Wertlosigkeit und Einsamkeit überflutet werden, die gar nicht mehr aufhören und ihn in ein tiefes Loch reißen, aus dem er gar nicht mehr raus käme."
- „Alexander stünde vor einem Berg von Problemen, den er gar nicht bewältigen kann."
- „Alexander würde feststellen, wie einsam er ist."
- „Alexander würde womöglich Zurückweisung erfahren, weil er den Ansprüchen anderer nicht genügt. Er wüsste überhaupt nicht, wie er damit umgehen soll."

5. Würdigung aller Zweifel und Bedenken des Bewältigungs-Modus hinsichtlich einer Veränderung

THERAPEUT*IN: *„Deine Bedenken sind allzu verständlich und sehr wichtig! Ich bin auch der Ansicht, dass wir uns um all diese Punkte kümmern müssen, wenn Alexander beschließt, in Zukunft weniger oder gar nicht mehr auf dich zurückzugreifen. Aus diesem Grund erhält Alexander in der Therapie größtmögliche Unterstützung bei dieser Veränderung. In der Therapie wird er sich mit all den von dir genannten Bedenken beschäftigen und Lösungen dafür erarbeiten, wie er mit dem umgehen kann, was ihn erwartet, wenn er ohne dich wieder mehr Gefühle erleben und nach außen zeigen wird. Alexander bekommt in der Therapie größtmögliche Unterstützung und Beistand bei der Entwicklung von Lösungen, die für ihn gesünder sind als die bisherigen.*
Was meinst du, kann er es mithilfe dieser Unterstützung einmal versuchen? Mir wäre schon sehr daran gelegen, dass er diese Chance bekommt, weil du ja selbst gesagt hast, dass du in Alexanders Leben nicht mehr nur positive Dinge bewirkst, sondern ihm auch Probleme bereitest. Wir haben auch festgestellt, dass du auf lange Sicht bewirkst, dass er nie die Erfahrung machen kann, in einer engen Beziehung aufrichtige Annahme und Wertschätzung zu erfahren. Aus meiner Sicht gibt es da andere Wege, die er ausprobieren sollte – natürlich mit der notwendigen Unterstützung!"

6. Zusicherung der Unterstützung beim Auffinden alternativer Umgangsweisen durch den*die Therapeuten*Therapeutin

THERAPEUT*IN: *„Ich werde Alexander nicht alleine lassen mit den Gefühlen, die aufkommen, egal wie schmerzhaft und intensiv sie sind. Und ich möchte ihn dabei unterstützen, dass sein Selbstwertgefühl nicht mehr alleine davon abhängt, wie andere ihn beurteilen. Ich bin an Alexanders Seite. Mein Ziel ist es, dass seine Sehnsüchte nach Geborgenheit und Akzeptanz* *im Kontakt zu anderen Menschen befriedigt werden. Ich möchte und werde mit Alexander zusammen Wege finden, wie er dieses Bedürfnis befriedigen kann. Er ist nicht alleine. Ich möchte ihn dabei unterstützen, wahre Bedürfnisbefriedigung zu erfahren, statt lediglich den Schmerz zu betäuben."*

7. Initiierung des Commitments des Bewältigungs-Modus zur situativen Regulation

THERAPEUT*IN: *„Was meinst du, Rauscher, können wir eine Vereinbarung treffen? Kannst du mit Alexander und mir hier und jetzt vereinbaren, dass du dich Stück für Stück zurücknimmst? Dass du Alexander die Möglichkeit gibst, andere Wege auszuprobieren und andere Erfahrungen zu machen, indem du nicht wie gewohnt aktiv wirst in Situationen, die Alexander und ich gezielt verabreden?"*

Der*die Patient*in im Modus des Distanzierten Selbstberuhigers gibt eine entsprechende konkrete Einwilligung wie zum Beispiel: „Okay, das möchte ich versuchen."

8. Abschluss und optional szenische Veränderung

Therapeut*in validiert das Commitment und dankt dem Bewältigungs-Modus für das konstruktive und hilfreiche Gespräch.

Der*die Patient*in nimmt wieder auf seinem gewohnten Stuhl („ganze Person") Platz.

Eine hilfreiche optionale Ergänzung ist, dass der*die Therapeut*in den Stuhl des Distanzierten Selbstberuhigers (der nun leer ist) symbolisch weiter weg vom Stuhl des*r Patienten*Patientin platziert. Es sollte erläutert werden, dass diese neue Position sinnbildlich zu verstehen ist als neue Möglichkeit, aktiv Abstand von alten Verhaltensmustern zu nehmen. Dass genauso aber auch weiterhin die Möglichkeit besteht, „im Notfall" auf „altbewährte" Strategien zurückzugreifen. Der Stuhl (der Bewältigungs-Modus) ist noch da, nur eben nicht mehr wie zuvor allzu selbstverständlich und unmittelbar.

Der*die Patient*in wird dazu befragt, wie die Übung erlebt worden ist. Ein hilfreicher Merksatz kann formuliert und notiert werden. Auch kann ggf. ein Erinnerungsobjekt zur Durchbrechung des Autopiloten im Alltag installiert werden.

Die abgeschlossene Übung ist ein guter Ausgangspunkt für die Formulierung eines Merksatzes. Dieser sollte beinhalten, dass der Bewältigungs-Modus in der Vergangenheit äußerst wichtig und wertvoll war, dass die Umstände sich aber geändert haben und inzwischen Wege offenstehen, die eine wirkliche Bedürfnisbefriedigung ohne schädliche Nebenwirkungen ermöglichen. Ergänzend kann ein Erinnerungsobjekt installiert werden, welches den*die Patienten*Patientin im Alltag daran erinnert, dass der Bewältigungs-Modus Kosten produziert und reguliert werden kann beziehungsweise sollte. Das kann eine Karte mit einem entsprechenden Stichwort oder Satz sein oder aber ein Bild oder Gegenstand, der für den*die Patienten*Patientin entsprechenden Symbolcharakter hat. Das Erinnerungsobjekt sollte an einem zentralen Platz installiert werden, sodass das Augenmerk des*r Patienten*Patientin möglichst häufig darauf fällt. Ausführliche Hinweise zu Erinnerungsobjekten finden sich in Abschnitt 6.2.

Empathische Konfrontation

Es kann zuweilen sinnvoll sein, der Regulation des Bewältigungs-Modus eine empathische Konfrontation vorzuschalten. Die empathische Konfrontation ist eine schematherapiespezifische Intervention. Sie weist Parallelen zur Konfrontation von Patient*innen mit Persönlichkeitsstörungen nach Sachse (2004) auf. Sachse konfrontiert seine Patient*innen mit jenen Kosten, die die *Lösungen für unerfüllte Motive auf der Spielebene* begleiten (wie Sachse Bewältigungsverhalten in der Folge unbefriedigter Motive nennt; „Motive" sind analog zu Youngs Grundbedürfnissen zu verstehen). Er weist explizit darauf hin, dass die Konfrontation sehr viel Beziehungskredit abbucht, weshalb zuvor durch komplementäre Beziehungsgestaltung erst einmal Beziehungskredit aufgebaut werden muss, indem die frustrierten Motive des*r Patienten*Patientin durch das Therapeut*innenverhalten befriedigt werden.

Im Rahmen der empathischen Konfrontation in der Schematherapie liegt das Hauptaugenmerk darauf, es dem*r Patienten*Patientin möglichst leicht zu machen, die konfrontative Rückmeldung zum Bewältigungsverhalten konstruktiv anzunehmen, indem es zunächst umfassend validiert wird. Das Ausmaß der Abbuchung vom Beziehungskredit wird minimal gehalten beziehungsweise die Konfrontation von Patient*innen wird oftmals gar nicht mehr als Herausforderung der Beziehung zu dem*r Therapeuten*Therapeutin empfunden.

Die empathische Konfrontation umfasst Teile der Stühlearbeit zur Regulation von Bewältigungs-Modi, nämlich …

- die biografische Einordnung der Entstehung der Bewältigung,
- ihre umfassende Validierung und
- die Explikation ihrer Kosten beziehungsweise Nachteile für den*die Patienten*Patientin und gegebenenfalls andere Personen.

Im Unterschied zum Vorgehen in der Stühlearbeit zur Regulation von Bewältigungs-Modi bringt der*die Therapeut*in allerdings seine*ihre eigene Wahrnehmung und sein*ihr Erleben im Kontakt mit dem*r Patienten*Patientin mit ein. Therapeut*innen bringen aktiv eigene Empfindungen ein, die das Bewältigungsverhalten des*r Patienten*Patientin bei ihnen auslöst.

Eine beispielhafte Anleitung der empathischen Konfrontation des Distanzierten-Selbstberuhiger-Modus findet sich im Folgenden. Eine sehr gute und anschauliche Darstellung von Interventionen zur empathischen Konfrontation anderer dysfunktionaler Bewältigungs-Modi findet sich bei Reiss & Vogel (2014).

Anleitung für die empathische Konfrontation des Distanzierten Selbstberuhigers auf einem Stuhl

Die empathische Konfrontation findet immer dann Anwendung, wenn

a) Sie es innerhalb der Sitzung mit einem aktiven Bewältigungs-Modus zu tun haben und deshalb nicht weiterkommen,
b) Patient*innen wiederholt schildern, dass Veränderungen im Alltag nicht umgesetzt oder Hausaufgaben nicht erledigt werden können, da sie immer wieder in Bewältigungsverhalten verfallen, oder
c) eine Stühlearbeit zur Regulation eines Bewältigungs-Modus durchgeführt werden soll und der*die Patient*in sich aktuell im Bewältigungs-Modus befindet, der sich nicht auf eine Intervention einlassen kann.

Im Folgenden findet sich eine Kurzbeschreibung des allgemeinen Vorgehens in verschiedenen Varianten.

1. **Stärkung der Beziehung**
   Beispielhafte Formulierungen: *„Ich mag Sie sehr gerne." „Ich arbeite sehr gerne mit Ihnen zusammen." „Ich möchte Ihnen sehr gerne helfen." „Ich weiß, dass es in Ihrem Leben nicht immer selbstverständlich war, dass jemand an Ihrer Seite war. Aber ich möchte, dass sich das ändert. Ich bin an Ihrer Seite und das möchte ich Ihnen zeigen."*

2. **Benennen Sie das Bewältigungsverhalten des*r Patienten*Patientin**
   Beispielhafte Formulierungen für beschreibende, nicht wertende Rückmeldung: *„Deshalb möchte ich Ihnen gerne eine Rückmeldung geben.*
   a) *Ich merke gerade, dass Sie wahrscheinlich gerade jetzt im Modus des Distanzierten Selbstberuhigers* (individuellen Namen des Modus verwenden) *sind. Das merke ich daran, dass Sie abwesend wirken. Kann es sein, dass Sie gerade gedanklich mit der Arbeit* (dem Sport, Sex, Kaufen, Internet, Glücksspiel) *beschäftigt und deshalb gar nicht so richtig anwesend und im Kontakt mit mir sind?"*
   b) *Mir ist aufgefallen, dass der Modus des Distanzierten Selbstberuhigers* (individuellen Namen des Modus verwenden) *zwischen den Sitzungen oft aktiv ist, und zwar auch dann, wenn Sie eigentlich Dinge umsetzen sollten, die wir miteinander vereinbart haben."*
   c) *Ich möchte sehr gerne eine wirklich hilfreiche Übung mit Ihnen durchführen. Ich merke aber gerade, dass der Modus des Distanzierten Selbstberuhigers* (individuellen Namen

des Modus verwenden) *uns dabei im Wege steht. Ich habe den Eindruck, dass der Modus des Distanzierten Selbstberuhigers* (individuellen Namen des Modus verwenden) *gerade aktiv ist und Sie dadurch ganz abwesend sind und Ihre therapeutischen Ziele nicht verfolgen können. Ich möchte mich gleich auch ganz gezielt mit dem Modus des Distanzierten Selbstberuhigers* (individuellen Namen des Modus verwenden) *unterhalten, allerdings muss er sich darauf einlassen, mit mir zu sprechen, und nicht in Fantasien von der nächsten Shoppingtour* (individuelles Problemverhalten benennen) *abdriften.*

3. **Validierung und biografische Einordnung**
   Beispielhafte Formulierungen: *„Ich kann sehr gut verstehen, dass der Modus des Distanzierten Selbstberuhigers* (individuellen Namen des Modus verwenden) *oft aktiv ist. Dieses Verhalten beziehungsweise dieser Anteil* (individuellen Namen des Modus verwenden) *hat dem*r kleinen XY* (Namen des*r Patienten*Patientin einsetzen) *damals sehr geholfen, weil der*die kleine XY* (Namen des*r Patienten*Patientin einsetzen) *oft ganz alleine war* (individuelle biografische Hintergründe benennen), *was sehr, sehr schmerzhaft war. Der Modus des Distanzierten Selbstberuhigers* (individuellen Namen des Modus verwenden) *hat diese Schmerzen gelindert und verhindert, dass der*die kleine XY* (Namen des*r Patienten*Patientin einsetzen) *sich immerzu einsam* (passendes Gefühl einsetzen) *fühlte …"*

4. **Eigenes Erleben (des*r Therapeuten*Therapeutin) benennen**
   Beispielhafte Formulierungen:
   a) *„Wenn der Distanzierte Selbstberuhiger* (individuellen Namen des Modus verwenden) *hier so zwischen uns steht, fühle ich einerseits großes Mitgefühl mit dem*r kleinen XY* (Namen des*r Patienten*Patientin einsetzen), *der*die da hinter dem Distanzierten Selbstberuhiger* (individuellen Namen des Modus verwenden) *ist. Andererseits kann ich durch den Distanzierten Selbstberuhiger* (individuellen Namen des Modus verwenden) *für den*die kleine*n XY gar nicht da sein. Ich merke, wie ich dadurch auf Abstand bleibe. Und das tut mir sehr leid, denn dann ist der*die kleine XY* (Namen des*r Patienten*Patientin einsetzen) *wieder genauso alleine wie früher, obwohl ich ja ganz und gar nicht geneigt bin, ihn*sie alleine zu lassen so wie XY* (Name/-n der kritischen früheren Bezugsperson/-en) *damals. Trotzdem würden Sie sich nach der Sitzung heute wieder einsam fühlen, wenn der Distanzierte Selbstberuhiger* (individuellen Namen des Modus verwenden) *in der Sitzung aktiv bleibt."*
   b) *„Wenn der Distanzierte Selbstberuhiger* (individuellen Namen des Modus verwenden) *zwischen den Sitzungen so oft aktiv ist, dass Sie gar nicht dazu kommen, für Sie persönlich wichtige Dinge zu erledigen und die besprochenen Veränderungen anzugehen, fühle ich großes Mitgefühl mit dem*r kleinen XY* (Namen des*r Patienten*Patientin einsetzen), *der*die da hinter dem Distanzierten Selbstberuhiger* (individuellen Namen des Modus verwenden) *ist. Und ich empfinde große Sorge, weil auf diese Weise die Bedürfnisse des*r kleinen XY* (Namen des*r Patienten*Patientin einsetzen) *nicht befriedigt werden und Sie Ihre Ziele im Hier und Jetzt nicht erreichen können* (individuelle Ziele

des*r Patienten*Patientin nennen, zum Beispiel Anstellung finden, Erfolg im Beruf, Partnerschaft eingehen usw.). *Auch macht mir große Sorge, dass Sie im Hier und Jetzt zunehmend Schaden nehmen* (individuelle Kosten und Nachteile beziehungsweise Schädigungen durch das Bewältigungsverhalten anführen) *durch das Verhalten des Distanzierten Selbstberuhigers* (individuellen Namen des Modus verwenden).

c) *„Wenn der Distanzierte Selbstberuhiger* (individuellen Namen des Modus verwenden) *sich aus dem Kontakt zu mir herausnimmt und nicht an der Übung teilnimmt, fühle ich mich hilflos. Ich möchte Ihnen sehr gerne helfen und ich bin mir ganz sicher, dass ich Ihnen helfen kann. Eine Voraussetzung dafür ist allerdings, dass ich die hilfreichen Schritte mit Ihnen auch gehen kann. Wenn der Distanzierte Selbstberuhiger* (individuellen Namen des Modus verwenden) *sich uns dabei in den Weg stellt, löst das bei mir Gefühle von Hilflosigkeit und Bedauern aus, da ich selbst dann gar nichts ausrichten kann, um Ihnen zu helfen.*

5. **Konsequenzen für das Leben**
   Beispielhafte Formulierungen:
   a) *„Und das ist ja auch genau das, was Sie mir erzählt haben, dass Sie sich häufig alleine fühlen oder dass sich Menschen von Ihnen zurückziehen. Und das finde ich sehr schade, denn ich finde, dass Sie es verdient haben, dass Menschen Ihnen nahe sind und Sie sich ihnen verbunden fühlen.“*
   b) *„Meine Sorge betrifft also genau die Dinge, die Sie ja auch gerne verändern möchten mithilfe der Therapie. Der*die große XY* (Namen des*r Patienten*Patientin einsetzen) *macht sich diese Gedanken also auch und möchte gerne eine Veränderung herbeiführen. Wenn aber der Distanzierte Selbstberuhiger* (individuellen Namen des Modus verwenden) *so oft am Steuer ist, kommen wir in der Lösung Ihrer Probleme nicht weiter.*
   c) *„Etwas in der Art erleben Sie womöglich auch außerhalb der Therapie. Dass Hilfe und Veränderung grundsätzlich möglich und verfügbar wären, Sie aber gar nicht erreichen können, weil der Distanzierte Selbstberuhiger* (individuellen Namen des Modus verwenden) *zwischen Ihnen und der helfenden Hand oder der hilfreichen Maßnahme steht.*

6. **Entscheidung**
   Beispielhafte Formulierungen:
   a) und b) *„Und deshalb würde ich sehr gerne mit Ihnen genau daran arbeiten und den Distanzierten Selbstberuhiger* (individuellen Namen des Modus verwenden) *bitten, sich hier in der Sitzung zurückzuziehen. Ist das für Sie in Ordnung?“*
   c) *„Und deshalb würde ich sehr gerne mit Ihnen genau daran arbeiten und den Distanzierten Selbstberuhiger* (individuellen Namen des Modus verwenden) *bitten, sich darauf einzulassen, im Rahmen der angedachten Übung offen mit mir zu sprechen. Ist das für Sie in Ordnung?“*

5.4.6 Förderung funktionaler Anforderungen des Modus des Gesunden Erwachsenen und Versorgung des Modus des Impulsiven Kindes

Stühlearbeiten zur Förderung funktionaler Anforderungen des Gesunden Erwachsenen und zur Versorgung des Modus des Impulsiven Kindes umfassen das isolierte Fühlen und Agieren einzelner Modi sowie Dialoge der Modi untereinander beziehungsweise mit dem*r Therapeuten*Therapeutin.

Bei diesen Interventionen stehen die Konfrontation von Laissez-faire-Eltern-Modi und die Versorgung des Kind-Modus im Zentrum. In der Regel geht es bei der Versorgung des Impulsiven Kindes darum, den Modus des Gesunden Erwachsenen zu stärken und ihm zu ermöglichen, funktionale Anforderungen an den*die Patienten*Patientin zu stellen. Oftmals steht hinter einem starken Modus des Impulsiven Kindes ein frustriertes Bedürfnis nach Grenzen, weshalb die Versorgung den *Aufbau* von funktional begrenzenden inneren Botschaften erfordert.

Wann immer der Modus des Impulsiven Kindes hinter der Verhaltenssucht steckt, ist diese Intervention durchzuführen. Die Regulation und Versorgung folgt den gleichen Prinzipien wie die überschreibende Imagination bei mangelnden Grenzen / Impulsivem-Kind-Modus (siehe Seite 200 ff.). Im folgenden Leitfaden bleiben wir im Beispiel von Piet B., dessen Kasuistik auch Vorbild für das Imaginationsbeispiel bei starkem Impulsivem-Kind-Modus und mangelnden Grenzen war (Seite 99 ff.; 149 ff.).

Im Hinblick auf die Verhaltenssucht geht es darum, dass es den Betroffenen möglich wird, den starken Impuls nach dem kritischen Verhalten kontrollieren zu können. Außerdem werden durch die Impulsregulation Problemfelder in den verschiedenen Lebensbereichen von Patient*innen reduziert, die bisher im Sinne eines Teufelskreises zusätzlich zu anhaltender Bedürfnisfrustration und zur Flucht in die Verhaltenssucht beigetragen haben.

Leitfaden für einen Stuhldialog zur Förderung funktional begrenzender innerer Botschaften und Versorgung des Modus des Impulsiven Kindes

Sie benötigen:

- 1 Stuhl für den Modus des Gesunden Erwachsenen
- 1 Stuhl für den Vernachlässigenden oder Verwöhnenden Laissez-faire-Modus
- 1 Stuhl für den Modus des Impulsiven Kindes (dies sollte nach Möglichkeit ein niedriger / kleiner Kinderstuhl sein)
- Optional: einen weiteren Kinderstuhl für den Modus des Ärgerlichen Kindes

1. Ausgangssituation wählen

„Bitte stellen Sie sich nun eine Situation aus Ihrem aktuellen Alltag vor, in der der Drang zu spielen sehr groß war, und beschreiben Sie mir diese.“

Zur Affektverstärkung kann zum Schließen der Augen angeleitet werden (siehe auch Leitfaden für Imaginationsübungen, Seite 128 f.).

Herr B. berichtet vom vorgestrigen Abend, an dem er bis in die frühen Morgenstunden ein Online-Rollenspiel gespielt hat.

2. Nach außen bringen der dysfunktionalen Botschaft des Laissez-faire Modus und Aktivierung des Kind-Modus

„*Bitte stellen Sie sich hinter diesen Stuhl* (Stuhl des Laissez-faire-Modus).“

In Stühledialogen zur Entmachtung übermäßig Fordernder Modi bevorzugen wir es, dass die Patient*innen (oder stellvertretend die Therapeut*innen) sich hinter den Stuhl stellen, statt auf ihm Platz zu nehmen, unter anderem um eine erste Externalisierung zu induzieren, die wir uns auch in der Stühlearbeit zur Konfrontation von Laissez-faire-Modi und zum Aufbau funktional fordernder und begrenzender Botschaften wünschen.

„Sehen Sie zu dem Kinderstuhl. Sprechen Sie aus, was der Laissez-faire-Anteil sagt, wenn Sie abends Lust haben, online zu spielen.“

Zur Steigerung der Affektintensität:

„Sprechen Sie das Kind in direkter Rede und mit ‚du‘ an.“

Im Beispiel von Herrn B. lautet die Botschaft: *„Nur zu, mach, wozu du Lust hast, so viel du willst und so lange du willst.“*

3. Benennen des Gefühls, Zugang zum Grundbedürfnis

„Bitte nehmen Sie nun auf dem Kinderstuhl Platz. Dort möchte ich das Kind direkt mit ‚du‘ ansprechen, ist das okay?“

Der Kind-Modus wird angesprochen:
*„Wie hört sich das an, wenn der*die das sagt?*
Wie fühlst du dich?
Was spürst du in deinem Körper?“

Optional: Wenn der Konflikt noch nicht ganz deutlich geworden ist, kann das Procedere durch Wechsel zwischen dem Stuhl des Laissez-faire-Modus und dem Stuhl des Kind-Modus wiederholt werden.

Der kleine Piet erklärt, dass er sich frei fühlt und große Lust auf das Spielen hat. Es regt sich aber auch ein latentes Gefühl von Überforderung und Orientierungslosigkeit. Vorherrschend sind aber der Drang zu spielen und das Gefühl von Freiheit.

4. Konfrontation des Laissez-faire-Modus, Förderung funktionaler Botschaften des Gesunden Erwachsenen und Versorgung des Modus des Impulsiven Kindes

„Spüren Sie in sich hinein. Regt sich da ein kleiner Anteil, der ahnt, dass das Kind etwas anderes braucht als absolute Freiheit? Ein Anteil, der mehr Führung übernehmen und den kleinen Piet unterstützen möchte, der sich um ihn kümmern möchte? Spüren Sie vielleicht Unmut und möchten dem Laissez-faire-Anteil etwas sagen?"

Wenn sich Unmut oder Ärger regt (die Voraussetzung für ein veränderndes Eingreifen), wird der*die Patient*in gebeten, sich auf einen dritten Stuhl, den Stuhl des Gesunden Erwachsenen, zu setzen. Dieser Stuhl wird ganz nah neben dem Kinderstuhl platziert.

Wenn sich Unmut oder Ärger nicht einstellt oder der*die Patient*in noch nicht selbst dazu in der Lage ist, dem Laissez-faire-Modus etwas entgegenzusetzen, kann der*die Therapeut*in den Standpunkt des Gesunden Erwachsenen übernehmen.

Wenn der*die Patient*in selbst den Laissez-faire-Modus konfrontiert, greifen Therapeut*innen im Idealfall nur beratend und leitend oder fragend ein, wenn sich der Prozess in eine dysfunktionale Richtung entwickelt.

„Tun Sie nun bitte genau das, was das Kind braucht. Sagen Sie dem Laissez-faire-Modus, was das Kind braucht. Sagen Sie ihm, was ungünstig ist an dem, was er zu dem Kind sagt, und was das Kind wirklich braucht. Nutzen Sie Ihren Unmut und Ihre fürsorglichen Gefühle dem Kind gegenüber und geben Sie dem Laissez-faire-Anteil hilfreiche Botschaften an die Hand. Gehen Sie ihn mit der nötigen Entschiedenheit an. Sagen Sie, was Sie von seinen bisherigen Aussagen halten und warum sie nicht hilfreich für das Kind sind."

Hier sollten die emotionalen Grundbedürfnisse explizit angesprochen werden und die Tatsache, dass ein ständig ungebremstes Ausleben von Impulsen und Gelüsten der Befriedigung der Bedürfnisse nicht dienlich ist.

Zum Beispiel:
„Es ist nicht in Ordnung, dem kleinen Piet das Gefühl zu geben, dass er stets und immer tun und lassen kann, was er will, und alles haben kann. Auf diese Weise wird er kaum lernen, sich um wichtige Dinge in seinem Leben zu kümmern und auch mal die Interessen und Bedürfnisse anderer Menschen zu bedenken, sodass er wahrscheinlich sehr oft Misserfolg erleben und auf Ablehnung stoßen wird. Weil es für Piet aber sehr wichtig ist, sich wertvoll, zugehörig und verbunden zu fühlen, braucht er neben dem Spaß und der Freiheit auch eine Orientierungshilfe dabei, welches Maß gut und gesund für ihn ist und wie er sich unterschiedlichen Dingen widmen kann, die ihm wichtig sind. Ihm einfach einen Freibrief für das Ausleben aller Impulse zu geben, ist falsch. Damit ist ihm alles andere als ein Gefallen getan!"

Optional:

Sollte dem*r Patienten*Patientin (noch) kein Zugang zum Modus des Gesunden Erwachsenen möglich sein, bleibt er*sie auf dem Kinderstuhl sitzen und der*die Therapeut*in setzt sich *nah daneben* auf den Stuhl des Gesunden Erwachsenen. Als Modell für den Modus des Gesunden Erwachsenen konfrontiert der*die Therapeut*in den Laissez-faire-Modus wie oben beispielhaft beschrieben.

Der*die Patient*in auf dem Stuhl des Gesunden Erwachsenen oder stellvertretend der*die Therapeut*in versorgt anschließend den Kind-Modus.

Die Gefühle und emotionalen Grundbedürfnisse des Kindes werden vom Modus des Gesunden Erwachsenen validiert und der Gesunde Erwachsene geht aktiv auf diese ein, um sie adäquat zu befriedigen.

Zum Beispiel:
„Piet, es ist total in Ordnung, dass du Spaß haben und über dich selbst bestimmen möchtest. Den Spaß sollst du auch haben und die Selbstbestimmung steht dir zu. Zugleich ist mir aber auch wichtig, dass du deine anderen Bedürfnisse befriedigst, deine Ziele erreichst und in guter Verbindung mit anderen Menschen bist. Deshalb bin ich hier, um dich dabei zu unterstützen, dich auch mal zu beherrschen und das, wonach dir gerade ist, ab und zu auch mal verschieben zu können.“

5. Verankerung des Modus des Gesunden Erwachsenen und Schlüsselsatz für Transfer in den Alltag

Wenn der*die Patient*in die Konfrontation und Versorgung selbst übernommen hat, bleibt er*sie auf dem Stuhl des Modus des Gesunden Erwachsenen sitzen.

Therapeut*in fragt:
„Wie fühlt es sich an, den Laissez-faire-Anteil konfrontiert zu haben? Was fühlen Sie? Wie fühlt sich Ihr Körper jetzt an? Hat sich etwas verändert, seit der Fordernde Anteil dem Kind näher gerückt ist und ihm nun eine konkrete Orientierung bietet, statt alle Freiheiten zu lassen?“

Der*die Patient*in sollte dann auch noch einmal auf dem Kinderstuhl Platz nehmen. Auch das Kind sollte gefragt werden, wie es sich nun fühlt.

Alle Empfindungen und Körperwahrnehmungen der funktionalen Anteile sollten zum späteren Abruf verankert werden.

Das Kind, das nun verstärkt Anleitung und Orientierung (Begrenzung) erfährt, fühlt sich in der Regel durchaus wohl, weil der wertschätzende und versorgende Aspekt von Begrenzung im Vordergrund steht und nicht der der Freiheitsberaubung. Es kann sich allerdings auch der Modus des Ärgerlichen Kindes melden, dem es nicht gefällt, wenn die Impulse nicht ungehemmt ausgelebt werden dürfen. In diesem Fall darf das Ärgerliche Kind seine Wut auf einem separaten Kinderstuhl ventilieren und wird dann von dem neu gestärkten Gesunden Erwachsenen noch einmal auf die Orientierung an den anderen Grundbedürfnissen und langfristigen Zielen des*r Patienten*Patientin hingewiesen, um den Ärger zu regulieren.

Der*die Therapeut*in sollte zum Abschluss die wesentlichen Erkenntnisse zusammenfassen, zum Beispiel:
„Weil der kleine Piet mit einem sehr hohen Maß an Freiheit aufgewachsen ist und in der Regel alle Wünsche unmittelbar erfüllt bekam, setzt auch der große Piet heute noch seine Impulse und Gelüste unmittelbar in die Tat um, ohne dabei langfristige Konsequenzen oder andere wichtige Ziele und Bedürfnisse zu berücksichtigen. Er ärgert sich geradezu, wenn andere Menschen der Umsetzung seiner Impulse im Weg stehen oder Kontra geben, und er versäumt es, sich um andere wichtige Lebensbereiche ausreichend zu kümmern, was ihm schon manchmal zum Nachteil geworden ist.“

Der*die Patient*in wird zudem gebeten, einen hilfreichen Schlüsselsatz als eine Art Mantra gegenüber dem (ungenügend) Fordernden Modus zu formulieren, zum Beispiel:
- „Der Kleine braucht ein Maß.“
- „Der Kleine braucht Unterstützung dabei, sich zu regulieren!“

Anschließen sollte sich ein Stuhldialog, in dem der Gesunde Erwachsene dem Impulsiven Kind im *Hier und Jetzt* funktional fordernd Anleitung und Orientierung bietet:

„Ich sehe, wie groß deine Lust auf das Spiel ist. Das verstehe ich auch, es macht großen Spaß. Und es ist schwierig, dem Drang zu spielen nicht nachzugeben, wenn man weiß, wie viel Spaß es macht. Spielen an sich ist auch total in Ordnung. Aber es ist nicht gut für dich, wenn du die ganze Nacht spielst. Und wenn du neben dem Spiel im Internet nichts anderes mehr machst.“

„Ich finde wichtig, dass die Zeit für das Rollenspiel nicht unbegrenzt ist, weil du dich sonst mit gar nichts anderem mehr beschäftigst, was wichtig und wohltuend für dich ist. Du wirst einsam und kannst deine Aufgaben nicht erledigen, wenn du dich ständig nur mit dem Rollenspiel beschäftigst.“

„Alles, was dir Spaß macht, ist wichtig. Wenn es aber so viel Raum einnimmt, dass du am nächsten Tag immer müde bist und dich auf keine Erledigung konzentrieren und keine Absprachen einhalten kannst, dann ist das nicht hilfreich. Ich möchte die Zeit für das Spiel gerne begrenzen und auch anderen Dingen wieder mehr Zeit und Raum geben, die wichtig für dich sind – Freunde treffen, etwas für die Arbeit tun, Sport treiben (etc., individuell füllen).*“*

Die Stärkung funktionaler innerer Botschaften des Gesunden Erwachsenen orientiert sich immer an den emotionalen Grundbedürfnissen des*r Patienten*Patientin. Ein wohlwollender Elternteil unterstützt das (Impulsive) Kind dabei, Selbstregulation und Impulskontrolle aufzubauen.

Dieser wohlwollende Elternteil validiert auf der einen Seite die Impulse und die Herausforderung, die ihre Kontrolle bedeutet. Auf der anderen Seite gibt er Anleitung zur

- Aufschiebung von Impulsen und
- zum Einbezug der Bedürfnisse, Gefühle und Interessen anderer Menschen in die Handlungssteuerung.

Darüber hinaus ermutigt der wohlwollende Elternteil zur

- Abwägung von Vor- und Nachteilen der sofortigen Umsetzung von Impulsen (für die Person selbst und für andere Menschen),
- bildhaften und detaillierten Vorwegnahme gewünschter Ergebnisse (Ziele, Konsequenzen, Bedürfnisbefriedigung) im Geiste beziehungsweise in der Fantasie und
- zur Praxis von Achtsamkeit und Akzeptanz zur Steigerung der Fähigkeit, Gefühle von Spannung auszuhalten und anzunehmen, die mit dem Aufschieben eines Impulses einhergehen (was die Erfahrung ermöglicht, dass Spannung und Impuls sich auch wieder lösen können, weil zum Beispiel zwischenzeitlich andere Dinge interessant geworden sind).

Der wohlwollende Elternteil bleibt stets flexibel und validierend. Starke Impulse zu haben ist an sich natürlich und vollkommen akzeptabel. Auch den Drang zu spüren, einen starken Impuls umzusetzen, ist absolut menschlich.

Aus unseren Patient*innen mit starken Impulsiven-Kind-Modi sollen keine regelbesessenen und unflexiblen Prinzipienreiter werden (das wird auch nicht passieren). Nur sollten sie durch die Nachbeelterung lernen, bewusst darauf zu achten, ob die unmittelbare Umsetzung des Impulses für sie und / oder andere schädlich ist (also emotionale Grundbedürfnisse frustriert), und den Drang zur Umsetzung dann gegebenenfalls regulieren können.

Wichtige Fragen für Patient*innen (an sich selbst gestellt) sind: Hilft mir mein Verhalten dabei, mich in meinen Beziehungen zu anderen Menschen sicher und geliebt zu fühlen? Hilft es mir dabei, mich wertvoll und kompetent zu fühlen?[12]

12 Wir erinnern uns: Das emotionale Grundbedürfnis nach realistischen Grenzen und innerer Kontrolle ist ein indirektes Grundbedürfnis (seine Befriedigung erlaubt die Befriedigung der Bedürfnisse nach Bindung und Autonomie).

5.4.7 *Förderung funktionaler Anforderungen des Modus des Gesunden Erwachsenen und Versorgung des Undisziplinierten Kindes*

Analog zum Stuhldialog beim Impulsiven-Kind-Modus wird auch in Stühlearbeiten zur Versorgung des Modus des Undisziplinierten Kindes der Modus des Gesunden Erwachsenen gestärkt in seiner Fähigkeit, funktionale Anforderungen zu stellen beziehungsweise Anleitung zu geben. Es geht auch hier um die Konfrontation von Laissez-faire-Anteilen und den Aufbau von inneren Botschaften, die auf Begrenzung beziehungsweise Orientierung abzielen.

Im Hinblick auf die Verhaltenssucht geht es darum, dass es Betroffenen möglich wird, Routinetätigkeiten oder längerfristig angelegte Anstrengungen durchzuhalten, ohne durchgängig sehr starke negative Gefühle zu erleben. Diese bedingen nämlich vorzeitigen Abbruch oder gänzliche Vermeidung und die Zuwendung zum Suchtverhalten, das kurzfristig so viel angenehmer ist.

Leitfaden für einen Stuhldialog zur Förderung funktional begrenzender innerer Botschaften und Versorgung des Modus des Undisziplinierten Kindes

Sie benötigen:

- 1 Stuhl für den Modus des Gesunden Erwachsenen
- 1 Stuhl für den Vernachlässigenden oder Verwöhnenden Laissez-faire-Modus
- 1 Stuhl für den Modus des Undisziplinierten Kindes (dies sollte nach Möglichkeit ein niedriger / kleiner Kinderstuhl sein)
- Optional: einen weiteren Kinderstuhl für den Modus des Ärgerlichen Kindes

1. Ausgangssituation wählen

„Bitte stellen Sie sich nun eine Situation aus Ihrem aktuellen Alltag vor, in der der Drang, online sexuell aktiv zu werden, sehr groß war, und beschreiben Sie mir diese.“

Zur Affektverstärkung kann zum Schließen der Augen angeleitet werden (siehe auch Leitfaden für Imaginationsübungen, Seite 128 ff.).

Herr M. berichtet vom Wochenende, an dem er eine Weiterbildung besucht hat, die sein Arbeitgeber ihm „aufgedrückt“ habe, damit er irgendwann die gewünschte neue Position bekommt. Der Stoff und das ganze Setting hätten ihn furchtbar gelangweilt. Er habe schon nach dem ersten Vormittag die meiste Zeit nur auf sein Smartphone geschaut und heimlich pornografische Seiten gescreent und Bilder angeschaut.

2. Nach außen bringen der dysfunktionalen Botschaft des Laissez-faire-Modus und Aktivierung des Kind-Modus

„*Bitte stellen Sie sich hinter diesen Stuhl* (Stuhl des Laissez-faire Modus).“

In Stühledialogen zur Entmachtung übermäßig Fordernder Modi bevorzugen wir es, dass die Patient*innen (oder stellvertretend die Therapeut*innen) sich hinter den Stuhl stellen, statt auf ihm Platz zu nehmen, unter anderem um eine erste Externalisierung zu induzieren, die wir uns auch in der Stühlearbeit zur Konfrontation von Laissez-faire-Modi und zum Aufbau funktional fordernder und begrenzender Botschaften wünschen.

„*Sehen Sie zu dem Kinderstuhl. Sprechen Sie aus, was der Laissez-faire-Anteil sagt, wenn Sie während einer Fortbildung Lust haben, online Pornografie zu konsumieren.*“

Zur Steigerung der Affektintensität:

„*Sprechen Sie das Kind in direkter Rede und mit ‚du‘ an.*“

Im Beispiel von Herrn M. lautet die Botschaft: „*Es ist eigentlich egal. Interessiert doch keinen, was du machst, das bekommt keiner mit.*“

3. Benennen des Gefühls, Zugang zum Grundbedürfnis

„*Bitte nehmen Sie nun auf dem Kinderstuhl Platz. Dort möchte ich das Kind direkt mit ‚du‘ ansprechen, ist das okay?*“

Der Kind-Modus wird angesprochen:
„*Wie hört sich das an, wenn der*die das sagt?*
Wie fühlst du dich?
Was spürst du in deinem Körper?“

Optional: Wenn der Konflikt noch nicht ganz deutlich geworden ist, kann das Procedere durch Wechsel zwischen dem Stuhl des Laissez-faire-Modus und dem Stuhl des Kind-Modus wiederholt werden.

Der kleine Carsten (auf dem Kinderstuhl) erklärt, dass er sich frei fühlt, dabei aber auch ein Stück weit verloren.

4. Konfrontation des Laissez-faire-Modus, Förderung funktionaler Botschaften des Gesunden Erwachsenen und Versorgung des Modus des Undisziplinierten Kindes

„*Spüren Sie in sich hinein. Regt sich da ein kleiner Anteil, der ahnt, dass das Kind etwas anderes braucht als absolute Freiheit? Ein Anteil, der mehr Führung übernehmen und den kleinen Carsten unterstützen möchte, der sich um ihn kümmern möchte? Spüren Sie vielleicht Unmut und möchten dem Laissez-faire-Anteil etwas sagen?*“

Wenn sich Unmut oder Ärger regt (die Voraussetzung für ein veränderndes Eingreifen), wird der*die Patient*in gebeten, sich auf einen dritten Stuhl, den Stuhl des Gesunden Erwachsenen, zu setzen. Dieser Stuhl wird ganz nah neben dem Kinderstuhl platziert.

Wenn sich Unmut oder Ärger nicht regt oder der*die Patient*in noch nicht selbst dazu in der Lage ist, dem Laissez-faire-Modus etwas entgegenzusetzen, kann der*die Therapeut*in den Standpunkt des Gesunden Erwachsenen übernehmen.

Wenn der*die Patient*in selbst den Laissez-faire-Modus konfrontiert, greifen Therapeut*innen im Idealfall nur beratend und leitend oder fragend ein, wenn der Prozess sich in eine dysfunktionale Richtung entwickelt.

„Tun Sie nun bitte genau das, was das Kind braucht. Sagen Sie dem Laissez-faire-Modus, was das Kind braucht. Sagen Sie ihm, was ungünstig ist an dem, was er zu dem Kind sagt, und was das Kind wirklich braucht. Nutzen Sie Ihren Unmut und Ihre fürsorglichen Gefühle dem Kind gegenüber und geben Sie dem Laissez-faire-Anteil hilfreiche Botschaften an die Hand. Gehen Sie ihn mit der nötigen Entschiedenheit an. Sagen Sie, was Sie von seinen bisherigen Aussagen halten und warum sie nicht hilfreich für das Kind sind.“

Hier sollten die emotionalen Grundbedürfnisse explizit angesprochen werden und die Tatsache, dass es für die Befriedigung der Bedürfnisse nicht dienlich ist, immer gleich aufzugeben, wenn etwas eher langweilig ist.

Zum Beispiel:
„Es ist nicht okay, dem kleinen Carsten zu sagen, es interessiere keinen, was er tut, und dass das alles egal sei. Es ist überhaupt nicht egal, was mit ihm ist! Er hat ein Anrecht darauf, sich weiterzubilden, weiterzuentwickeln und neue Dinge zu lernen. Dafür muss er sich manchmal auch konzentrieren und durchbeißen, auch wenn es gerade keinen Spaß macht. Das kann er nicht ohne Weiteres, dabei braucht er Unterstützung. Er braucht Anleitung und jemanden, der ihm dabei hilft, sich für seine Ziele anzustrengen und durchzuhalten. Ihm zu sagen, das sei alles egal, ist grob vernachlässigend und absolut nicht in Ordnung!“

Optional:

Sollte dem*r Patienten*Patientin (noch) kein Zugang zum Modus des Gesunden Erwachsenen möglich sein, bleibt der*die Patient*in auf dem Kinderstuhl sitzen und der*die Therapeut*in setzt sich *nah daneben* auf den Stuhl des Gesunden Erwachsenen. Als Modell für den Modus des Gesunden Erwachsenen konfrontiert der*die Therapeut*in den Laissez-faire-Modus wie oben beispielhaft beschrieben.

Der*die Patient*in auf dem Stuhl des Gesunden Erwachsenen oder stellvertretend der*die Therapeut*in versorgt anschließend den Kind-Modus.

Die Gefühle und emotionalen Grundbedürfnisse des Kindes werden vom Modus des Gesunden Erwachsenen validiert und der Gesunde Erwachsene geht aktiv auf diese ein, um sie adäquat zu befriedigen.

Zum Beispiel:
„Carsten, es ist absolut nicht egal, was mit dir ist. Es ist sehr wichtig, was mit dir ist. Es ist wichtig, dass du deine persönlichen Ziele erreichst und deine Bedürfnisse befriedigst. Ich bin hier, um dich dabei zu unterstützen und dir Wege aufzuzeigen, wie du dich durchbeißen kannst, um zu deinen Zielen zu gelangen, auch wenn es mal langweilig, fad oder anstrengend ist.“

5. Verankerung des Modus des Gesunden Erwachsenen und Schlüsselsatz für Transfer in den Alltag

Wenn der*die Patient*in selbst die Konfrontation und Versorgung übernommen hat, bleibt er*sie auf dem Stuhl des Modus des Gesunden Erwachsenen sitzen.

Therapeut*in fragt:
„Wie fühlt es sich an, den Laissez-faire-Modus konfrontiert zu haben? Was fühlen Sie? Wie fühlt sich Ihr Körper jetzt an? Hat sich etwas verändert, seit der Gesunde Erwachsene dem Kind näher gerückt ist und ihm nun eine konkrete Orientierung bietet?“

Der*die Patient*in sollte auch noch einmal auf dem Kinderstuhl Platz nehmen. Auch das Kind sollte gefragt werden, wie es sich nun fühle.

Alle Empfindungen und Körperwahrnehmung der funktionalen Anteile sollten zum späteren Abruf verankert werden.

Das Kind, das nun verstärkt Anleitung und Orientierung (Begrenzung) erfährt, fühlt sich in der Regel durchaus wohl, weil der wertschätzende und versorgende Aspekt von Begrenzung im Vordergrund steht und nicht der der Freiheitsberaubung. Es kann sich allerdings auch der Modus des Ärgerlichen Kindes melden, dem es nicht gefällt, dass zugunsten längerfristiger Ziele auf kurzfristig angenehmes Erleben verzichtet werden soll. In diesem Fall darf das Ärgerliche Kind seine Wut auf einem separaten Kinderstuhl ventilieren und wird dann von dem neu gestärkten Gesunden Erwachsenen noch einmal auf die Orientierung an den anderen Grundbedürfnissen und langfristigen Zielen des*r Patienten*Patientin hingewiesen, um den Ärger zu regulieren.

Der*die Therapeut*in sollte zum Abschluss die wesentlichen Erkenntnisse zusammenfassen, zum Beispiel:
„Weil der kleine Carsten mit einem sehr hohen Maß an Freiheit aufgewachsen ist und sich weitgehend selbst überlassen wurde, fällt es heute auch dem großen Carsten noch schwer, sich in etwas hineinzufuchsen und an etwas dranzubleiben, auch wenn es stellenweise nicht besonders aufregend oder angenehm ist. Selbst dann, wenn das für die Erreichung seiner Ziele wichtig ist. Es fällt dem großen Carsten schwer, sich an Regeln zu halten und Anforderungen zu erfüllen, weshalb er zuweilen größere Konflikte im privaten und im beruflichen Bereich austragen muss. Es steht mittlerweile zur Frage, ob er die gewünschte neue Position im Job bekommt, und seine Freundin hat von einer möglichen Trennung gesprochen.“

Der*die Patient*in wird zudem gebeten, einen hilfreichen Schlüsselsatz als eine Art Mantra gegenüber dem (ungenügend) Fordernden Modus zu formulieren, zum Beispiel:

- „Der Moment ist nicht alles!"
- „Um meine Ziele zu erreichen und andere nicht zu frustrieren, muss ich manchmal in einen sauren Apfel beißen."

Anschließen sollte sich ein Stuhldialog, in dem der Gesunde Erwachsene dem Undisziplinierten Kind *im Hier und Jetzt* funktional fordernd Anleitung und Orientierung bietet:

„Ich sehe, dass es langweilig für dich ist, da zu sitzen und dem Seminarleiter zuzuhören. Ich sehe auch, dass du gerne etwas Aufregenderes machen möchtest. Das verstehe ich auch. Es gibt manchmal Situationen, die wirklich nicht spannend sind. So eine ist das hier wohl. Ich finde es auch wichtig, dass du regelmäßig Dinge machst, die du spannend und aufregend findest, das ist total in Ordnung. Ich finde aber auch sehr wichtig, dass du deine Ziele erreichst. Und dafür kann es notwendig sein, mal für eine Weile etwas durchzuhalten, was eher nicht so aufregend ist. Um später dann das machen zu können, was du dir wünschst.

„Ich finde wichtig, dass du mal über das Hier und Jetzt, diese langweilige Weiterbildung, hinausschaust. Du brauchst den Stoff wahrscheinlich für das, was du beruflich in Zukunft machen möchtest. Ich schlage dir vor, dass du dich darauf konzentrierst, wozu das Seminar dir nützlich ist, statt darauf, wie langweilig es ist. Es ist wichtig, dass du es schaffst, am Ball zu bleiben, um das zu erreichen, was du dir wünschst. Denk an dein Ziel, male es dir aus, stell dir vor, wie diese Weiterbildung dich dem Ziel näher bringt."

Auch hier steckt hinter dem Modus des Gesunden Erwachsenen, der Anforderungen stellt, ein wohlwollender Elternteil. Dieser validiert auf der einen Seite den Unwillen, den bestimmte Tätigkeiten und Erledigungen bei dem*r Patienten*Patientin auslösen. Der*die Patient*in darf etwas nicht wollen und langweilig finden. Auf der anderen Seite gibt der wohlwollende Elternteil Anleitung zur

- bildhaften und detaillierten Visualisierung von gewünschten positiven langfristigen Ergebnissen, von kurzfristig unliebsamen Aufgaben (zum Beispiel im Haushalt) oder längerfristigen Lernprozessen (zum Beispiel berufliche Weiterbildung oder die Psychotherapie),
- bewussten Lebensgestaltung, die gezielt und zeitlich begrenzt Räume schafft für Dinge, die der*die Patient*in als aufregend und spannend erlebt (Mountainbiking, Motorradfahren, Reisen, Festivalbesuch o. Ä.),
- spielerischen oder attraktiveren Gestaltung von Routinetätigkeiten oder anstrengenden Erledigungen (Steuererklärung zusammen mit Freund*innen machen, Wettbewerb mit sich selbst beim Kücheaufräumen unter Setzung eines Zeitlimits o. Ä.).

- Umdeutung langweiliger Routinetätigkeiten als Mittel zu mehr Spielraum und Freiheit und der „Disziplin" als Kraft und persönliche Stärke.
- Achtsamkeit und Akzeptanz beziehungsweise Toleranz gegenüber Gefühlen von Langeweile und Überdruss.

Der kindlichen Unlust wird mit Verständnis und spielerisch begegnet, statt mit dem erhobenen Zeigefinger. Das Kind, das Spaß haben möchte und keine Lust auf öde Sachen hat, kann bedient werden. Dabei werden die längerfristigen Ziele und die anderen emotionalen Grundbedürfnisse des*r Patienten*Patientin aber nie aus den Augen gelassen und dienen immer als Orientierung in der Begrenzung undisziplinierten Verhaltens.

Hier kann auch von Therapeut*innenseite ein Reframing gefördert werden in dem Sinne, dass durch unser Durchhaltevermögen und das „Sichdurchbeißen" durchaus angenehme und positive Effekte erzielt werden: Es fühlt sich gut an (Selbstwirksamkeit) und wir werden freier (wenn etwas erledigt ist, kann es runter von der To-do-Liste; wenn etwas geordnet ist, müssen wir nicht suchen, usw.).

Ein Patient, dessen Modus des Undisziplinierten Kindes in der Therapie den Namen „Pippi Langstrumpf" hatte und der zunächst alles „Erwachsene" als fad, vorhersehbar und spießig bezeichnete und Abneigung dagegen empfand, lernte zunehmend, diese eher negativen Zuschreibungen zu ersetzen durch den Fokus auf die für ihn positiven Konsequenzen gesund erwachsenen Verhaltens: Er hatte den Briefkasten nicht mehr ständig voller Mahnungen, was sein Konto schonte; er hatte einen strukturierten Kalender, weshalb er nicht mehr ständig wichtige Termine verbummelte; er hatte durch regelmäßige Vorsorgeuntersuchungen weniger gesundheitliche Probleme; durch eingehaltene Absprachen mit Geschäftspartner*innen stand er beruflich besser da usw. Dabei durfte „Pippi" selbstverständlich immer Gehör finden, wenn etwas doch allzu ordentlich und geradeaus zu verlaufen schien, und ein gutes Stück Kreativität und Individualität einbringen. Dies ist nicht zuletzt deshalb wichtig, weil alles andere keine realistische Zielsetzung für einen Menschen mit starkem Undisziplinierten-Kind-Modus wäre.

Generell spielen realistische Ziele eine besonders große Rolle in der Arbeit mit dem Modus des Undisziplinierten Kindes. Sind Ziele zu hochgesteckt und erfordern zu schnell zu viel Frustrationstoleranz, schreckt das die Betroffenen eher ab und überfordert deren Durchhaltevermögen.

Wichtige Fragen für Patient*innen an sich selbst sind auch hier: Hilft mir mein Verhalten dabei, mich in meinen Beziehungen zu anderen Menschen sicher und geliebt zu fühlen? Hilft es mir dabei, mich wertvoll und kompetent zu fühlen?[13]

5.4.8 Versorgung und Regulation des Modus des Ärgerlichen Kindes

Allgemeine Prinzipien zum Umgang mit Ärger, die wir Patient*innen vermitteln, sind:

- sich den Ärger erlauben und ihn ausdrücken,
- den Ärger validieren und zuordnen, also das zugrunde liegende frustrierte emotionale Bedürfnis identifizieren („Was brauche ich?") sowie
- angemessenes Verhalten etablieren, um das zugrunde liegende Bedürfnis angemessen zu kommunizieren und zu befriedigen.

Ärger kann in der Therapie der Verhaltenssucht auftauchen als

- gehemmter Ärger, also als verbotenes Gefühl, das, wenn es sich regt, durch den Modus des Distanzierten Selbstberuhigers betäubt wird, und
- Ärger auf den*die Therapeuten*Therapeutin, weil diese*r etwas gesagt oder getan hat, was den*die Patienten*Patientin wütend macht (zum Beispiel im Rahmen einer empathischen Konfrontation), oder
- Ärger auf andere reale Interaktionspartner*innen im Hier und Jetzt.

Gehemmter Ärger wird zunächst in der Psychoedukation thematisiert. Patient*innen werden über die Bedeutung von Ärger zum Schutz ihrer Grenzen aufgeklärt. Mit den Patient*innen wird individuell exploriert, inwieweit Ärger in der Biografie sanktioniert oder invalidiert wurde und dass es vor diesem Hintergrund zunächst sinnvoll war, Ärger zu unterdrücken. Es wird herausgearbeitet, dass es im Hier und Jetzt jedoch schwierig ist, Ärger weiterhin zu betäuben, weil dies gleichbedeutend mit der Unterdrückung von Bedürfnissen ist und Ersatzbefriedigung im Sinne der Verhaltenssucht begünstigt. Diese und alle weiteren Kosten für die Patient*innen werden sehr konkret herausgearbeitet (Grenzüberschreitungen durch andere Menschen, interaktionelle Probleme usw.).

Wir verstehen Ärger als uneingeschränkt wichtige und valide Emotion mit Signalcharakter, die im jeweiligen Kontext reguliert werden muss. Wird der Ärger richtig zugeordnet, zeigt er uns an, was wir brauchen und wie wir es bekommen. Ist das geschafft, löst der Ärger sich naturgemäß auf.

---

13 Wir erinnern uns: Das emotionale Grundbedürfnis nach realistischen Grenzen und innerer Kontrolle ist ein indirektes Grundbedürfnis (seine Befriedigung erlaubt die Befriedigung der Bedürfnisse nach Bindung und Autonomie).

Ärgerausdruck bedeutet von Kindesbeinen an: „Stopp! Das ist ungerecht! Das will ich nicht! Ich zeige meine Grenze auf!" Erfährt das Kind Abwertung und Sanktionierung, weil es seinen Ärger ausgedrückt hat, und keine Anleitung für dessen Regulation, ist das gleichbedeutend damit, die Signalleuchten am Armaturenbrett abzukleben. Die Person ist dann blind bezüglich frustrierter Grundbedürfnisse, insbesondere hinsichtlich persönlicher Grenzen und Freiheiten.

Der*die Patient*in wird in der Therapie gezielt dabei unterstützt, inneres Ärgererleben zu identifizieren und den Ärger auszudrücken.

Im Rahmen von Imaginationen werden dysfunktionale Modi entmachtet, von denen die aktive Ärgerhemmung ausgeht, die also den Ausdruck von Ärger verbieten, bestrafen, ignorieren oder abwerten.

Zum Beispiel:
*„Es ist nicht in Ordnung, dem*der Kleinen zu verbieten, wütend zu sein, oder die Wut zu bestrafen. Der Ärger des*der Kleinen ist ein ganz natürliches Gefühl, das Kind hat ein Recht darauf, dieses Gefühl zu erleben und auszudrücken. Es ist sogar absolut notwendig, dass es den Ärger erleben und ausdrücken darf, weil dieser ihm zeigt, was es braucht und wo etwas fehlt oder nicht beachtet wurde. Ihre Aufgabe als Erwachsene*r ist es, die Gefühle des Kindes anzunehmen, wertzuschätzen und mit zugrunde liegenden Bedürfnissen in Zusammenhang zu bringen. Sie sollten das Kind lehren, seinen Ärger genau wie alle anderen Gefühle auch anzunehmen und angemessen zur Befriedigung seiner Bedürfnisse zu nutzen. Lernt der*die Kleine das nicht, wird er*sie immer wieder darunter leiden, dass andere Menschen seine*ihre Grenzen überschreiten, seine*ihre Freiheit beschneiden oder ihn*sie sonst irgendwie unrechtmäßig zu behandeln. Der*die Kleine wird lernen, seinen*ihren Ärger zu unterdrücken und selbst abzuwerten, was zu schwerwiegenden Symptomen und Problemen führen kann. Sie dürfen die Ärgergefühle des*der Kleinen nicht abwerten!"*

Der Ausdruck von Ärger wird anschließend in der Versorgung des Kindes explizit gefördert, zum Beispiel:
„Es ist vollkommen in Ordnung, dass du dich ärgerlich fühlst. Ich kann deinen Ärger sehr gut verstehen. Und ich finde es auch total in Ordnung, dass du den Ärger rauslässt. Ich will hören, was dich verärgert. Das ist total wichtig, damit wir gemeinsam schauen können, was du brauchst und wie du es bekommen kannst. Sag mir, worüber du ärgerlich bist."

Die überschreibende Imagination dient indirekt auch der Regulation des Distanzierten Selbstberuhigers (der Verhaltenssucht), da dieser weniger notwendig für den*die Patienten*Patientin wird, wenn Ärger erlaubt ist und Verhalten zur Verfügung steht, Bedürfnisse angemessen zu befriedigen.

*Ärger auf den*die Therapeuten*Therapeutin oder andere Interaktionspartner*innen* im Sinne einer Aktivierung des Modus des Ärgerlichen Kindes kann insbesondere bei Menschen eine Rolle spielen, die prädisponierend ein sehr lebhaftes Temperament und hohe emotionale Reagibilität mitbringen. Diese Menschen reagieren auf Verletzung wahrscheinlicher mit Wut als mit offenkundiger Verletzbarkeit. Dies kann sich im Laufe der Entwicklung umso stärker verfestigen, wenn der Ausdruck von Ärger und Wut von Bezugspersonen bestraft oder ignoriert wird. Bei Bestrafung oder Ignoranz von Wut und Ärger lernt das Kind nicht, den funktionalen Nutzen dieser Gefühlsqualität anzuerkennen und einzuordnen und seine Bedürfnisse angemessen zu kommunizieren und gegebenenfalls zu verteidigen oder durchzusetzen. Im Bild vom Armaturenbrett gesprochen, zeigen auch hier die Bezugspersonen dem Kind nicht auf, was das Aufleuchten der Signallampe bedeutet, wo die Tankstelle ist und wie diese zu nutzen ist. Im Rahmen einer diagnostischen Imagination kann aufgedeckt werden, wie genau frühe Bezugspersonen mit dem Ärger des Kindes umgegangen sind.

Das Erleben und den Ausdruck des Ärgers des Kindes erlauben und validieren wir in der Therapie zunächst auch dann, wenn er „geballt" und hitzig daherkommt. Er soll und darf vollständig ventiliert werden.

Unser Ziel ist,
- den Patient*innen zu vermitteln, dass an ihrem Gefühl nichts falsch ist,
- ihnen aufzuzeigen, welche Funktion der Ärger im Hinblick auf die emotionalen Grundbedürfnisse hat, und
- sie dabei zu unterstützen, diese Grundbedürfnisse angemessen zu befriedigen.

Der Gesunde Erwachsene hat für die angemessene Kommunikation und Befriedigung seiner Bedürfnisse natürlich ganz andere Möglichkeiten als das wütende Kind, dem nichts anderes übrig bleibt, als zu toben, zu schreien, zu stampfen und zu schimpfen. Daher beinhaltet die therapeutische Strategie auch die Begrenzung des Ärgers um nicht gerechtfertigte Anteile.

Im Stuhldialog lassen wir den Ärger ventilieren. Ein sich gegebenenfalls meldender Strafender oder Fordernder Modus wird konfrontiert und entmachtet. Der*die Patient*in im Modus des Ärgerlichen Kindes wird so lange ermutigt, seinen*ihren Ärger zu äußern („Was ärgert dich noch?" „Was macht dich noch wütend?"), bis er vollständig ventiliert ist. Der Tonfall des*r Therapeuten*Therapeutin sollte einigermaßen ruhig sein, wobei darauf zu achten ist, nach wie vor authentisch zu wirken. Wenn der*die Therapeut*in angesichts des Ärgers des*r Patienten*Patientin emotional bewegt ist, kann das durchaus zum Ausdruck kommen. Eine aalglatte entrückte Haltung, wie sie auch in Persiflagen von Therapeut*innen spöttisch dargestellt wird, ist nicht hilfreich. Ein *„Ich spüre da Wut. Kann es sein, dass Sie ärgerlich sind?"* in neutralem Tonfall, mit neutraler Mine vorgetragen wie von einem*r Außenstehenden, der*die mit dem Geschehen rein gar nichts zu tun hat, kann die Wut sogar noch verstärken, weil keine Resonanz auf das Empfinden des*r Patienten*Patientin erfolgt. Sinnvoller ist es, seine*ihre Energie aufzunehmen und mit ihr mitzugehen. Zum Beispiel: *„Okay, ich sehe, dass Sie sich ganz offensichtlich sehr ärgern. Das möchte ich gerne verstehen. Was ärgert Sie?“* Und dies durchaus mit „Schub“ und angemessener Spannung (im Sinne von Aufmerksamkeit und Interesse!) in der Stimme hervorgebracht.

Es ist möglich, dass sich der Ärger nach vollständiger Ventilation in Traurigkeit wandelt und die Verletzung hinter dem Ärger direkter geäußert werden kann beziehungsweise spürbar wird.

Im Anschluss an die Ventilation wird der Ärger validiert. Der*die Therapeut*in unterzieht den Ärger dann gegebenenfalls gemeinsam mit dem*r Patienten*Patientin einer „Realitätsprüfung“ und differenziert angemessene und überzogene Ärgeranteile. Letztere werden biografischen Erfahrungen frustrierter Grundbedürfnisse und dysfunktionalen Modi zugeordnet. Der*die Therapeut*in drückt seine*ihre Empathie aus, äußert sein*ihr Mitgefühl mit den Erfahrungen des*r Patienten*Patientin.

In sich anschließenden Verhaltensübungen und Rollenspielen und Imaginationen wird der*die Patient*in darin unterstützt, angemessenen Ausdruck von Ärger und eigenen Bedürfnissen zu üben.

Eine direkte und eindeutige Begrenzung sollte Ärgerausdruck von Patient*innen erfahren, wenn Grenzen überschritten werden und zum Beispiel Gegenstände geworfen, Mobiliar beschädigt oder der*die Therapeut*in persönlich beleidigt wird. Etwa: *„Stopp! Ich sehe Ihren Ärger und möchte ihn verstehen. Sie dürfen mir alles sagen, aber mir ist absolut wichtig, dass dieser Raum hier für uns beide sicher ist, dass Sie sich sicher fühlen können und ich mich sicher fühlen kann. Wenn Sie weiter so mit mir sprechen (so agieren etc.), bin ich nur damit beschäftigt, mich zu schützen und kann nicht für Sie da sein. Hören Sie auf!“*

Bei stark überschießendem Ärger mit starker Anspannung sollte vor jedweder Intervention erst einmal eine (funktionale) Spannungsabfuhr stattfinden, damit der*die Patient*in überhaupt wieder zugänglich ist (in Kissen boxen, schnell auf der Stelle laufen o. Ä.).

5.4.9 Bearbeitung von Ambivalenz bei Menschen mit Verhaltenssucht

Ambivalenz gegenüber Veränderung ist bei Menschen mit Verhaltenssucht eher die Regel als die Ausnahme. Hätte das exzessiv ausgeübte Verhalten, die Verhaltenssucht, für unsere Patient*innen ausschließlich Nachteile und würde es ausschließlich Kosten erzeugen, würden Betroffene dem Verhalten wohl einfach nicht mehr nachgehen. Therapeut*innen sollten das immer vor Augen haben: Der Nutzen der Verhaltenssucht für die Patient*innen ist in der Regel beträchtlich. In vielen Fällen stellt sich ein ähnliches Bild dar wie bei Menschen mit Essstörungen. Betroffene erleben viele positive Aspekte des Verhaltens, das klinisch als Erkrankung aufgefasst wird. Bei den Essstörungen berichten Betroffene sogar häufig von einer Seite in ihnen, die die Essstörung als *gute Freundin* erlebt. Auf der anderen Seite erleben zumindest die Menschen, die sich in psychotherapeutische Behandlung begeben, offensichtlich auch deutliche Kosten und Nachteile der Essstörung, sonst würden sie kaum über Veränderung nachdenken.

Eine ähnliche Ambivalenz sehen wir bei Menschen mit Verhaltenssucht. Der innere Zwiespalt bezieht sich nicht einfach nur auf zwei gegenläufige Bewertungen der Verhaltenssucht („gut" / „schlecht"), sondern umfasst verschiedene sich widersprechende Emotionen, die nicht mit sachlichen Argumenten beantwortet werden können (weshalb das Erstellen einer Pro-Kontra-Liste den meisten Menschen nicht weiterhilft).

„Einerseits tut es mir so gut, stundenlang *World of Warcraft* zu spielen und mich nicht mit den Menschen und Anforderungen um mich herum auseinandersetzen zu müssen. Es ist wie eine Auszeit von allen Problemen und Entscheidungen, ich fühle mich dort unerreichbar und nicht aus der Ruhe zu bringen", sagte zum Beispiel ein Patient über sein Spielverhalten im Internet. „Auf der anderen Seite bekomme ich kaum noch etwas von meinen Freunden mit, tausche mich mit niemandem mehr aus und komme mit dem Lernen für meine Ausbildung überhaupt nicht mehr hinterher. Das fühlt sich beängstigend an."

Ein anderer Patient gab an, dass er sich auf der einen Seite wie im Rausch fühle, wenn er ganze Tage damit verbringe, online Pornografie zu konsumieren und Prostituierte zu sich nach Hause zu bestellen. Er fühle sich „wie der Größte", „als sei mein Leben ein spannender Film". Er sei dann „ganz weit weg von dem sonst vorherrschenden Gefühl, ein Versager zu sein". Auf der anderen Seite habe er sich durch das stundenlange Onanieren bereits Verletzungen im Genitalbereich zugezogen, habe Schulden gemacht, um die Prostituierten bezahlen zu können, und empfinde am nächsten Tag große Scham aufgrund seines Verhaltens. Auch stehe dem Patienten sein Verhalten dabei im Weg, eine echte Partnerschaft einzugehen.

Wir gehen davon aus, dass alle Patient*innen mit Verhaltenssucht zu Beginn der Behandlung ambivalent eingestellt sind hinsichtlich der Entscheidung, ob sie etwas an ihrem Verhalten verändern wollen oder nicht. Das ist kein Hemmnis für eine Therapie, es ist ein störungsimmanenter Fakt. Daher muss die Ambivalenz im Rahmen der Therapie angenommen und adressiert werden.

Wir erachten es als äußerst wichtig, dass Therapeut*innen zum einen auf die Ambivalenz eingestellt sind und zum anderen keinen Veränderungsdruck aufbauen. Anderenfalls treten wir als personifizierter Fordernder Modus auf, was absolut kontraproduktiv ist, da der*die Patient*in noch mehr in die Bewältigung gehen würde. Allein der*die Patient*in entscheidet nach Auseinandersetzung mit der Ambivalenz, ob er*sie das fragliche Verhalten zum momentanen Zeitpunkt ändern möchte oder nicht. Es ist okay, zu dem Schluss zu kommen, dass der Nutzen die Kosten (aktuell) überwiegt.

Die Stühlearbeit ist ein elegantes Mittel, um Patient*innen diese notwendige aktive Auseinandersetzung mit der Ambivalenz zu ermöglichen. Hier fühlen und agieren einzelne Modi isoliert.

Im Rahmen dieser Übung kann auch der Bewältigungs-Modus des Distanzierten Selbstberuhigers (oder des Impulsiven Kindes oder des Undisziplinierten Kindes) erstmals explizit benannt und mit einem individuellen Namen versehen werden.

Leitfaden für einen Stuhldialog zur Bearbeitung von Ambivalenz

Sie benötigen:

- 1 Stuhl für die Seite, die das fragliche Verhalten beibehalten möchte: der Pro-Stuhl, der dem Modus des Distanzierten Selbstberuhigers (beziehungsweise des Impulsiven oder Undisziplinierten Kindes) entspricht
- 1 Stuhl für die Seite, die das fragliche Verhalten reduzieren oder aufgeben möchte: der Kontra-Stuhl, der dem Modus des Gesunden Erwachsenen entspricht

Optional: Es kann für Patient*innen sehr hilfreich sein, diese Übung als Audiodatei zur Verfügung zu haben. Die Aufnahme kann dann zu Hause wiederholt in Ruhe angehört werden, um Erkenntnisse zu festigen.

Hinweise für den*die Patienten*Patientin:

„Der Pro-Stuhl repräsentiert den inneren Anteil in Ihnen, der an dem bisherigen Verhalten (statt ‚Verhalten' kann individuell eingesetzt werden: an dem vielen Spielen / Surfen im Internet / Kaufen / Sexhaben / Arbeiten / Sporttreiben) *hängt und es beibehalten möchte. Dieser*

Anteil sieht ausschließlich die Vorteile und den Nutzen des Verhaltens. Der Kontra-Stuhl repräsentiert den inneren Anteil in Ihnen, der dafür ist, das bisherige Verhalten aufzugeben oder zu verändern, weil er gewisse Probleme mit dem Verhalten selbst oder dessen Konsequenzen sieht.“

Der*die Patient*in wird nun angeleitet, die innere Ambivalenz szenisch darzustellen:
„Stellen Sie die Stühle jetzt bitte so im Raum auf, wie das gefühlte Verhältnis zwischen Pro und Kontra in Ihrem Inneren ist. Machen Sie das aus dem Bauch heraus, ganz spontan, ohne darüber nachzudenken.“

Patient*innen sollen die Anordnung gänzlich frei wählen.

„Entscheiden Sie nun bitte ebenso spontan, welche Seite Sie zuerst einnehmen möchten, und setzen Sie sich auf den entsprechenden Stuhl.“

Instruktion für den Pro-Stuhl (Distanzierter Selbstberuhiger bzw. Modus des Impulsiven oder Undisziplinierten Kindes):

„Sie sitzen nun also auf dem Stuhl, der das Verhalten (individuell einsetzen: das viele Spielen / Surfen im Internet / Kaufen / Sexhaben / Arbeiten / Sporttreiben) *beibehalten möchte und dessen Vorzüge genießt. Sie sprechen nun nur für diesen Anteil, sind gänzlich ‚Pro‘, als gäbe es die andere Seite gar nicht. Seien Sie vollkommen überzeugt von der Haltung, das bisherige Verhalten beibehalten zu wollen.*

Bringen Sie nun die Argumente dieses Anteils vor. Nennen Sie alle Vorteile des Verhaltens und jeden Nutzen, den es mit sich bringt. Lassen Sie nichts aus. Bringen Sie alles vor, was Ihnen einfällt, was toll ist an dem Verhalten.“

Falls sich beim Vorbringen der Pro-Argumente eine andere Stimme des*r Patienten*Patientin meldet, die zum Beispiel darauf hinweist, dass das kurzfristig gedacht ist, wird diesem Anteil mitgeteilt, dass er gleich dran sei, um diese Argumente vorzubringen, den Pro-Anteil jetzt aber nicht zensieren darf.

Patient*innen bringen nun die Pro-Argumente vor, zum Beispiel: „Es ist toll, dass die Zeit so verfliegt und ich mich so gut fühle“, „... dass ich nicht mehr angespannt bin“, „... dass ich endlich mal was nur für mich mache“, „... dass ich währenddessen keine Angst und Sorgen habe“ usw.

Wenn der*die Patient*in auf Nachfrage angibt, dass alles gesagt sei, bittet der*die Therapeut*in:
„Spüren Sie nun bitte in sich hinein.
Wie fühlt sich dieser Anteil Ihrer selbst an? Was empfindet er?
Was fühlen Sie körperlich?
Versuchen Sie, aus diesem Gefühl heraus diesem Anteil einen passenden Namen zu geben. Gerne einen bildhaften oder symbolträchtigen oder ‚sprechenden‘ Namen.“

Beispiele aus unserer Praxis sind „Pokerface Alex“, „Wegläufer Tim“, „König der Welt / König Marcus“ oder „Shopping-Queen Ida“.

Es kann sein, dass sich bereits hier auch unangenehme Gefühle regen und Patient*innen einen stark negativ konnotierten Namen verwenden möchten („Versager“ zum Beispiel). Hilfreich kann an dieser Stelle folgende Erläuterung sein: *„Denken Sie bitte daran, dass dieser Anteil sowohl Vor- als auch Nachteile hat und zumindest ursprünglich sehr hilfreich für Sie war. Versuchen Sie daher keinen stark und eindeutig abwertenden Namen zu wählen.“*

Instruktion für den Kontra-Stuhl (Modus des Gesunden Erwachsenen):

„Wechseln Sie nun bitte den Stuhl. Bringen Sie nun alle Argumente desjenigen Anteils vor, der dagegen ist, weiterzumachen wie bisher. Argumente dafür, das Verhalten einzudämmen oder aufzugeben, also alle Argumente des Kontra-Anteils. Seien Sie auch jetzt wieder ganz und gar dieser Anteil und geben Sie ihm den Raum, den zuvor sein Konterpart hatte. Bringen Sie alles vor, was dieser Anteil zu sagen hat. Geben Sie den Zweifeln und Bedenken eine Stimme, denken Sie an die Kosten des Verhaltens, an den Preis, den Sie zahlen, um dem Verhalten wie gewohnt nachgehen zu können.“

Patient*innen bringen nun die Kontra-Argumente vor, zum Beispiel: „Ich habe kaum noch Kontakt zu meinen Freunden“, „Meine Partnerschaft ist schwer belastet“, „Es kostet mich viel Geld“, „Es schadet meiner Gesundheit“, „Es hindert mich daran, mich wichtigen Aufgaben zu widmen“ usw.

Falls sich an dieser Stelle ein Strafender Modus meldet, der*die Patient*in also stark abwertend argumentiert (zum Beispiel „Es ist einfach saublöd, sich so zu verhalten“, „Das Leben ist eine einzige Misere“, „Ich bin ein Totalversager auf allen Ebenen“), sollte eine unmittelbare Klärung stattfinden, dass hier nun genau die Stimme von damals spricht, die den*die Patienten*Patientin in das Bewältigungsverhalten getrieben hat und immer wieder treibt, weil sie Grundbedürfnisse ignoriert. Es muss klargestellt werden, dass die Kontra-Stimme *fürsorglich* für den*die Patienten*Patientin spricht und der Bewältigung mit Verständnis begegnet, nicht mit Abwertung. Zu diesem Zweck kann es notwendig sein, den aktuellen Stuhldialog zu unterbrechen und einen Stuhldialog zur Entmachtung des Strafenden Modus (siehe S. 179 ff.) vorzuziehen, um danach wieder zur aktuellen Intervention zurückzukehren.

Wenn der*die Patient*in auf Nachfrage angibt, dass alles gesagt sei, bittet der*die Therapeut*in:
„Spüren Sie nun bitte in sich hinein.
Wie fühlt sich dieser Anteil Ihrer selbst an? Was empfindet er?
Was fühlen Sie körperlich?
Versuchen Sie, aus diesem Gefühl heraus auch diesem Anteil einen passenden Namen zu geben. Gerne einen bildhaften oder symbolträchtigen oder ‚sprechenden‘ Namen.“

Beispiele aus unserer Praxis sind „Der erwachsene Christoph“, „Die weitsichtige Anna“ oder „Mein natürliches Ich“.

Reflexion und Abschluss der Übung:

Der*die Therapeut*in fragt den*die Patienten*Patientin, ob die Übung für ihn*sie neue Erkenntnisse ergeben habe und ob er*sie sich einer Entscheidung hinsichtlich einer Verhaltensänderung näher fühlt.

Die Erkenntnisse sollten gemeinsam schriftlich festgehalten werden.

Hilfreich kann sein, die Argumente beider Seiten danach zu ordnen, ob sie sich eher auf kurzfristige oder langfristige Effekte und Konsequenzen des Verhaltens beziehen. Dafür kann das folgende Arbeitsblatt genutzt werden:

ARBEITSBLATT

Kosten-Nutzen-Abwägung kurz- und langfristig

Ich behalte mein Verhalten bei		Ich gebe mein Verhalten auf oder reduziere es	
Kurzfristige Effekte	Langfristige Effekte	Kurzfristige Effekte	Langfristige Effekte

Eine weitere hilfreiche Ergänzung besteht darin, dass der*die Patient*in sowohl vor als auch nach der Stühlearbeit jeweils eine schriftliche prozentuale Einschätzung abgibt bezüglich zweier Fragen:

1. „Zu wie viel Prozent möchten Sie Ihr Verhalten zum jetzigen Zeitpunkt reduzieren oder aufgeben?"
   Und:
2. „Zu wie viel Prozent sind Sie zum jetzigen Zeitpunkt bereit, die Unannehmlichkeiten in Kauf zu nehmen, die mit einer Reduktion oder einer Unterlassung des Verhaltens einhergehen?"

Wenn der*die Patient*in am Ende dieser Übung (für den Moment) zu dem Schluss kommt, dass der Wunsch nach Veränderung überwiegt, sich also für den weiteren Weg entscheidet, dann sollte bereits an dieser Stelle eine Aufklärung darüber stattfinden, dass dieser Weg anstrengend ist. Es geht darum, Hürden und Widerstände vorwegzunehmen, um zu verhindern, dass Patient*innen mit falschen Erwartungen in die Veränderungsphase einsteigen und dann angesichts von Überforderung, Überwältigung oder Enttäuschung vorzeitig abbrechen. Mit der frühen Aufklärung darüber, dass Patient*innen sich auf einen anstrengenden Prozess einlassen, möchten wir spätere unzureichende Adhärenz angesichts unerwartet großer Anstrengung verhindern (siehe Kapitel 7).

Zur Orientierung kann zudem die folgende Formulierungshilfe „Wissen, worauf man sich einlässt" genutzt werden:

Wissen, worauf man sich einlässt

*„Ein aus meiner Sicht als Ihr*e Therapeut*in äußerst wichtiger Aspekt, den ich Ihnen nicht vorenthalten will, ist folgender:*

Ihr Verhalten zu verändern, die Beschäftigung mit dem Suchtverhalten zu reduzieren oder aufzugeben, wird sehr anstrengend für Sie werden. Ich sage Ihnen das so schnörkel- und schonungslos, weil ich keine unrealistischen Erwartungen bei Ihnen wecken möchte, die zu Enttäuschung führen könnten bei dem Versuch, aus der Verhaltenssucht herauszukommen.

Wenn Sie die Entscheidung treffen, ein bestimmtes Verhalten zu verändern, weil es zu belastenden Problemen führt, dann bedeutet das nicht, dass die Veränderung aufgrund der getroffenen Entscheidung ‚einfach so' passiert oder leicht umsetzbar wird. Zusätzlich zu Ihrer Entscheidung sollten Sie die Bereitschaft mitbringen, einen schwierigen Prozess zu durchlaufen, sich anders zu verhalten, als mächtige Gefühle und Impulse es verlangen und Sie drängen, der Verhaltenssucht nachzugeben.

Stellen Sie sich vor, Sie treffen die Entscheidung, eine neue Sprache zu lernen. Wenn Sie schon einmal eine Fremdsprache erlernt haben, dann wissen Sie, dass dafür ein hohes Maß an Moti-

vation und Disziplin und viel Zeit notwendig sind, um diese mehr und mehr zu beherrschen. So ist es auch, wenn man alteingeschliffene Verhaltensmuster verändern und neues Verhalten lernen möchte. Sie sollten bereit sein, Ihre Ressourcen zu investieren und sich stets in Erinnerung rufen, warum Sie sich bereit erklärt haben, sich so anzustrengen, um Ihr Verhalten zu ändern.

Und Sie sollten sich bewusst sein, welchen Nutzen Ihr bisheriges Verhalten für Sie hatte, welche Funktion es erfüllt hat. Dieser Vorteil des Verhaltens wird wegfallen, wenn Sie das Verhalten aufgeben. Sie werden womöglich Gefühle erleben, die Sie als unangenehm empfinden, oder es werden Themen hochkommen, die Sie bisher eher gemieden haben. Vielleicht wird auch deutlich werden, dass es neben der Aufgabe des problematischen Verhaltens notwendig ist, andere Verhaltensweisen aufzubauen oder neu zu erlernen und bestimmte weitere Dinge in Ihrem Leben zu ändern.

*Der Weg bis zu einer erfolgreichen Verhaltensänderung ist bedrohlich und schwierig, weil er durch Neuland führt und manchmal steinig ist. Sie können ihn nur selbst gehen, aber ich möchte Sie auf diesem Weg begleiten und unterstützen. Wie ein*e Bergführer*in, der*die über die Route und ihre Tücken ebenso Bescheid weiß wie über deren Bewältigung.*

*Zudem gibt es eine Regel, die ich als Bergführer*in vorgebe: Ich möchte, dass Sie den Weg durch die Berge Schritt für Schritt gehen. Das heißt, es gibt keinen Sessellift und keine Abkürzungen. Anstrengungen zu scheuen, zum Beispiel durch das Auslassen lästig erscheinender Übungen oder Überlegungen, ist keine Option. Der von mir angebotene Weg entspricht einem sicheren und zielführenden Weg durch das Gelände. Dieser ist nicht immer der schnellste. Der schnellste führt womöglich durch nicht gesicherte Bereiche oder über eine Steilwand, an der Sie abstürzen könnten. Und es handelt sich auch nicht um einen raschen und stetigen Aufstieg zum Gipfel, sondern um ein Auf und Ab, das Verschnaufpausen beinhalten sollte und die Gefahr von Rückschritten birgt. Aber eins versichere ich Ihnen: Dieser Weg ist zielführend und wird Sie mit einer wundervollen Aussicht belohnen.*

Sind Sie für diese Reise bereit? Wenn ja, dann freue ich mich, Sie begleiten zu dürfen, und lade Sie ein, nun mit mir zusammen Ihre Veränderungsziele festzulegen und Schritt für Schritt zu verfolgen.“

Wenn der*die Patient*in auch nach dieser Aufklärung Veränderungsbereitschaft und -motivation zeigt, kann diese mit einer Imagination zum Leben ohne die Verhaltenssucht wirkungsvoll vertieft oder gestärkt werden (siehe Leitfaden Seite 166 ff.).

6. Schematherapie bei Verhaltenssucht: Strategien für den Transfer in den Alltag

6.1 Das Modus-Memo

Das Modus-Memo ermöglicht es dem*r Patienten*Patientin, zwischen den Therapiesitzungen eigenständig auf die nachhaltige Veränderung seiner*ihrer inneren Modus-Struktur hinzuarbeiten. Es wird zur Regulation (Reduktion) dysfunktionaler Bewältigungs-Modi angewendet. Im Falle der Verhaltenssucht hilft es, den Modus des Distanzierten Selbstberuhigers, also das exzessive Verhalten zu reduzieren.

Das Modus-Memo vereint folgende Effekte in einem praktikablen Therapie-Tool:

- Unterbrechung des „Autopiloten“ – der*die Patient*in wird darin unterstützt, sich unangenehme Gefühle und das ablaufende alte Programm bewusst zu machen und es zu stoppen,
- Stärkung des Bewusstseins für biografische Prägungen und ihre Zusammenhänge mit heutigen Schwierigkeiten beziehungsweise mit dem Problemverhalten,
- Distanzierung von toxischen Botschaften Strafender und Fordernder Modi,
- Aktivierung des Modus des Gesunden Erwachsenen und
- Stärkung der neuen funktionalen Sichtweisen und Verhaltensweisen, die auf die Befriedigung emotionaler Grundbedürfnisse abzielen.

Eckhard Roediger (2010) fasst diese Schritte prägnant in seinem „BEATE-Schema“ zusammen:

Benennung der auftretenden Gefühle und Impulse in der Auslösesituation und
Erkennen der zugrunde liegenden Modi und ihres Ursprungs in einer definierten biografischen Situation;
Anerkennung der habituellen Verhaltenstendenz (Bewältigung) als Folge kindlicher Bedürfnisfrustration, ohne sich dafür abzulehnen, UND Anerkennung der Existenz und der Berechtigung emotionaler Grundbedürfnisse sowie der Notwendigkeit ihrer Befriedigung als heute erwachsener Mensch;
Trennen von alten Bewältigungsstrategien durch Distanzierung von schädlichen inneren Botschaften;
Einbrennen neuer erwachsener und funktionaler Verhaltensmuster durch deren stetige Übung.

Das Modus-Memo als Formblatt leitet den*die Patienten*Patientin durch diese Schritte. Es empfiehlt sich, zunächst ein Modus-Memo anhand einer Situation, die der*die Patient*in in eine Sitzung „mitbringt", gemeinsam auszufüllen. Auf diese Weise können Fragen zum Vorgehen geklärt werden und der*die Patient*in macht erste Erfahrungen mit dem Tool. Die Hürde, es im Alltag zwischen den Sitzungen zu benutzen, wird so reduziert.

Das Modus-Memo kann Patient*innen über längere Strecken der Therapie begleiten. Da die alten Muster stark und mächtig sind und die neuen Muster erst etabliert werden müssen, darf das Modus-Memo rege Anwendung finden.

Für die Patient*innengruppe mit starkem Modus des Impulsiven und / oder Undisziplinierten Kindes haben wir ein entsprechend angepasstes Modus-Memo entworfen. Dieses unterstützt den*die Patienten*Patientin dabei, im Alltag funktional fordernde innere Botschaften des Modus des Gesunden Erwachsenen aufzubauen und die dysfunktionalen Kind-Modi an emotionalen Grundbedürfnissen orientiert zu begrenzen.

Im Folgenden finden sich jeweils eine blanko Vorlage und ein ausgefülltes Beispiel für Modus-Memos zur Regulation des Distanzierten-Beschützer-Modus sowie der Modi des Impulsiven und des Undisziplinierten Kindes (Förderung funktional fordernder innerer Botschaften).

ARBEITSBLATT

Vorlage Modus-Memo: Bewältigungsverhalten

(Modifiziert nach Young, Klosko & Weishaar, 2005)

Schritt 1: Benennen des momentan aktivierten (unangenehmen und starken) Gefühls und des Triggers:

Im Augenblick fühle ich .... (Benennung des Gefühls), *weil*

....

....

....(Benennung der aktuellen Situation, die das Gefühl ausgelöst hat).

Schritt 2: Erkennen des aktivierten Fordernden oder Strafenden Modus oder des Bewältigungs-Modus:

Ich weiß, dass das wahrscheinlich wegen meines ....

(Benennung des Modus) *ist, den ich durch* ....

....

(Benennung der kritischen Erfahrung aus der Kindheit) *erlernt und verinnerlicht habe.*

Diese Aktivierung löst bei mir ....

.... (Benennung der Bewältigung, also des Distanzierten Selbstberuhigers) *aus.*

Schritt 3: Realitätsprüfung / Entmachtung:

Obwohl ich glaube, dass ....

....

.... (negativer Gedanke beziehungsweise Aussage des Strafenden oder Fordernden Modus),

ist die Realität, dass ....

.... (rationale Sichtweise des Gesunden Erwachsenen).

Dafür gibt es folgende Beweise: ....

....

(Nennung konkreter Beispiele aus dem eigenen Leben, die dafür sprechen, dass die Aussage des Strafenden oder Fordernden Modus unzutreffend ist).

Schritt 4: Trennen vom alten Verhaltensimpuls (Bewältigung) und Einbrennen des neuen, gesunden erwachsenen Verhaltens:

Obwohl ich bisher immer ....

.... (Benennung der Bewältigung, also des Distanzierten Selbstberuhigers), *könnte ich stattdessen* ....

.... (alternative Lösung, gesunde erwachsene Lösung, orientiert an der Befriedigung emotionaler Grundbedürfnisse).

ARBEITSBLATT

Beispiel Modus-Memo: Distanzierter Selbstberuhiger

Schritt 1: Benennen des momentan aktivierten (unangenehmen und starken) Gefühls und des Triggers:

Im Augenblick fühle ich Hilflosigkeit (Benennung des Gefühls), *weil* ein Kollege mich bei einer Teamentscheidung übergangen hat (Benennung der aktuellen Situation, die das Gefühl ausgelöst hat).

Schritt 2: Erkennen des aktivierten Fordernden oder Strafenden Modus oder des Bewältigungs-Modus:

Ich weiß, dass das wahrscheinlich wegen meines Strafenden Modus (Benennung des Modus) *ist, den ich durch* das Bullying und die Hänseleien während meiner Schulzeit (Benennung der kritischen Erfahrung aus der Kindheit) *erlernt und verinnerlicht habe.*

Diese Aktivierung löst bei mir Flucht ins Computerspiel (Benennung der Bewältigung, also des Distanzierten Selbstberuhigers) *aus.*

Schritt 3: Realitätsprüfung / Entmachtung:

Obwohl ich glaube, dass ich weniger wert und geringer bin als andere (negativer Gedanke beziehungsweise Aussage des Strafenden oder Fordernden Modus),

ist die Realität, dass das nur eine Stimme aus der Vergangenheit ist, die mit dem Hier und Jetzt nichts mehr zu tun hat, und ich genauso wertvoll bin wie andere und Rechte habe (rationale Sichtweise des Gesunden Erwachsenen).

Dafür gibt es folgende Beweise: Es gibt Menschen, die mich wertschätzend behandeln, zum Beispiel meine Freundin und mein Vater; jeder Mensch ist wertvoll und alle Menschen sind gleich, das steht im Grundgesetz und in den Menschenrechten (Nennung konkreter Beispiele aus dem eigenen Leben, die dafür sprechen, dass die Aussage des Strafenden oder Fordernden Modus unzutreffend ist).

Schritt 4: Trennen vom alten Verhaltensimpuls (Bewältigung) und Einbrennen des neuen, gesunden erwachsenen Verhaltens:

Obwohl ich bisher immer Stunden mit Computerspielen verbracht habe, um Schmerz und Unzufriedenheit nicht zu spüren (Benennung der Bewältigung, also des Distanzierten Selbstberuhigers), *könnte ich stattdessen* für mich einstehen und meinem Kollegen sagen, dass ich es bedauere, dass er mich nicht in die Entscheidung einbezogen hat, und mir für die Zukunft wünsche, beteiligt und wertschätzend behandelt zu werden (alternative Lösung, gesunde erwachsene Lösung, orientiert an der Befriedigung emotionaler Grundbedürfnisse).

ARBEITSBLATT

Vorlage Modus-Memo: unzureichende funktional fordernde Botschaften des Modus des Gesunden Erwachsenen bei Laissez-faire-Modus

(Modifiziert nach Young, Klosko & Weishaar, 2005)

Schritt 1: Benennen des momentan aktivierten Gefühls oder Impulses und des Triggers:

Im Augenblick fühle ich .... (Benennung des Gefühls oder Impulses),

weil ....

....

..............................(Benennung der aktuellen Situation, die das Gefühl oder den Impuls ausgelöst hat).

Schritt 2: Erkennen des aktivierten Vernachlässigenden oder Verwöhnenden Laissez-faire-Modus und des Kind-Modus, dem funktional fordernde Botschaften fehlen:

Ich weiß, dass das wahrscheinlich wegen meines ....

(Benennung des Modus) *ist, den ich durch* ....

....

(Benennung der kritischen Erfahrung aus der Kindheit) *erlernt und verinnerlicht habe.*

Deshalb empfinde ich sehr stark ....

....(Benennung des Kind-Modus).

Schritt 3: Realitätsprüfung / Aufbau funktional fordernder innerer Botschaften des Gesunden Erwachsenen:

Obwohl ich glaube, dass ....

....

(legitimierender Gedanke beziehungsweise Botschaft des unzureichend Fordernden bzw. Anleitenden Vernachlässigenden oder Verwöhnenden Laissez-faire-Modus),

ist die Realität, dass ....

.... (rationale Sichtweise des Gesunden Erwachsenen).

Dafür gibt es folgende Beweise: ....

....

(Nennung konkreter Beispiele aus dem eigenen Leben, die dafür sprechen, dass die Botschaft des unzureichend Fordernden bzw. Anleitenden Vernachlässigenden oder Verwöhnenden Laissez-faire-Modus nicht hilfreich ist).

Schritt 4: Trennen vom alten Verhaltensimpuls und Einbrennen des neuen, gesunden erwachsenen Verhaltens:

Obwohl ich bisher immer ....

(Benennung des Kind-Modus), könnte ich stattdessen ....

.... (alternative Lösung, gesunde erwachsene Lösung, orientiert an der Befriedigung emotionaler Grundbedürfnisse).

ARBEITSBLATT

Beispiel Modus-Memo: unzureichende funktional fordernde Botschaften des Modus des Gesunden Erwachsenen und Laissez-faire-Modus

Schritt 1: Benennen des momentan aktivierten Gefühls oder Impulses und des Triggers:

Im Augenblick fühle ich den starken Drang, einfach den ganzen Tag zu daddeln (Benennung des Gefühls oder Impulses), *weil ich keine Lust auf Arbeit habe und mit dem Computer auch ins Internet kann* (Benennung der aktuellen Situation, die das Gefühl oder den Impuls ausgelöst hat).

Schritt 2: Erkennen des aktivierten Vernachlässigenden oder Verwöhnenden Laissez-faire-Modus und des Kind-Modus, dem funktional fordernde Botschaften fehlen:

Ich weiß, dass das wahrscheinlich wegen meines Verwöhnenden Laissez-faire-Modus (Benennung des Modus) *ist, den ich durch* die immer sofort erfüllten Wünsche und die ständige Umsorgung durch meinen verwitweten Vater (Benennung der kritischen Erfahrung aus der Kindheit) *erlernt und verinnerlicht habe.*

Deshalb empfinde ich sehr stark den Drang, meine Lust aufs PC-Spiel umzusetzen (Benennung des Kind-Modus).

Schritt 3: Realitätsprüfung/Aufbau funktional fordernder innerer Botschaften des Gesunden Erwachsenen:

Obwohl ich glaube, dass ich ein Recht darauf habe, stets tun und lassen zu können, was immer ich gerade am liebsten mag (legitimierender Gedanke beziehungsweise Botschaft des unzureichend Fordernden bzw. Anleitenden Vernachlässigenden oder Verwöhnenden Laissez-faire-Modus),

ist die Realität, dass mir dieses Verhalten mächtig Ärger bereiten kann und mir dabei im Wege steht, finanziell unabhängig zu sein (rationale Sichtweise des Gesunden Erwachsenen).

Dafür gibt es folgende Beweise: Ich bekomme immer wieder Ärger mit Vorgesetzten, weil ich während der Arbeitszeit spiele oder manchmal nicht komme. Ich habe sogar schon einmal einen Job verloren und bekomme generell keine gut bezahlten Jobs, sodass ich weiter Geld von meinem Vater annehmen muss (Nennung konkreter Beispiele aus dem eigenen Leben, die dafür sprechen, dass die Botschaft des unzureichend Fordernden bzw. Anleitenden Vernachlässigenden oder Verwöhnenden Laissez-faire-Modus nicht hilfreich ist).

Schritt 4: Trennen vom alten Verhaltensimpuls und Einbrennen des neuen, gesunden erwachsenen Verhaltens:

Obwohl ich bisher immer meiner Lust freien Lauf gelassen und nur im Moment gelebt habe (Benennung des Kind-Modus), *könnte ich stattdessen* daran denken, dass ich gerne auf eigenen Beinen stehen und Anerkennung für meine Arbeit erfahren möchte. Ich konzentriere mich auf die Erledigung meiner Aufgaben und mache alles andere später (alternative Lösung, gesunde erwachsene Lösung, orientiert an der Befriedigung emotionaler Grundbedürfnisse).

Menschen mit einem stark ausgeprägten Modus des Distanzierten Beschützers spüren zu Beginn der Therapie im Alltag kaum ihre negativen Gefühle, da die Bewältigung (also die Verhaltenssucht) blitzschnell und automatisch greift und die Gefühle betäubt. Daher kann es sinnvoll sein, sie anfänglich zu instruieren, das Memo immer dann zur Hand zu nehmen, wenn sie gerade Gefahr laufen, sich der Verhaltenssucht hinzugeben. In diesem Moment sollen sie mithilfe des Memos innehalten und in sich hineinspüren, was sie in dem sehr kurzen Moment unmittelbar vor dem Impuls, der Verhaltenssucht nachzugehen, gefühlt haben.

Es ist oftmals nur ein winziges und flüchtiges Aufblitzen eines Gefühls, aber da ist es ganz sicher.

Die Arbeit mit den Modus-Memos wird ergänzt durch den Aufbau von Fertigkeiten und Kompetenzen, durch die Auflösung von Konditionierungen, durch Techniken für mehr Defusion und Achtsamkeit (siehe Kapitel 7) und durch die Installation von Erinnerungsobjekten (siehe nächster Abschnitt).

6.2 Erinnerungsobjekte

Erinnerungsobjekte sind reale Objekte, die buchstäblich im Alltag des*r Patienten*Patientin platziert werden, um ihn*sie daran zu erinnern, dass

- es da eine*n kleine*n XY gibt, der*die Bedürfnisse hat, die angemessen befriedigt werden müssen;
- in der Vergangenheit bestimmte Bedürfnisfrustrationen stattgefunden haben, die psychischen Schmerz hervorrufen, der wiederum durch die Verhaltenssucht betäubt wird;
- Veränderung möglich ist;
- die Veränderung an der Befriedigung emotionaler Grundbedürfnisse ansetzt, nicht an der Betäubung von Gefühlen.

Diese Auflistung ist sehr allgemein gehalten. Im Einzelfall geht es darum, etwas zu finden, was den*die Patienten*Patientin sehr spezifisch daran erinnert, was ihm*ihr fehlte und was er*sie wirklich braucht. Auf diese Weise erfüllt das Erinnerungsobjekt zwei Funktionen:

- Es dient als Eye-Catcher und unterbricht somit gewohnte Abläufe und Routinen (auch den Autopiloten!).
- Es gibt einen gezielten Hinweis darauf, was hinsichtlich emotionaler Grundbedürfnisse wichtig ist im Leben des*r Patienten*Patientin und im Umgang mit sich selbst.

Die Bedeutung von Erinnerungsobjekten ergibt sich daraus, dass es für eine nachhaltige Veränderung im Sinne des Aufbaus neuer neuronaler Strukturen notwendig ist, die neuen Pfade wieder und wieder zu gehen und die alten mehr und mehr „links liegen zu lassen". Dies wird Patient*innen dadurch erschwert, dass die alten Muster so leicht auslösbar und immens rasch verfügbar sind. Gerade in der wichtigen Zeit zwischen den Therapiesitzungen ergibt sich somit enormer Handlungsbedarf und ein sehr weites Übungsfeld. Das Erinnerungsobjekt stellt eine Brücke zwischen den Sitzungen dar, in denen der*die Therapeut*in Orientierung bietet. Das Erinnerungsobjekt erleichtert Patient*innen den Zugang zu Internalisierungen des gesunden erwachsenen Modells des*r Therapeuten*Therapeutin in den Sitzungen.

Bei der Auswahl des Erinnerungsobjekts sind der Fantasie keine Grenzen gesetzt. Einzig wichtiges Entscheidungskriterium ist, dass der*die Patient*in mithilfe des Erinnerungsobjekts wirklich in die wünschenswerte Richtung funktionaler Bedürfnisbefriedigung gelenkt wird.

Einige Beispiele aus unserer Praxis:

- Ein eigenes Kinderfoto auf dem Hintergrundbildschirm des Mobiltelefons erinnert eine Patientin mit Kaufsucht daran, dass sie sich als Kind oft allein und einsam gefühlt hat und das Kaufen ihr Bedürfnis nach Nähe nicht befriedigt, sondern nur ihre Gefühle betäubt.
- Ein neuer Teppich im Wohnzimmer eines Patienten erinnert ihn daran, dass in seiner Familie nie gestritten oder Konflikte ausgetragen worden sind, sondern „alles unter den Teppich gekehrt" wurde und er deshalb heute seine negativen Empfindungen durch exzessiven Sport betäubt, wodurch Bedürfnisse nach Autonomie und Selbstbehauptung unbefriedigt bleiben.
- Ein Patient mit Arbeitssucht erinnert sich mithilfe eines selbst gemalten Bildes über seinem Schreibtisch daran, dass „gut genug" ausreicht und sein übersteigerter Leistungsanspruch in einer Prägung durch die unerbittliche Mutter begründet ist, die bei jedem Bild, das er als Kind malte, korrigierend eingriff. Wenn er das selbst gemalte Bild ansieht, wird sein Modus des Gesunden Erwachsenen aktiviert, der weiß, dass er sich nach Wertschätzung und Akzeptanz um seiner selbst willen (also nach Bindung) sehnt und dieses Bedürfnis nicht durch übermäßige Arbeit befriedigt wird, sondern durch gesunde Beziehungen.
- Eine Patientin mit starkem Modus des Undisziplinierten Kindes vor dem Hintergrund von Vernachlässigung in der Kindheit, stellt sich einen Feigenbaum in ihrem WG-Zimmer auf, der sie daran erinnert, dass dem sich selbst überlassenen Mädchen damals Halt und Struktur (die Wurzeln des Baumes) gefehlt haben und dass Halt zwar eine Grenze bedeutet, aber eben auch Aufgehobensein und Orientierung.
- Ein Patient mit Computerspielsucht vor dem Hintergrund starker Invalidierung in der Kindheit, ersteht auf dem Flohmarkt ein ledernes Armband, das ihn daran erinnert, dass er sich nach Nähe und Verbindung sehnt, die er im Computerspiel nicht wahrhaftig erfährt.

6.3 Ergänzende therapeutische Strategien

6.3.1 *Verhaltenstherapie*

Veränderungsziele festlegen

Allgemein gilt für die Behandlung das verhaltenstherapeutische Grundprinzip, konkrete und realistische Ziele in Bezug auf die gewünschte Veränderung zu definieren.

Ziele sollten
- schriftlich festgehalten werden,
- konkret und überprüfbar sein,
- positiv formuliert werden,
- realistisch und erreichbar
- unabhängig von anderen Personen umsetzbar und
- unabhängig von einer allgemeinen Norm sein.

Die *schriftliche Fixierung* ist einerseits Mittel zum Zweck, um später Bezug nehmen und die Zielerreichung überprüfen zu können. Darüber hinaus schafft sie Verbindlichkeit und stärkere Präsenz.

Die *konkrete Formulierung* erscheint trivial, doch sie ist sehr bedeutsam. „Ich möchte wieder mehr Antrieb haben" ist zu allgemein gefasst, um überprüfbar zu sein. Werden Patient*innen ermutigt, konkrete Beispiele zu formulieren, was „mehr Antrieb" genau bedeutet und worin er sich zeigen würde, werden die Annäherung an das Ziel und die Überprüfung leichter (zum Beispiel: „Ich möchte wieder den Antrieb haben, morgens pünktlich um 9 Uhr im Büro zu erscheinen, einmal pro Woche die Wohnung zu reinigen und mich zweimal in der Woche mit Freunden zu treffen").

Die *positive Formulierung* ist aus unserer Sicht absolut notwendig und wird nicht selten außer Acht gelassen. „Ich möchte nicht mehr suchtartig spielen / arbeiten / kaufen etc." liegt als Zielsetzung nahe, wird aber wenig motivieren, da niemand gerne etwas weggenommen bekommt und die Patient*innen ja zunächst einmal auch keine Alternative zum bisherigen Verhalten haben. Stattdessen ermutigen wir Patient*innen, zu formulieren, was sie stattdessen tun und was sie Positives dazugewinnen möchten (zum Beispiel: „Statt meine Empfindungen mit Spielen / Arbeiten / Kaufen etc. zu betäuben, möchte ich mich meinen Gefühlen und Bedürfnissen ganz bewusst zuwenden und sie versorgen. Die Zeit, die ich bisher mit Spielen / Arbeiten / Kaufen etc. verbracht habe, möchte ich gerne in wichtige persönliche Erledigungen und Zeit mit meiner Familie / meinem*r Partner*Partnerin / Freund*innen investieren").

Neben dem Motivationsaspekt sehen wir darin auch eine wichtige Richtungsweisung, die ein Negativziel nicht hat. Kaum jemand würde im Restaurant „etwas, das keine Pizza ist“, bestellen oder sich ein Bahnticket kaufen, auf dem unter Zielbahnhof steht „ein Ort, der nicht Hamburg ist“.

Die *realistische Zielsetzung* ist die halbe Miete zum Erfolg. Oder anders gesagt: Extreme Zieldefinitionen, die „immer“ oder „nie mehr“ enthalten, sind im Grunde bereits zum Scheitern verurteilt.

Ähnliches gilt für die *Unabhängigkeit der Zielerreichung vom Verhalten anderer Personen* – auf dieses können Patient*innen nämlich keinen Einfluss nehmen. Statt „Ich möchte mehr Zuwendung von meiner Umgebung bekommen, damit ich mich nicht mehr ständig ins exzessive Kaufverhalten flüchten muss“, sollte besser formuliert werden „Statt meine Einsamkeitsgefühle mit Einkaufen zu betäuben, möchte ich üben, meinem Umfeld offen mitzuteilen, was ich brauche, und aktiv Verabredungen initiieren“.

Die *Unabhängigkeit der eigenen Ziele von einer allgemeinen Norm* kann gerade bei Menschen zentral wichtig sein, die bereits seit längerer Zeit substanzielle Probleme haben und durch die Konsequenzen ihrer Verhaltenssucht in Bezug auf persönliche Ziele deutlich hinter dem liegen, was viele andere Menschen im gleichen Alter erreicht haben. Auch der Alltag eines verhaltenssüchtigen Menschen unterscheidet sich von dem einer gesunden Person. Daher ist es wichtig, sich bei der Zielsetzung am eigenen individuellen Status quo zu orientieren und nicht an einer allgemeinen Norm. Der*die Betroffene ist auf dem Weg zur Zielerreichung (zum Beispiel finanzielle Unabhängigkeit und gefestigte berufliche Situation) womöglich weiter vom Ziel entfernt als ein durchschnittlicher gesunder Mensch. Daher muss sehr individuell besprochen und bewertet werden, was in welcher Zeit realistisch erreicht werden kann und was ggf. auch nicht. Anderenfalls ist Frustration vorprogrammiert.

Konditionierungen auflösen

Die starke Verselbständigung und Ausdehnung einer Verhaltenssucht beruht aus lerntheoretischer Sicht vorrangig auf negativer Verstärkung: Die Verhaltenssucht führt sehr effizient dazu, dass unangenehme Gefühle betäubt werden. Um diese operante Konditionierung aufzulösen, ist es von großer Bedeutung, dass Patient*innen üben

- die schmerzhaften Gefühle, die bisher das Suchtverhalten auslösten, achtsam und akzeptierend wahrzunehmen und präsent sein zu lassen,
- ihre zugrunde liegenden Bedürfnisse wahrzunehmen und zu versorgen,
- sich immer wieder mit rationalen Argumenten die mittel- und langfristigen negativen Konsequenzen des Suchtverhaltens bewusst zu machen.

Unabdinglicher Bestandteil der Behandlung einer Verhaltenssucht ist darüber hinaus die Aufhebung der klassisch konditionierten Trigger für das Suchtverhalten (siehe auch Abschnitt 2.2.2). *Alles*, was einmalig oder wiederholt mit der Ausübung des problematischen Verhaltens in Verbindung stand, kann durch klassische Konditionierung zum Auslöser für Craving und Suchtverhalten geworden sein: Wettbüro, Computer, Klimpern von Münzgeld, Spielkarten, Tisch, Kreditkarte, bestimmte Läden oder Orte, Einkaufstaschen, Logos bestimmter Ladenketten, bestimmte Wörter, Lieder oder Bilder usw.

Die Löschung der Konditionierungen soll möglichst vollständig sein, da alle Trigger potenziell in der Lage sind, lebenslang Suchtverhalten auszulösen, auch nach jahrelanger Abstinenz.

Mit jedem*r Patienten*Patientin sollte eine persönliche Liste erstellt werden von Dingen und Orten, die bei der Person den Drang hervorrufen, sich dem Suchtverhalten hinzugeben. Patient*innen werden angeleitet, ihre Reaktionen auf vermeintlich alltägliche beziehungsweise harmlose Dinge sehr genau zu beobachten und zu dokumentieren. Auf die Liste kommt alles, was bei den Patient*innen ein Kribbeln, ein Sehnen, ein Drängen beziehungsweise den Impuls auslöst, sich dem kritischen Verhalten hinzugeben. Im nächsten Schritt geht es darum, die Konditionierung aufzulösen, also die Verknüpfung zwischen dem vormals neutralen Reiz und dem Suchtverhalten aktiv wieder zu verlernen. Dies geschieht idealerweise im Rahmen von therapeutisch begleiteten Expositionen. Die relevanten Reize und Situationen werden aufgesucht und intensiv exponiert, während die Reaktion (Suchtverhalten) verhindert wird. Der Begriff des Extinktionslernens beziehungsweise der Extinktionstherapie bezeichnet genau dieses Vorgehen, allerdings ist er missverständlich, da es nicht möglich ist, alte Verhaltenstendenzen zu löschen. Wir können lediglich aktiv neue Verhaltensweisen lernen, die dann die alten überlagern und abschwächen. Das Prinzip wird erfolgreich in der Behandlung von Menschen mit Alkoholabhängigkeit angewandt. Angefangen beim Aufsuchen der Stammkneipen oder dem Anhören von Musik, die beim Trinken oft abgespielt wurde, ohne dass tatsächlich Alkohol getrunken wird, bis hin zu der Strategie, dass der*die Therapeut*in dem*r Patienten*Patientin in der Sitzung ein alkoholisches Getränk einschenkt und ihn*sie das Glas halten und am Inhalt riechen lässt, ohne dass getrunken werden darf. Analog dazu können mit verhaltenssüchtigen Menschen Kaufhäuser aufgesucht, Internetseiten aufgerufen, Spielcasinos besucht werden usw. Der im Rahmen dieser Intervention entstehende Suchtdruck kann enorm werden. Die Situation sollte nicht verlassen oder beendet werden, bevor der Suchtdruck deutlich abgeflaut ist. Dasselbe Prinzip gilt, wenn in der Therapiesitzung konditionierte Musikstücke angehört oder Bilder betrachtet werden.

Insbesondere bei einer schon lange bestehenden Sucht kann es sehr schwierig sein, eine vollständige Liste kritischer Reize zu erstellen, zumal diese den Betroffenen oft gar nicht bewusst und nicht alle so offensichtlich relevant sind wie das Wettbüro bei Spielsucht und das Kaufhaus bei Kaufsucht. Daher passiert es nicht selten, dass unvorhergesehene Rückfälle getriggert werden, auch wenn der*die Patient*in stabil schien.

Temporäre Abstinenz und Stimuluskontrolle

Wenn es um die konkreten Schritte zur Reduktion des Problemverhaltens geht, kann es sinnvoll sein, tatsächlich über eine definierte Zeitspanne hinweg gänzlich auf das Verhalten zu verzichten, also abstinent zu sein. Das bedeutet, sich vollständig von Glücksspiel, Internet, Einkäufen, Sex, Arbeit oder Sport zu distanzieren. Allein die Aufzählung verdeutlicht, dass je nach Gegenstand der Verhaltenssucht eine vollständige Abstinenz jedoch nicht immer zeitlebens möglich ist und in manchen Fällen nicht einmal temporär. Die meisten Menschen werden zumindest bis zum Rentenalter darauf angewiesen sein zu arbeiten. Das normale Alltagsleben verlangt von uns, dass wir durch Einkäufe für unsere tägliche Ernährung sorgen und ab und zu auch notwendige neue Anschaffungen tätigen. Ein Leben in unserem digitalen Zeitalter gänzlich ohne Nutzung des Internets ist schwer denkbar und wird in vielen Fällen zu anderen Problemen wie Isolation oder geringeren beruflichen Chancen führen. Ein Leben gänzlich ohne Sport wäre der allgemeinen Gesundheit definitiv abträglich. Ein Leben ohne Sexualität ohne negative Auswirkungen auf die seelische Gesundheit und Lebenszufriedenheit ist ebenso wenig denkbar. Die lebenslange Abstinenz ist somit einzig für das Glücksspiel / Wetten realistisch möglich.

Vor diesem Hintergrund und weil wir an Patient*innen keine zu hohen Anforderungen stellen wollen, die dann womöglich zu Misserfolgserlebnissen führen, machen wir die vollständige Abstinenz auch nicht für einen gewissen Zeitraum zur unumstößlichen Bedingung. Insbesondere im stationären Setting kann die Abstinenz über einen definierten Zeitraum durchaus hilfreich sein, weil sie sehr schnell die zugrunde liegenden Muster und verdeckten Gefühle sowie in manchen Fällen den eigentlichen Leidensdruck zutage bringt und bearbeitbar macht. In der ambulanten Psychotherapie, bei der Patient*innen zwischen den Sitzungen alleine vor dieser enormen Aufgabe stehen, reicht in den meisten Fällen aber auch die Bereitschaft des*r Patienten*Patientin, das Verhalten in schrittweiser Steigerung zu reduzieren, zum Beispiel von Woche zu Woche. Alternativ sollten die Therapiesitzungen für einen bestimmten Zeitraum engmaschiger beziehungsweise höherfrequent durchgeführt werden.

Unterstützend bei der Reduktion des kritischen Verhaltens (oder auch bei der Abstinenz) ist die Etablierung von Stimuluskontrolle. Das Ziel ist, den Zugang zum problematischen Verhalten zu erschweren oder unmöglich zu machen. Es werden konkrete Vereinbarungen mit Patient*innen darüber getroffen, zum Beispiel bestimmte Orte nicht aufzusuchen, bestimmte Webseiten oder den gesamten Internetzugang nur zu bestimmten Zeiten zugänglich zu machen oder ganz zu sperren, Zugriff auf Geld und Bankkonten oder den Dispo-Rahmen zu beschränken oder Abonnements (zum Beispiel im Fitnessstudio, für Online-Poker oder Sexseiten im Internet) zu kündigen. Im Falle der Arbeitssucht geht es darum, das Ausmaß an gearbeiteten Stunden zu kontrollieren und keine Arbeit mit nach Hause zu nehmen. Im Einzelfall kann es sinnvoll sein, zunächst durch eine Krankschreibung Abstand vom Suchtgegenstand zu gewinnen. Bei der Entwicklung langfristiger Strategien muss abgewogen werden, ob der Einbezug von Vorgesetzten sinnvoll und hilfreich sein kann, um das Arbeitspensum einzudämmen. Dies sollte nur dann erwogen werden, wenn eine unterstützende und fürsorgliche Unternehmenskultur verlässlich gelebt wird und keine Nachteile für den*die Patienten*Patientin zu erwarten sind, wenn er*sie die Problematik beim Arbeitgeber offenlegt. Für betroffene Führungskräfte und Selbständige müssen in jedem Fall eigene Strategien mit höherem Maß an Selbstmanagement entwickelt werden. Denkbar sind hier zum Beispiel eigens entwickelte „Stechuhren“ oder Systemsperren vor und nach einer bestimmten Uhrzeit.

Bei der Kaufsucht empfehlen wir, mit Patient*innen zunächst eine Liste anzufertigen mit Dingen, die notwendig sind und gekauft werden dürfen (täglicher Bedarf, ggf. warme Schuhe zu Beginn der Wintersaison etc.). Alle anderen Dinge sollten erst einmal nicht gekauft werden. Zudem sollte der Dispokredit begrenzt und der Zugang zu Geld generell limitiert werden. Falls Online-Shopping eine Rolle spielt, sollte der Zugang zu Shopping-Webseiten erschwert oder temporär ganz ausgesetzt werden.

Bei der Sportsucht kann als Richtlinie für eine Reduktion empfohlen werden, sich einem Pensum anzunähern, dass nur noch rein gesundheitsförderlichen Charakter hat (siehe Abschnitt zum kontrollierten Konsum / kontrolliertem Verhalten).

Wichtig bei allen Vereinbarungen zu Reduktion oder Abstinenz ist, dass der*die Patient*in tatsächlich zustimmen und mitgehen kann. Das ist wichtig für die Stärkung des Arbeitsbündnisses und dafür, dass Patient*innen nicht in vorprogrammierte Misserfolgserlebnisse laufen oder Widerstand entwickeln. Die klassische Abstinenz*forderung* würde uns Therapeut*innen zudem als Fordernden Anteil auftreten lassen, was für die therapeutische Beziehung substanziell schädlich ist.

Kontrolliertes Verhalten

Analog zum kontrollierten Konsum bei stoffgebundenen Süchten liegt kontrolliertes Verhalten dann vor, wenn das zuvor suchtartig betriebene Verhalten nunmehr in angemessenem Maße ausgeführt wird, „wie bei jedem anderen auch“. Dieses kontrollierte Verhalten ist bis auf die Glücksspielsucht (bei der Abstinenz möglich und anzustreben ist) bei allen Verhaltenssüchten das symptomorientierte Ziel.

Kontrolliertes Verhalten bedeutet, dass die Patient*innen das Verhalten nur noch zum ursprünglichen Zweck ausführen und nicht mit der Funktion, unangenehme Gefühle zu betäuben oder positive Gefühle zu stimulieren.

Patient*innen wissen und gehen eine Selbstverpflichtung ein, dass unangenehme Gefühle anerkannt werden und in ihrer Signalfunktion hinsichtlich emotionaler Grundbedürfnisse respektiert werden. Wieder ist der Rekurs auf das Rosenberg’sche Bild des Armaturenbretts hilfreich: Signalleuchten abzukleben ist kein probates Mittel mehr, stattdessen wird Benzin aufgefüllt, Öl gewechselt oder Strom geladen. Klebeband darf weiterhin verwendet werden, aber nicht, um die Signalleuchten abzukleben!

Im Folgenden finden sich Hinweise zur Umsetzung kontrollierten Verhaltens für die spezifischen Verhaltenssüchte.

Hinweise zum kontrollierten Internetgebrauch

Bei der Festlegung, was genau ein individuell angemessener Internetkonsum ist, kann der*die Patient*in sich daran orientieren, dass der Internetgebrauch künftig *zweckgebunden* und *zeitlich begrenzt* sein sollte.

- *Zweckgebunden* bedeutet, dass Bankgeschäfte online getätigt werden können, vor größeren Anschaffungen das beste Preis-Leistungs-Verhältnis recherchiert oder vor einem Ausflug die Wettervorhersage abgerufen werden kann.
- *Zeitlich begrenzt* bedeutet, dass eine gewisse Verhältnismäßigkeit zwischen Onlineaktivitäten und allen anderen Aktivitäten bestehen sollte. Für die unter Zweckgebundenheit beschriebenen Aktivitäten braucht es in der Regel nicht mehr als einige Minuten, maximal eine Viertelstunde. Selbst wenn an einem Tag mehrere zweckgebundene Onlineaktivitäten anfallen, sollten diese ein Maximum von 30 bis 60 Minuten pro Tag nicht überschreiten.

Unterstützende optionale Maßnahmen sind:

- Nur bestimmte Webseiten überhaupt zur Nutzung freigeben und andere Inhalte sperren (zum Beispiel mit einer App zur Kindersicherung).

- Das Internet nur an *einem* Gerät im Haushalt überhaupt zugänglich machen und Internetdaten an mobilen Geräten sperren oder auf ein älteres Mobiltelefon ohne Internetoption zurückgreifen.
- Falls mobile Daten weiter genutzt werden sollen oder wollen, das Datenvolumen tariflich begrenzen, den Zugriff auf Anwendungen in den Einstellungen des Geräts zeitlich begrenzen und entsprechende Warnhinweise aktivieren.
- Die Option von zu Hause oder unterwegs ins Internet zu gehen, generell ausschalten und das Internet nur noch *zweckgebunden* im Internetcafé nutzen.

Die Nutzung sozialer Medien wie Facebook und Instagram oder Twitter sehen wir für Menschen mit Internetsucht generell als kritisch an. Betroffene sollten ermutigt werden, Freunde real zu treffen oder mit ihnen zu telefonieren, gegebenenfalls Briefe zu schreiben. Sollte der informative Zweck der genannten Medien im Vordergrund stehen, kann in jedem Falle eine Beschränkung auf einen Account bei einem der Portale vereinbart und ausschließlich Kanälen oder Personen gefolgt werden, die den genannten informativen Zweck erfüllen (zum Beispiel Zeitungen, Ministerien, Fachgesellschaften). Die Nutzung dieses Portals sollte dann ebenfalls unter dem Zweck „Information über Tagesgeschehen“ zeitlich begrenzt werden.

Hinweise zum kontrollierten Kaufen

Menschen mit Kaufsucht werden wie jeder andere Mensch auch zeitlebens ab und zu Produkte käuflich erwerben müssen und ständig entsprechenden Verlockungen und Werbemaßnahmen unserer konsumorientierten Gesellschaft ausgesetzt sein.

Betroffene sollten bei künftigem Kaufverhalten stets zwei Aspekte in besonderem Maß berücksichtigen: die *Notwendigkeit* des Kaufs und die eigenen *finanziellen Mittel.*

- *Notwendig* ist der Kauf dann, wenn das fragliche Produkt tatsächlich benötigt wird (Beispiele: keine warme Jacke für den Herbst vorhanden, Berufskleidung abgenutzt, Waschmaschine irreparabel defekt, keine Blätter mehr auf dem Notizblock, Lebensmittel gehen zur Neige).
- Die *finanziellen Mittel* müssen den Kauf erlauben. Das einzuschätzen setzt voraus, dass Betroffene sich regelmäßig einen Überblick über ihre monatlichen Einkünfte sowie notwendige regelmäßige Ausgaben (für Miete, Versicherungen, Lebensmittel usw.) verschaffen, um beziffern zu können, welcher Betrag für weitere (notwendige!) Anschaffungen aktuell zur Verfügung steht. Von der Nutzung des Dispositionsrahmens der Bank oder privaten Anleihen ist allen Betroffenen dringend abzuraten.

Zur Notwendigkeit muss Folgendes zusätzlich reflektiert werden: Aus der allgemeinen therapeutischen Auffassung heraus kann es durchaus sinnvoll sein, sich ab und zu einmal „einfach so" etwas zu gönnen oder zu leisten, auch wenn es nicht wirklich notwendig ist. Bei Menschen mit Kaufsucht ist dies aber sehr kritisch abzuwägen. Ob ein Mensch, der einmal kaufsüchtig gewesen ist, irgendwann (wieder) in der Lage sein wird, sich einfach der Freude wegen etwas zu gönnen, ohne dass es in einem Kaufrausch endet, kann nur im Einzelfall nach sorgfältiger Abwägung beantwortet werden. In vielen Fällen wird es hilfreich sein, für solch hedonistische Käufe einen definierten Geldtopf (zum Beispiel ein separates Konto ohne Dispositionskredit) zu etablieren, dessen Budget nicht überschritten werden darf und kann.

Hinweise zum kontrollierten Umgang mit Sexualität

Sexualität gehört genauso zur menschlichen Natur wie das Bedürfnis zu essen, zu trinken und zu schlafen. Es steht außer Frage, dass Sexualität auch im Leben von Menschen, die sexsüchtig sind, weiterhin einen Platz haben sollte. Für Betroffene ist jedoch wichtig, eine Unterscheidung zu treffen zwischen sexuellen Handlungen aus Zuneigung, Leidenschaft und Begehren heraus und sexuellen Handlungen, die emotionaler Betäubung, Kick oder Flucht aus bestehenden Problemen dienen. Sexualität sollte also nicht funktional, sondern nur unter *emotionaler Beteiligung* stattfinden und weder den*die Patienten*Patientin noch seine*ihre Sexualpartner*innen emotional oder körperlich *schädigen*.

- Sex sollte nicht dafür benutzt werden, Gefühle zu betäuben, sondern im Gegenteil eine *emotionale Öffnung* mit sich bringen. Unabhängig davon, ob sexuelle Handlungen an sich selbst oder mit einem*r Partner*in vollzogen werden, ist Sexualität *auch* ein emotionaler Akt, in dem der Mensch sich selbst und gegebenenfalls einem anderen Menschen begegnet. Diesen Charakter sollte Sex im Leben von Betroffenen (wieder) bekommen.
- Betroffene sollten zudem darauf achten, dass unabhängig von bevorzugten Praktiken immer der *Schutz* emotionaler und körperlicher Integrität der eigenen Person und der Partner*innen das oberste Prinzip ist und niemand zu Schaden kommt.

Wichtig für Betroffene ist darüber hinaus, darauf zu achten, ob sich ein Drang nach Steigerung der Intensität von Praktiken oder Reizen einstellt. Das sollte als Alarmsignal dafür verstanden werden, dass Sexualität womöglich wieder als Mittel zum Zweck der Emotionsbetäubung oder als „Kick" eingesetzt wird.

In Fällen, bei denen sexuelle Aktivitäten im Internet eine Rolle spielen, kann es hilfreich sein, den Zugang zu entsprechenden Portalen und Webseiten zu regulieren (für entsprechende Maßnahmen siehe auch Abschnitt zum kontrollierten Internetgebrauch auf S. 237 f.). Auch kann eine Begrenzung des Zugangs zu finanziellen Mitteln sinnvoll sein, falls kostenpflichtige Webseiten genutzt oder Prostituierte aufgesucht werden.

Hinweise zum kontrollierten Arbeiten

Um ihren Lebensunterhalt zu bestreiten, werden Menschen mit Arbeitssucht in den allermeisten Fällen gezwungen sein, weiter einer Erwerbstätigkeit nachzugehen. Darüber hinaus ist Arbeit generell auch ein sinnstiftender und gesundheitsförderlicher Faktor, wenn er im Leben nicht überhandnimmt.

Von Arbeitssucht Betroffene sollten aber darauf achten, dass Arbeit *zweckgebunden* und *zeitlich begrenzt* bleibt und sie Arbeit auch *abgeben können.*

- *Zweckgebunden* bedeutet, dass die Arbeit in erster Linie drei Dingen dienen sollte:
  1. materieller Absicherung,
  2. Aufbau und Erhalt von Kompetenzen, die das Selbstwirksamkeitserleben positiv beeinflussen, und
  3. Erleben von Sinnhaftigkeit.

  Alles, was darüber hinausgeht, zum Beispiel einseitige Selbstwertregulation, Ablenkung, Flucht oder Betäubung, weist auf schädliches Betreiben von Arbeit hin.
- *Zeitlich begrenzt* bedeutet, dass Betroffene darauf achten, vertraglich festgeschriebene Arbeitszeiten und Pausen einzuhalten und regelmäßig ihre Urlaubstage auszuschöpfen. Phasenweise betriebsbedingt notwendige Überstunden sollten zeitnah abgebaut werden. Arbeit sollte niemals mit nach Hause, ins Wochenende oder in den Urlaub genommen werden. Für Führungskräfte und Selbständige ist ein hohes Maß an Eigenverantwortung und Selbstfürsorge unabdinglich.
- *Abgeben können* bedeutet, dass Betroffene achtsam auf sich selbst schauen und nicht alles selbst erledigen. Jede Gelegenheit zur Delegation sollte genutzt werden.

Bei Angestellten kann immer geprüft werden, ob von Unternehmensseite übermäßige Anforderungen gestellt werden oder ob eine fürsorgliche Unternehmenskultur herrscht. Im Einzelfall kann bei offenkundig dysfunktionalen Arbeitsstrukturen ein begleiteter Arbeitsplatzwechsel erwogen werden.

Hinweise zum kontrollierten Ausüben von Sport

Sport ist für die Förderung und den Erhalt körperlicher und seelischer Gesundheit wichtig. Sport darf und soll auch im Leben von Menschen mit Sportsucht weiter eine Rolle spielen. Allerdings müssen Betroffene beachten, dass Sport *gesundheitsförderlich* sein, *Freude* machen und *zeitlich begrenzt* sein sollte.

- Das *gesundheitsförderliche* Maß von Sport im Alltag verlangt keine Anstrengung und totales Auspowern. Medizinische Studien weisen darauf hin, dass regelmäßige Alltagsbewegung (wie zum Beispiel Treppe statt Aufzug, Spaziergang statt Straßenbahn usw.) mindestens ebenso gute Effekte erzielt wie Ausdauersport (Lear et al., 2017).
- Im Vordergrund der sportlichen Aktivität sollte immer der *Spaß* stehen. Wann immer Verbissenheit, Zwang oder zu starke Wettbewerbsorientierung sich einschleichen, sollte das als Warnsignal verstanden und die sportliche Aktivität reduziert werden.
- *Zeitliche Begrenzung* meint, dass es für den gesundheitsförderlichen Effekt auf das kardiovaskuläre System weder notwendig noch sinnvoll ist, täglich oder übermäßig lang Sport zu treiben (Mons, Hahmann & Brenner, 2014; Drca et al., 2014). Betroffenen kann in Anlehnung an die Empfehlungen der Weltgesundheitsorganisation (World Health Organization, 2010) geraten werden, nicht mehr als maximal zweieinhalb Stunde pro Woche einer strukturierten sportlichen Betätigung nachzugehen (Alltagsbewegung natürlich ausgenommen).

Für viele Betroffene kann es hilfreich sein, sportlicher Aktivität nicht mehr alleine, sondern mit einer vertrauten Person gemeinsam nachzugehen. Vielen fällt es auf diese Weise leichter, den Spaß an der Sache zu priorisieren und zeitliche Grenzen einzuhalten.

Das Belohnungssystem bedienen

Ein Ungleichgewicht zwischen den Neurotransmittern Dopamin und GABA kann für eine Verhaltenssucht prädisponieren (siehe Abschnitt 2.1). Generell stimulieren bestimmte Aktivitäten (diejenigen, die zu einer Verhaltenssucht werden können) die sehr angenehme Ausschüttung von Dopamin, weshalb diese Aktivitäten so verlockend sind, selbst wenn sie enorme negative Konsequenzen haben. Daher ist ein essenzieller Bestandteil jeder Suchttherapie, die Bilanz angenehmer Stimulation (ohne Suchtpotenzial) durch Glück und Sinnerleben im Alltag von Patient*innen gezielt zu fördern. Das gilt sowohl für Patient*innen, deren Verhaltenssucht dem Distanzierten-Selbstberuhiger-Modus zuzuordnen ist, als auch für Menschen, deren Verhaltenssucht Ausdruck eines Impulsiven- oder Undisziplinierten-Kind-Modus ist. Bei starkem Impulsiven- oder Undisziplinierten-Kind-Modus muss aber zugleich darauf geachtet werden, dass Zielverfolgung und Selbstregulation nicht zu kurz kommen.

Bei der Auswahl von neuen Aktivitäten, die Freude und Sinnerleben fördern, ist es wichtig, dass diese an den emotionalen Grundbedürfnissen orientiert sind und nicht etwa toxische Botschaften von Fordernden Anteilen bedienen (zum Beispiel: „Alles, was du tust, muss sinnvoll sein und einen Zweck erfüllen!"). Patient*innen sollten darauf vorbereitet werden, dass der kurzfristige Effekt der Aktivität auf das Belohnungssystem geringer sein wird als der der Verhaltenssucht. An dieser Stelle sollte noch einmal verdeutlicht werden, dass der sehr mächtige Effekt der Verhaltenssucht auf das Belohnungsgefühl vor allem auf der Tatsache beruht, dass unangenehme Gefühle effizient betäubt werden, und weniger darauf, dass exzessives Spielen, Kaufen oder Arbeiten *tatsächlich* glücklich machen. Das tiefe und nachhaltige Gefühl von Zufriedenheit kann sich erst einstellen, wenn emotionale Grundbedürfnisse anerkannt und befriedigt werden. Zudem werden die langfristig schadhaften bis existenziellen Kosten in die Waagschale geworfen, die neue positive Aktivitäten nicht aufweisen.

Der Aufbau positiver und sinnstiftender Aktivitäten führt nicht nur zu vermehrter Ausschüttung von Dopamin, sondern strukturiert auch den Tag und beansprucht schlichtweg Zeit, die dann nicht mehr für die Beschäftigung mit dem Suchtverhalten zur Verfügung steht. Auch dieser Effekt trägt zur Aufrechterhaltung der Aufgabe des Suchtverhaltens bei. Das Gehirn richtet sich danach aus, womit es sich beschäftigt. Je mehr es sich gedanklich mit den neuen positiven Aktivitäten beschäftigt, umso mehr wird es auch im Außen nach damit verbundenen Informationen suchen und diese wahrnehmen: Es wird einfach weniger Kapazität für den Suchtgegenstand haben. Diese neuen positiven Aktivitäten können vielfältigen Inhalt haben. Vom klassischen Hobby über die Übernahme eines Ehrenamts bis hin zur Aufnahme und Vertiefung sozialer Beziehungen kann aus dem Vollen geschöpft werden.

Bei Menschen mit starkem Undisziplinierten-Kind-Modus empfehlen wir, ganz gezielt auch Aktivitäten aufzubauen, die Betroffenen einen „Kick" geben, ohne aber Suchtpotenzial zu haben. Allgemein sollte in diesen Fällen darauf geachtet werden, dass die Aktivität zeitlich begrenzt und terminiert ausgeübt wird (nicht „nach Bedarf") und den Rahmen einer gewöhnlichen Freizeitaktivität nicht überschreitet.

6.3.2 Achtsamkeitsbasierte Ansätze

Die Integration von achtsamkeitsbasierten Ansätzen in die Schematherapie ist generell sehr attraktiv, da wir es unseren Patient*innen ermöglichen möchten, ihren „Autopiloten" zuverlässig unterbrechen und ein gewünschtes Verhalten initiieren zu können. Wie schon in Abschnitt 4.2 erwähnt, stammt der Begriff „Autopilot" in diesem Kontext von Jon Kabat-Zinn, dem Begründer der Anwendung des Achtsamkeitsprinzips auf die Linderung von Stress und Belastung.

Bei der Verhaltenssucht gehen wir wie bei allen Bewältigungs-Modi davon aus, dass das Verhalten stark automatisiert abläuft. Ohne konkrete Gegenmaßnahmen entzieht es sich dem bewussten Einfluss unserer Patient*innen. Ganz so, wie alle früh erlernten und häufig angewandten mentalen Skripte („Autopilot") automatisch und ohne bewusste Beteiligung unseres Verstandes ablaufen. Bei vielen Skripten ist das absolut sinnvoll und wünschenswert (Fahrrad fahren, einkaufen, Nudeln kochen, Schuhe binden usw.). Ist der Autopilot wie im Falle der Verhaltenssucht aber dysfunktional, ist es notwendig, bewusst einzugreifen, um den Teufelskreis der Verhaltenssucht zu durchbrechen. Ein nützliches Hilfsmittel dafür ist die Achtsamkeit. Mithilfe der Achtsamkeit können Patient*innen im Hier und Jetzt bleiben, statt sich von dem Sog hin zur Betäubung beziehungsweise zum Rausch mitreißen zu lassen.

Patient*innen lernen durch die Einübung von Achtsamkeit, im Moment innezuhalten und alles Erleben – alle Gefühle, Körperempfindungen, Gedanken und Handlungsimpulse – bewusst und aufmerksam wahrzunehmen, ohne diese zu werten oder verändern zu wollen. Das bedeutet, dass Patient*innen sich sehr bewusst auf den Augenblick einlassen und auch unangenehme Gefühle wie Kränkung, Zurückweisung, Demütigung, Einsamkeit oder Wertlosigkeit empfinden, *ohne* dieses Erleben zu werten und *ohne* direkt in das suchtartige Verhalten zu verfallen, das ihnen für eine Weile Linderung der unangenehmen Gefühle oder sogar euphorische Empfindungen verspricht.

Um Patient*innen mit den Grundprinzipien der Achtsamkeit – nicht werten und nicht handeln – vertraut zu machen und diese umzusetzen, können sie in der Therapie zunächst theoretisch vorgestellt werden. Einige Übungen werden dann in die Therapie integriert. Da allerdings nicht jede*r Schematherapeut*in zugleich Expert*in oder gar zertifiziert in achtsamkeitsbasierten Ansätzen ist, ist der begleitende Besuch eines Kurses für *Mindfulness-Based Stress Reduction* (MBSR) angebracht. Diese Kurse werden als Präventionsangebote von vielen Krankenkassen bezuschusst. Unserer Erfahrung nach profitieren Patient*innen sehr von einer Ergänzung der Schematherapie um einen MBSR-Kurs. Dieser leistet oft einen entscheidenden Beitrag, das in der Therapie Gelernte im Alltag auch wirklich umzusetzen und anzuwenden. Die Erstellung von Modus-Memos wird ebenso erleichtert wie das konkrete neue Handeln in sozialen „Live"-Situationen. Patient*innen vertiefen durch MBSR ihre Fähigkeit innezuhalten, *bevor* das alteingeschliffene Muster einsetzt und sie sich zum Beispiel vor dem PC, im Wettbüro oder im Fitnessstudio wiederfinden.

Darüber hinaus erleichtert Achtsamkeit das wirkliche Hinspüren in das unangenehme Gefühl, das bisher das Problemverhalten ausgelöst hat, um das zugrunde liegende Grundbedürfnis zu erschließen und im nächsten Schritt durch funktionales Verhalten zu befriedigen.

In der Praxis erwies sich die Teilnahme an einer MBSR-Gruppe als effektiver und praktikabler als die Einübung von Achtsamkeit durch CDs, Bücher oder Apps. Die Gruppe ist mit festen Terminen und motivierender Gruppendynamik verbindlicher und bietet die Möglichkeit, aufkommende Schwierigkeiten in der Achtsamkeitspraxis direkt und individuell zu thematisieren. Auch der Blick auf die Themen und Geschichten der anderen Teilnehmer*innen werden von Patient*innen immer wieder als sehr unterstützend empfunden. Viele Trainer*innen bieten auch die Möglichkeit eines orientierenden Einzeltermins im Vorfeld und tauschen sich – das schriftliche Einverständnis des*r Patienten*Patientin vorausgesetzt – mit dem*r behandelnden Therapeuten*Therapeutin aus.

Für Menschen mit starkem Modus des Undisziplinierten Kindes kann die Teilnahme an einer Gruppe *zusätzlich* zur Therapie jedoch eine große Hürde darstellen. Genau wie bei einem starken Modus des Impulsiven Kindes kann es aber ebenso schwierig sein, sich in Eigenregie regelmäßig einer CD oder einer App zu widmen. Da wir gerade bei diesen Modi die Achtsamkeit für ein wertvolles Tool halten, sollte im Einzelfall mit dem*r Patienten*Patientin geprüft werden, in welcher Weise Achtsamkeit realistisch eingeübt werden kann. In manchen Fällen ist eine Integration basaler Übungen in den bestehenden Therapierahmen sicher der gangbarste Weg.

Um Patient*innen generell im Vorfeld einen Einblick in das Praktizieren von Achtsamkeit zu geben und sie gegebenenfalls zu motivieren, können in der Therapie Einstiegsübungen wie zum Beispiel das achtsame Atmen durchgeführt werden. Das achtsame Atmen ist ein bewährter Einstieg in die Achtsamkeitspraxis. Unsere Atmung ist unser ständiger Begleiter und damit ein ideales Objekt für eine Achtsamkeitsübung.

Instruktion: Achtsames Atmen

„Die meiste Zeit nehmen wir unsere Atmung nicht wahr, da sie überwiegend unter der Regie unseres Autopiloten steht. In dieser Übung wollen wir jedoch das ganz bewusste, achtsame Atmen trainieren, um ins Hier und Jetzt zu finden, in den Augenblick, in dem unser Geist zur Ruhe kommt und in dem wir selbstbestimmt entscheiden und handeln können.

- *Nehmen Sie eine gerade Sitzposition ein. Bleiben Sie wach und aufmerksam.*
- *Schließen Sie nun die Augen. Das hilft Ihnen dabei, sich von äußeren Störreizen abzuschirmen.*
- *Beobachten Sie nun, wie Ihr Atem, ohne dass Sie etwas dafür tun müssen, durch Ihre Nase ein- und ausströmt. Spüren Sie, wie sich ihr Brustkorb von selbst hebt und senkt. Versuchen*

Sie nicht, Ihren Atem aktiv zu beeinflussen. Es geht darum, das Hier und Jetzt so anzunehmen, wie es ist, ohne es zu bewerten oder verändern zu wollen.

- *Wenn Sie merken, dass sich störende Gedanken einstellen, nehmen Sie auch dies wahr, ohne es zu bewerten, und lenken Sie Ihre Aufmerksamkeit wieder auf den Ort in Ihrem Körper, an dem Sie Ihre Atmung am deutlichsten spüren (zum Beispiel Nase oder Brustkorb). Es ist nicht wichtig und auch nicht gefordert, dass keine Gedanken auftauchen, sondern nur, dies immer wieder zu bemerken, die Gedanken ziehen zu lassen und die Aufmerksamkeit bewusst wieder zurück auf den Atem zu lenken.*
- *Für den heutigen Einstieg führen Sie diese Übung fünf Minuten lang durch.“*

Der*die Patient*in wird auf den Ablauf der fünf Minuten hingewiesen. Wenn Patient*innen berichten, dass es ihnen schwergefallen sei, beim Atmen zu bleiben:

„Das ist ganz normal, es liegt in der Natur unseres Geistes, immer auf Wanderschaft gehen zu wollen. Der Sog der Automatismen ist sehr stark und auch normal. Ärgern Sie sich nicht, wenn Sie merken, dass Ihr Geist abschweift. Nehmen Sie es einfach wahr und lenken Sie anschließend die Aufmerksamkeit behutsam wieder und immer wieder zurück auf Ihre Atmung. Es geht nicht darum, ein Ziel zu erreichen. Es geht darum, mit jedem Atemzug Achtsamkeit zu trainieren und mehr achtsame Augenblicke dazuzugewinnen. Dies wird Ihnen an manchen Tagen leichter, an anderen Tagen schwerer fallen und nie ganz gelingen. Mit etwas Übung werden Sie jedoch bald die positiven Effekte des Achtsamkeitstrainings auf Ihr Befinden und Ihr Handeln bemerken.“

Für das weitere Üben zu Hause kann die Übung nach Belieben zeitlich ausgedehnt werden. Ein gestellter Wecker oder anderer Timer signalisieren das Ende einer Übung. Eine zeitliche Begrenzung erleichtert es, sich ganz auf die Übung einzulassen. Allerdings sollten Patient*innen zum individuellen Ausprobieren ermutigt werden, da ein Signal für manche Menschen auch ungünstig ist, weil sie innerlich zu sehr mit dem erwarteten Ton beschäftigt sind.

Beim Durchführen der Übung werden Patient*innen merken, dass es gar nicht so leicht ist, auch nur fünf Minuten die Aufmerksamkeit auf den Atem zu lenken. Das sollte wie in der Instruktion beschrieben validiert und normalisiert werden.

Für eine Vertiefung der Anwendung achtsamkeitsbasierter Ansätze in der Schematherapie empfiehlt sich das Handbuch von van Vreeswijk, Broersen & Schurink (2014).

6.3.3 Akzeptanz-Commitment-Therapie

Aus unserer Sicht sind die Akzeptanz und die Annahme der Vielfalt *aller Qualitäten* von Gedanken, Gefühlen und Empfindungen die logische Folge einer achtsamen Grundhaltung. Ich nehme wahr, ohne zu werten oder darauf zu reagieren. Es ist, wie es ist. Und es ist, *was* es ist. Also *nur* ein Gedanke, ein Gefühl oder eine Empfindung. Diese Erkenntnis ist für viele Menschen bahnbrechend bei der Entwicklung eines neuen Umgangs mit Gedanken, Gefühlen und Körperempfindungen, die aus der Aktivität von Fordernden und Strafenden Modi entstehen. Gleiches gilt für Gefühle, Gedanken, Körperempfindungen und Handlungsimpulse, die aus den Modi des Undisziplinierten und Impulsiven Kindes entstehen.

Insbesondere starke toxische Botschaften aus Strafenden und Fordernden Modi werden nicht selten mehr oder weniger kontinuierlich „gesendet". Wir vergleichen das in der Therapie gerne mit dem stetigen Brummen eines alten Kühlschranks oder dem Rauschen der Fahrzeuge vor den Fenstern einer Wohnung, die an einer stark befahrenen Straße liegt. Wir erläutern dann das Phänomen der Gewöhnung, das zuverlässig nach gewisser Zeit einsetzt, wenn Hintergrundgeräusche für unser Dasein bedeutungslos sind. Es braucht im Grunde nicht mehr als Übung, um unser Gehirn dazu zu bringen, auch die toxischen Botschaften dysfunktionaler Modi genauso zu behandeln wie ein irrelevantes Hintergrundgeräusch. Dies kann Patient*innen dabei unterstützen, dem Drang nach Bewältigung, also dem Suchtverhalten, leichter zu widerstehen. Zudem verschafft es ihnen Raum, sich um das zu kümmern, was wirklich hilfreich und wichtig ist, um ihre Bedürfnisse zu befriedigen.

Aufgrund der neurobiologischen Beschaffenheit unseres Gehirns ist nicht zu erwarten, dass die früh angelegten toxischen Botschaften gänzlich verschwinden. Durch das Imaginative Überschreiben, die Stuhldialoge, die Modus-Memos und das stetige Anwenden neuer und funktionaler innerer Botschaften werden toxische Botschaften im Lauf der Zeit aber immer schwächer und weniger drängend im Leben der Patient*innen. Dieser Prozess kann unterstützt werden durch Techniken aus der Akzeptanz-Commitment-Therapie (ACT) nach Steven Hayes (Hayes & Lillis, 2012).

Ein Grundgedanke des ACT-Ansatzes ist, dass Menschen mit ihren belastenden Gedanken (oder inneren Botschaften) verschmolzen beziehungsweise „fusioniert" sind, wenn diese als bedeutsam, wahr und gültig bewertet werden. Die Fusion bedingt, dass Betroffene sich von den schädlichen inneren Botschaften eingenommen, beherrscht und bestimmt fühlen. Daher strebt die ACT eine Defusion an. Defusion bedeutet, dass die Gedanken nicht mehr als Wahrheit betrachtet werden, sondern als Output des Gehirns beziehungsweise des Autopiloten (der „Denkmaschine", wie Steven Hayes es nennt). Wenn ein Gedanke nur als Gedanke bewertet wird, als etwas, das der Verstand nun einmal produziert (so wie ein vorbeifahrender LKW ein Geräusch produziert), ist es möglich, Abstand von seinem Inhalt zu nehmen.

Es kann für Schematherapeut*innen lohnenswert sein, sich im Rahmen einer Fortbildung oder mithilfe der Originalliteratur näher mit ACT zu beschäftigen. In der folgenden Übersicht haben wir eine kleine Einführung in basale ACT-Techniken zur Herstellung von Abstand zu den toxischen inneren Botschaften zusammengestellt.

Übersicht: Abstand nehmen von toxischen Botschaften

- **Aufschreiben:** Patient*innen sollen die häufigsten belastenden Gedanken aufschreiben. Im Rahmen von Imaginationen, Stühlearbeiten und der Anfertigung von Modus-Memos sollten diese bereits als toxische Botschaften des Strafenden und/oder Fordernden Modus identifiziert worden sein. Durch die Externalisierung mittels Aufschreiben werden Distanz und Defusion gefördert.
- **Kontext verändern:** Patient*innen werden angeleitet, die so entstandenen Sätze laut vorzulesen. Sie sollen dabei ihre Stimme verstellen, zum Beispiel sprechen wie Donald Duck oder möglichst übertrieben einen Dialekt imitieren, den Satz singen oder rappen (oder in eine App wie zum Beispiel „Songify" sprechen, die daraus für sie ein Lied macht). Wichtig ist der Hinweis, dass es nicht darum geht, dass Patient*innen sich über sich selbst lustig machen sollen, sondern um das Erleben und Spüren, dass ein Gedanke selbst nichts anderes ist als die Aneinanderreihung von Worten – die ganz unterschiedlich wirken können, je nachdem, in welchen Kontext wir sie setzen (und diese Macht haben die Patient*innen!).
- **Gedanken als Gedanken entlarven:** Patient*innen werden angeleitet, sich explizit daran zu erinnern, dass Gedanken nur Gedanken sind, indem sie üben, das in ihrem inneren Dialog auch so zu formulieren. Angenommen, der*die Patient*in hat immer wieder den Gedanken: „Ich schaffe es ohnehin nicht, das brauche ich gar nicht erst zu versuchen!" Dann sollen sie selbst darauf zum Beispiel antworten: „*Oh, ich hatte gerade den Gedanken,* dass ich mein Vorhaben sowieso nicht schaffe und es deshalb gar nicht erst zu versuchen brauche" oder „*Mein Autopilot hat gerade behauptet,* ich würde es ohnehin nicht schaffen und bräuchte es gar nicht erst zu versuchen". Patient*innen sollen dann nachspüren, ob sich ihr Empfinden verändert.
- **Gedanken fließen lassen:** Eine sehr simple Übung zur Etablierung des akzeptierenden Umgangs mit schädlichen inneren Botschaften ist die Fluss-Übung, die folgendermaßen angeleitet werden kann:
  „Schließen Sie Ihre Augen und stellen Sie sich vor, Sie sitzen an einem Fluss. Es ist Herbst, aus dem angrenzenden Wald wehen immer wieder einzelne Blätter in den Fluss. Stellen Sie sich vor, Sie setzen Ihre Gedanken auf die Blätter und sehen ihnen nach, wie sie den Fluss hinabtreiben. Halten Sie sie nicht fest, lassen Sie sie ziehen. Es kommen immer neue Blätter, neue Gedanken, sie dürfen alle kommen – und wieder gehen. Öffnen Sie die Augen und spüren Sie nach, wie es sich anfühlt, Gedanken kommen und gehen zu lassen, ohne sich mit ihnen zu beschäftigen."

- **Gedanken fahren lassen:** Analog kann dieses Bild verwendet werden:
  „Sie können sich auch vorstellen, Sie sitzen an einem Bahngleis und die Gedanken ziehen vorbei wie durchfahrende Züge. Es spielt keine Rolle, wer genau im Zug sitzt, woher er kommt oder wohin er fährt. Er kommt und geht. Und dann der nächste. Und wieder einer. Öffnen Sie die Augen und spüren Sie nach, wie es sich anfühlt, Gedanken kommen und gehen zu lassen, ohne sich mit ihnen zu beschäftigen.“
- **Das Bild von der Kuh auf der Weide (nach Roediger, 2014):** Ein sehr anschauliches und einprägsames Bild ist die Kuh auf der Weide. Es kann immer wieder in Erinnerung gerufen werden, indem wir Patient*innen freundlich darauf hinweisen (*„Denken Sie an die Kuh auf der Weide“*):
  „Ob Stadtmensch oder Landmensch, die meisten Menschen wissen: Wo Kühe sind, da sind auch Fliegen. Sie umschwirren die Kuh permanent. Doch haben Sie schon einmal eine Kuh gesehen, die nervös, hektisch und angespannt vor den Fliegen flüchtet oder all ihre Aufmerksamkeit darauf verwendet, sie loszuwerden? Die Kuh wedelt tatsächlich mit ihrem Schwanz, um die Fliegen in Schach zu halten. Allerdings wirkt sie dabei ziemlich gelassen und entspannt. Zudem, und darin kann uns die Kuh ein wahres Vorbild sein, ist sie mit ihrer Aufmerksamkeit ganz woanders: bei den leckeren Blumen, dem saftigen Gras auf der Weide und bei den anderen Kühen, mit denen sie sich die Weide teilt. Sie widmet sich ihren Bedürfnissen, nicht der stetigen Störung durch die Fliegen. Die Kuh misst den Fliegen ganz offenbar keine Bedeutung bei. Die Kuh kümmert sich um sich selbst und die Fliegen sind eben auch dabei.“

Die akzeptierende Haltung gegenüber toxischen Botschaften dysfunktionaler Modi mag auf den ersten Blick der Grundhaltung der Schematherapie entgegenstehen, dass Strafende und Fordernde Modi entmachtet und in die Schranken gewiesen werden müssen. Wir sehen den ACT-Ansatz als ergänzendes Tool, das im Einzelfall zum Einsatz kommen kann. Dem vorausgehen sollte in jedem Fall die konsequente Entmachtung, die wir in den vorherigen Kapiteln beschrieben haben. Da wir bestehende neuronale Strukturen jedoch auch mit der besten Psychotherapie nicht löschen, sondern lediglich die Etablierung neuer Strukturen fördern können, erachten wir den ACT-Ansatz als eine sehr gute Unterstützung der Entmachtung. „Akzeptanz“ bedeutet nicht, etwas gutzuheißen, es bedeutet anzunehmen, was ist: die Tatsache, dass es diese alten neuronalen Strukturen gibt, die dysfunktionale Botschaften „ausspucken“, die dann eben im Gedankenstrom auftauchen. Die Entmachtung ist Teil des Aufbaus neuer funktionaler Strukturen. Um diesen möglichst viel mentale Kapazität zukommen zu lassen, die in die Befriedigung emotionaler Grundbedürfnisse und Erreichung persönlicher Ziele fließen kann, ist es überaus hilfreich, den alten Strukturen, die immer noch „auf Sendung“ sind, keine Bedeutung mehr beizumessen und nicht auf sie zu reagieren. Ziel ist die Herstellung oder Förderung von Ich-Dystonie des Toxischen und Hinwendung zum Funktionalen. Die beschriebenen ACT-Techniken unterstützen diesen Prozess.

7. Schwierige Therapiesituationen und ihre Auflösung

7.1 Wiederkehrende Ambivalenz hinsichtlich Veränderung

Wie in Abschnitt 5.4.9 beschrieben, verstehen wir Ambivalenz im Hinblick auf Veränderung bei Menschen mit Verhaltenssucht mehr als ein regelhaft auftretendes Phänomen denn als problematische Therapiesituation. Aus diesem Grund haben wir eine Standard-Stühleintervention zum Umgang mit der Ambivalenz vorgestellt. Es ist durchaus möglich, dass nicht nur zu Beginn der Therapie die Ambivalenz eine Rolle spielt, sondern im Verlauf noch einmal auftaucht. Dies zum Beispiel dann, wenn die Anstrengungen im Rahmen des Veränderungsprozesses deutlich spürbar werden oder schwierige Lebens- oder Alltagssituationen auftreten, die dazu verlocken, doch wieder auf das „altbewährte" Programm zurückzugreifen. Auf die Stühlearbeit zur Bearbeitung von Ambivalenz kann in diesen Fällen auch zu späteren Therapiezeitpunkten immer wieder zurückgegriffen werden.

Eine besondere Herausforderung ergibt sich, wenn aus bleibender starker Ambivalenz mangelnde Adhärenz resultiert. Diese Sondersituation greifen wir in Abschnitt 7.4 („Unzuverlässigkeit und mangelnde Adhärenz") auf.

7.2 Unaufrichtigkeit

Es kommt vor, dass Patient*innen in der Therapie unaufrichtig sind bezüglich

- Häufigkeit, Dauer und Ausmaß des Suchtverhaltens,
- Begleiterscheinungen und psychosozialen Schwierigkeiten,
- umgesetzten Veränderungsschritten und
- Rückfällen.

Eine Patientin mit Kaufsucht berichtete zum Beispiel zu Beginn der Therapie, dass sie etwa 200 Euro im Monat für nicht benötigte Güter ausgebe. Als im späteren Verlauf im Rahmen der Therapie eine konkrete Auflistung von Einnahmen und Ausgaben der Patientin stattfand, offenbarte sie, dass sie in Wahrheit mindestens 400 Euro im Monat im Rahmen exzessiven Kaufens ausgab.

Ein Patient mit Sexsucht, dessen Kurzzeittherapie nach ersten Fortschritten gerade in eine Langzeittherapie umgewandelt worden war, sagte kurzfristig wegen Krankheit eine Sitzung ab. In der nächsten Sitzung wiederholte er, krank gewesen zu sein. Etwas später kam jedoch heraus, dass er in der Nacht vor der abgesagten Sitzung exzessiv mit Prostituierten zusammen gewesen und am nächsten Morgen zu müde und erschöpft gewesen war, um in die Sitzung zu kommen.

Die passende therapeutische Strategie im Umgang mit Unaufrichtigkeit richtet sich danach, zu welchem Zeitpunkt im Therapieverlauf die Unaufrichtigkeit auftritt und welche Ursachen sie hat.

Wir sehen insbesondere drei Phänomene als ursächlich für Unaufrichtigkeit von Patient*innen an:
1. Gefühle von Scham und Schuld
2. Bewältigungsverhalten (Modus des Manipulierers / Lügners / Täuschers)
3. Verhalten im Modus des Impulsiven Kindes

Unaufrichtigkeit aufgrund von Scham und Schuld

Zu Beginn der Therapie ist ein gewisses Maß an Unaufrichtigkeit bezüglich des Suchtverhaltens zu erwarten. Vor dem Hintergrund von Scham und Schuld sowie der störungsimmanenten Ambivalenz werden Angaben zum Ausmaß des Suchtverhaltens und zu dessen Auswirkungen häufig beschönigt dargestellt oder bagatellisiert.

Um gänzlich offen sein zu können, brauchen Patient*innen ein weitreichendes Problembewusstsein und Vertrauen zum*r Therapeuten*Therapeutin. Beides stellt sich naturgemäß in der Regel erst nach und nach ein. Diese Zeit gestehen wir den Patient*innen ohne Weiteres zu. Ein anfängliches partielles Zurückhalten von Informationen betrachten wir als „in Ordnung". Sollte zu einem späteren Zeitpunkt der Therapie offenkundig werden, dass da „mehr" ist, als zunächst mitgeteilt, begegnen wir dieser Offenbarung mit Verständnis und validieren die nun einsetzende Offenheit.

Wenn Patient*innen zu Beginn der Therapie aufgrund von unzureichendem Vertrauen und Gefühlen von Scham oder Schuld unaufrichtig sind, sollte dies nicht sanktioniert werden.

Eine hilfreiche therapeutische Reaktion ist hingegen:
1. Einordnung der Unaufrichtigkeit als Folge noch mangelnden Vertrauens: *„Ich weiß, dass es grundsätzlich schwierig ist, einer anderen Person offen anzuvertrauen, womit man ein Problem hat und welches Ausmaß dieses Problem hat. Das macht man nicht ohne Weiteres und es braucht dazu erst einmal viel Vertrauen. Ich kann gut verstehen, dass Sie deswegen zunächst nicht alle Karten auf den Tisch gelegt haben."*

2. Einordnung der Unaufrichtigkeit als Folge von Schamgefühlen: *„Ich kann mir vorstellen, dass Sie sich für das Suchtverhalten schämen. Nicht die ganze Wahrheit zu sagen, reduziert das Schamgefühl für den Moment, nicht wahr?"*
3. Einordnung in das Modus-Modell: *„Gefühle von Scham werden oft von Strafenden Modi ausgelöst, die behaupten, man wäre ein Versager, wenn man ein Problem hat. In so einem Fall wird der Kind-Modus aktiviert und empfindet Scham."*
4. Äußerung von Verständnis und biografische Einordnung: *„Ich weiß, dass Sie genau so einen Strafenden Anteil haben, geprägt durch die stetige Kritik von Ihrem Vater, der kein gutes Haar an Ihnen gelassen und Sie dauernd niedergemacht hat. Ich kann sehr gut verstehen, dass es Ihnen sehr schwerfällt, sich mir anzuvertrauen und sich damit verletzbar zu machen."*
5. Begrüßung der jetzigen Offenheit und aufrichtige Validierung als hilfreich für das gemeinsame Arbeitsbündnis: *„Dass Sie sich nun doch geöffnet haben, obwohl das so schwierig ist, finde ich wirklich beeindruckend, und ich freue mich sehr darüber! Denn ich bin nicht wie Ihr Vater. Ich sehe die Dinge ganz anders und halte Sie für wertvoll und fähig. Ich verurteile Sie nicht und ich möchte Ihnen sehr gerne dabei helfen, Ihre persönlichen Ziele zu erreichen. Um Sie an den richtigen Stellen so unterstützen zu können, wie Sie es brauchen, ist eine gemeinsame Basis wichtig, deshalb freue ich mich wirklich sehr, dass Sie sich mir anvertrauen!"*

Anschließen kann sich ein Stuhldialog zur Entmachtung dysfunktionaler Modi und zur Versorgung des Vulnerablen Kindes.

Auch im weiteren Verlauf der Therapie können mangelndes Vertrauen und Gefühle von Scham oder Schuld noch Ursachen für Unaufrichtigkeit sein. In diesen Fällen sollten Therapeut*innen die Gestaltung der therapeutischen Beziehung prüfen, insbesondere ob sie – womöglich getriggert durch eigene Fordernde und Strafende Modi – zu stark wertend auftreten und Druck auf den*die Patienten*Patientin ausüben, wodurch diese*r quasi gezwungen ist, nicht die ganze Wahrheit offenzulegen, um von Therapeut*innenseite keine Abwertung oder Strafe zu erfahren.

Der Druck kann daher kommen, dass der*die Therapeut*in aufgrund seines*ihres Fordernden Modus unbedingt ein*e gute*r Therapeut*in sein möchte (= der*die Patient*in muss rasch Fortschritte machen) und diesen Druck an den*die Patienten*Patientin weitergibt: *„Es ist unbedingt notwendig, dass Sie ehrlich sind und offen zu Ihrem Verhalten stehen, sonst kann ich Ihnen ja gar nicht helfen und wir stagnieren!"*

Oder der*die Therapeut*in verurteilt aufgrund seines*ihres Strafenden Modus das Verhalten des*r Patienten*Patientin: *„Unehrlichkeit ist nicht in Ordnung, Sie zerstören damit die Vertrauensbasis!"*

Auch die unzureichende Thematisierung möglicher Rückfälle zu Beginn der Therapie kann Unaufrichtigkeit zur Folge haben.

Das Phänomen des „Vertreibens" von Patient*innen aus der Therapie oder die Begünstigung von Unaufrichtigkeit durch zu starke Forderungen nach Abstinenz oder durch (womöglich implizite) moralische Bewertung des Konsums als verwerflich, ist Praktiker*innen aus der Behandlung von Menschen mit stoffgebundenen Süchten hinlänglich bekannt.

Statt Druck und Bewertung erweisen sich als hilfreich:

- Ausdruck unbedingter Wertschätzung des*r Patienten*Patientin.
- Wertfreies Explorieren der Problematik und des Erlebens.
- Begegnung auf Augenhöhe.
- Ansetzen an den Gefühlen des*r Patienten*Patientin statt am Inhalt (gleichbedeutend damit, dass wir Empathie mit dem empfinden, was der*die Patient*in *fühlt*, wobei keinerlei Wertung dessen notwendig ist, was der*die Patient*in *tut*).
- Biografische Einordnung und Konzeptualisierung der Verhaltenssucht als Bewältigungs-Modus bzw. Kind-Modus.
- Angebot des gemeinsamen Aufbaus alternativer funktionaler Verhaltensweisen zu den bisherigen Strategien.

Unaufrichtigkeit als Bewältigungsverhalten (Modus des Manipulierers / Lügners / Täuschers)

In Modus des Manipulierers / Lügners / Täuschers stellt der*die Patient*in Situationen, Verhaltensweisen und Sachverhalte nicht wahrheitsgemäß oder verzerrt dar oder verschweigt Informationen, um sich einen Vorteil zu verschaffen. Anders als bei Unaufrichtigkeit bezüglich der Problematik aufgrund von Schuld und Scham, kommt es im Modus des Manipulieres / Lügners / Täuschers eher zu Übertreibung und Dramatisierung, um zum Beispiel bestimmte Leistungen zu erhalten oder die Bindung zum*r Therapeuten*Therapeutin zu sichern. – Dies vor dem Hintergrund der biografischen Erfahrung, dass Bedürfnisse nicht erfüllt werden, wenn sie authentisch vorgetragen werden, sondern es „stärkere Geschütze" braucht, um gesehen und versorgt zu werden. Lügen werden in diesem Modus gezielt eingesetzt, um die Befriedigung eigener Bedürfnisse zu erreichen, Verlassenwerden zu vermeiden oder erwartete negative Konsequenzen von Fehlverhalten nicht erfahren zu müssen. In manchen Fällen sehen wir auch, dass das Lügen bezüglich eines Verhaltens den*die Patienten*Patientin davor schützt, die mit dem Verhalten verbundenen unangenehmen Gefühle zu spüren (das können durchaus auch Schuld und Scham sein).

Der tricksende Modus wird in der Literatur als vorrangig im forensischen Setting auftretend beschrieben (Reiss & Vogel, 2014), doch kennen wir ihn durchaus auch aus dem ambulanten psychotherapeutischen Setting. Er tritt, verglichen mit anderen Bewältigungs-Modi, dort seltener auf, aber er tritt auf.

Ein Beispiel aus der Praxis: Ein Patient gab über mehrere Sitzungen hinweg an, dass er noch keine Rückmeldung von der Agentur für Arbeit bezüglich seiner ausstehenden Bezüge erhalten habe und sehr in Sorge um seine finanzielle Absicherung sei. Tatsächlich hatte er zu diesem Zeitpunkt bereits seine Bezüge erhalten. Er verstrickte sich jedoch in Widersprüche, weshalb die Unaufrichtigkeit schließlich offenkundig wurde. In der therapeutischen Reflexion stellte sich heraus, dass der Patient Angst hatte, dass er der Therapeutin weniger bedürftig erscheinen würde und sie weniger für ihn da wäre, wenn sie wüsste, dass er trotz seiner Spielsucht finanziell erst einmal abgesichert ist. Die Angst vor Verlassenheit löste den Bewältigungs-Modus aus. Die Einordnung des Lügens als Bewältigungsverhalten war für beide Seiten entlastend und konnte der Bearbeitung zugänglich gemacht werden. Dazu gehörten neben allem Verständnis ganz explizit auch die Begrenzung und der Ausdruck der Verletzung, die der Lügen-Modus beim Gegenüber und im Vertrauensverhältnis verursacht.

Statt sich persönlich angegriffen zu fühlen oder aufgrund des Vertrauensbruchs die Therapie zu beenden (was eine Wiederholung der schädlichen Beziehungserfahrungen der Patient*innen darstellen würde), sollten Therapeut*innen …

- das Verhalten als früher (in einem vernachlässigenden oder feindseligen Milieu) einmal sinnvolle Überlebensstrategie verstehen,
- dies im Rahmen einer empathischen Konfrontation auch gegenüber dem*r Patienten*Patientin validieren und dann zugewandt, aber entschieden begrenzen und klare Konsequenzen des Verhaltens im Hier und Jetzt aufzeigen,
- ein authentisches Beziehungsangebot machen und verdeutlichen, dass im Hier und Jetzt eine vertrauensvolle und sichere Beziehung möglich ist, ohne dass auf Tricks zurückgegriffen werden muss.

Unaufrichtigkeit im Modus des Impulsiven Kindes

Auch im Modus des Impulsiven Kindes kann es vorkommen, dass Patient*innen nicht die Wahrheit sagen, dann aber weniger gezielt und absichtsvoll als vielmehr aus dem unmittelbaren Bestreben heraus, *jetzt sofort* einen Wunsch erfüllt zu bekommen. Ein*e Patient*in mit starkem Modus des Impulsiven Kindes könnte auf die Frage nach unangenehmen Gefühlen in einer Situation aus dem Alltag zum Beispiel mit einem Lächeln sagen: „Nein, nein, war kein Problem!“, obwohl die Situation tatsächlich sehr schwierig war, weil er*sie in diesem Augenblick einfach lieber ein anderes Thema besprechen möchte. Oder eine Sitzung wird kurzfristig mit der Begründung, krank zu sein, abgesagt, wenn der*die Patient*in bei strahlendem Sonnenschein mehr Lust hatte, mit Bekannten in einen Biergarten zu gehen.

„Erwischen" Therapeut*innen ihre Patient*innen bei Unaufrichtigkeit im Modus des Impulsiven Kindes, sollte auch hier nicht gestraft, sondern dem Kind verständnisvoll, aber begrenzend begegnet werden. Die Begrenzung sollte sich immer an den emotionalen Grundbedürfnissen des*r Patienten*Patientin orientieren. Die ungünstigen längerfristigen Konsequenzen werden bewusst gemacht. Zugleich dürfen und sollen gegebenenfalls auch persönliche Grenzen und Belange authentisch und freundlich zugewandt eingebracht werden (eine kurzfristig abgesagte Sitzung zum Beispiel hat auch für uns Therapeut*innen Konsequenzen). *„Ich verstehe, dass Sie bei dem schönen Wetter viel lieber in den Biergarten gehen wollten, als in die Sitzung zu kommen. Die Therapie ist ja auch eine große Herausforderung und manchmal ganz schön anstrengend. Wenn Sie mir nun aber aus so einem Grund kurzfristig absagen, unterbricht uns das auf unserem Weg dahin, dass Sie wieder zufriedener mit Ihrem Leben sind und Ihren persönlichen Zielen näher kommen. Darüber hinaus kostet Sie das ein Ausfallhonorar und mich den Differenzbetrag zum vollen Stundenhonorar und ich kann so kurzfristig niemand anderem den Termin anbieten."*

7.3 Stillstand

Wenn Therapeut*innen den Eindruck bekommen, „es tut sich nichts", kann das sowohl den Prozess innerhalb von Sitzungen betreffen als auch das Geschehen zwischen Sitzungen. Der*die Patient*in wirkt passiv, macht keine Hausaufgaben und leitet besprochene Veränderungsschritte nicht ein.

Im ersten Schritt ist es auch in dieser schwierigen Therapiesituation unerlässlich, den Grund für das Problem zu eruieren, um die therapeutisch richtige Lösungsstrategie wählen zu können.

Mögliche Hintergründe für Stillstand aufgrund von Passivität des*r Patienten*Patientin sind:

1. Der*die Patient*in ist überfordert.
2. Der Modus des Undisziplinierten Kindes ist stark ausgeprägt und aktiv.
3. Der Modus des Angepassten Unterwerfers ist stark ausgeprägt und aktiv.

Patient*in ist überfordert

Wenn Patient*innen sehr stark beeinträchtigt sind und/oder Therapeut*innen mit zu hohen Erwartungen auftreten, kann es sein, dass der*die Patient*in sich von den Anforderungen der Therapie überfordert fühlt.

Im Falle einer sehr starken Symptombelastung und/oder gravierenden psychosozialen Einschränkungen sollte unbedingt geprüft werden, ob die Indikation für einen der ambulanten Behandlung vorgeschalteten stationären Aufenthalt oder die Einbindung komplementärer Hilfesysteme gegeben ist. Keinesfalls sollten Therapeut*innen bei stark ausgeprägten Verhaltenssüchten und deutlichen Beeinträchtigungen des Rollenfunktionsniveaus oder substanziellen Folgebeeinträchtigungen (Schulden, Arbeitslosigkeit, Strafverfahren, medizinischen Problemen usw.) dauerhaft im Alleingang agieren. Individuelle zusätzliche Einbindung in ein multiprofessionelles Hilfenetz sollte immer geprüft werden. Dies kann umfassen: psychiatrische Kombinationsbehandlung, sozialarbeiterische und kommunale Angebote, Schuldnerberatung, anwaltliche Unterstützung, berufliche Wiedereingliederung, Einzelfallhilfe, betreutes Wohnen usw. Dies ist nicht zuletzt deshalb von so großer Bedeutung, weil der Aufbau eines funktionalen Introjekts, des Modus des Gesunden Erwachsenen, bei stark symptomatischen Betroffenen oft mehr Input benötigt, als dies in einer isolierten wöchentlichen Therapiesitzung möglich ist. Außerdem verlangen manche Problembereiche schlichtweg eine Expertise, die wir Psychotherapeut*innen nicht haben.

Einen Sonderfall der psychosozialen Probleme infolge einer Verhaltenssucht stellt das Stehlen dar. Bei Menschen mit Spielsucht, Kaufsucht oder auch Sexsucht kommt es vor, dass sie zur Finanzierung ihrer Sucht Geld stehlen. Was im Suchtjargon als „Beschaffungskriminalität" bezeichnet wird und gegebenenfalls rechtliche Konsequenzen hat, die weitere Hilfen und Ansprechpartner*innen notwendig machen, kann schematherapeutisch als Verhalten im Modus des Impulsiven Kindes verstanden werden. Der Drang des Impulsiven Kindes nach der Ausübung des Verhaltens kann so immens und unkontrollierbar sein, dass im Moment des Verlangens jedes Mittel recht ist, um es zu befriedigen, auch das Stehlen. Entsprechende Interventionen zum Umgang mit Impulsiven-Kind-Modi kommen dann zum Einsatz (siehe Abschnitte 5.3.3 und 5.4.6).

Die Überforderung des*r Patienten*Patientin kann jedoch auch überhöhten Ansprüchen des*r Therapeuten*Therapeutin geschuldet sein. Ein*e Therapeut*in mit starkem Forderndem Modus kann zum Beispiel mit zu schwierigen Aufgaben einsteigen, ein zu hohes Tempo vorlegen oder dem*r Patienten*Patientin zu viel Selbständigkeit abverlangen, obwohl noch therapeutische Unterstützung notwendig wäre.

Hier ist, wie immer, wenn es in einer Therapie „hakt“, auch die kritische Selbstreflexion des*r Therapeuten*Therapeutin gefragt. Sollten die eigenen übersteigerten Erwartungen die Ursache für das Überforderungserleben des*r Patienten*Patientin sein, sollte dies authentisch zum Ausdruck gebracht und Anforderungen, Zielsetzungen und Tempo des Prozesses angepasst werden.

Starker Modus des Undisziplinierten Kindes

Da der Modus des Undisziplinierten Kindes selbst auch ein ursächlicher Faktor der Verhaltenssucht sein kann, treffen wir ihn in der Behandlung von Menschen mit Verhaltenssucht relativ häufig an. Generell kann er auch zum Stillstand des therapeutischen Prozesses beitragen.

Sich im Rahmen einer Psychotherapie mit persönlichen Problemen zu befassen, ihren Ursprung zu ergründen, sie zu bewältigen und eigene Verhaltensmuster zu verändern, ist alles andere als ein „Quick Fix“, es ist eine langwierige und anstrengende Sache. Die Überwindung von Hürden, die Konfrontation mit Unbequemem, das Durchlaufen von schwierigen Phasen und das zeitweise Erleben von Frustration kann durchaus Teil der Behandlung sein. Für Patient*innen mit starkem Modus des Undisziplinierten Kindes sind all diese Aufgaben emotional heikel und schwer durchzuhalten. Wir Therapeut*innen müssen es für diese Patient*innen als immense Herausforderung verstehen, sich auf den langwierigen und kleinschrittigen Prozess einer Psychotherapie einzulassen und in ihm zu verbleiben, noch dazu, wenn er ein hohes Maß an Eigeninitiative erfordert. Wir erkennen den Modus des Undisziplinierten Kindes daran, dass der*die Patient*in (gegebenenfalls auf Nachfrage) einräumt, dass Aspekte der Sitzungen oder Hausaufgaben bei ihm*ihr Gefühle von Widerstand, Überdruss, Ärger oder Langeweile hervorrufen. Er*sie kann geneigt sein, therapiebezogene Erledigungen hinauszuschieben, immer wieder zu vertagen, zu vergessen oder unvollständig als erledigt abzuhaken. Zuweilen treten Patient*innen auch etwas „läppisch“ auf und scheinen die Sache nicht so recht ernst zu nehmen. (Auf Nachfrage, ob Modus-Memos angefertigt wurden zwischen den Sitzungen, etwa: „Ach je, das ist mir glatt durchgerutscht. Wissen Sie, ich hab’ ein oder zwei Memos angefangen, aber da ist dann doch echt einiges zu tun und diese ganzen Punkte abzuarbeiten, das war mir dann zu viel. Sorry!“)

Abgesehen von allgemeinen Interventionen zur Regulation des Modus des Undisziplinierten Kindes (siehe Abschnitte 5.3.3 und 5.4.7), sind folgende Strategien hilfreich, wenn der Therapiestillstand auf den Modus des Undisziplinierten Kindes zurückgeführt werden kann:

- Validierung der Empfindungen und der Anstrengung
- Einordnung des Widerwillens in den Kind-Modus

- Biografische Zuordnung
- Ausdruck von Verständnis
- Explikation der kurz- und langfristigen Konsequenzen für den*die Patienten*Patientin und den Erfolg der Therapie (und gegebenenfalls anderer Lebensbereiche)

Wichtig ist auch hier, dass Therapeut*innen nicht übermäßig fordernd und mit erhobenem Zeigefinger auftreten, sondern wohlwollend begrenzend und leitend, orientiert an den Bedürfnissen des*r Patienten*Patientin: *„Ich weiß, dass es sehr anstrengend für Sie ist, sich den Memos regelmäßig zu widmen. Ich weiß aber auch, dass Sie das können. Sie sind mir sehr wichtig und ich will Sie dabei unterstützen, dass Sie Ihre Ziele erreichen. Ich will, dass Sie das schaffen!“*

Gleichzeitig darf die empathische Konfrontation mit der Dysfunktionalität des Verhaltens nicht ausbleiben. Therapeut*innen sollten sich immer in einer Dialektik aus Verständnis und Anleitung zur Veränderung bewegen. Wir helfen dem*r Patienten*Patientin nicht, wenn wir auf mangelndes Engagement genervt oder gar patzig reagieren. Wir helfen ihm*ihr aber auch nicht, wenn wir in endlosem Verständnis alles weglächeln und durchwinken.

Es kann auch hilfreich sein, die Bewusstmachung der Dysfunktionalität des Modus nicht nur auf das Therapiesetting zu beschränken. Betroffene erleben die ungünstigen Auswirkungen häufig zum Beispiel auch im beruflichen Bereich.

Für Therapeut*innen selbst wirkt es unterstützend, ihre*n Patient*in im Modus des Undisziplinierten Kindes wahrzunehmen und ihn*sie in diesem Zustand als *nicht* erwachsen zu begreifen, sondern im Alter von sechs, acht oder zwölf Jahren, und die Therapie entsprechend anzupassen. Auch für den Aufbau von Selbstwirksamkeitserwartung bei dem*r Patienten*Patientin ist es nützlich, sich ein Kind vorzustellen, das wir dabei unterstützen wollen, etwas Neues zu lernen. Realistische (Teil-)Ziele und angemessene Unterstützung sind dabei unerlässlich. Generell verlieren Kinder schnell die Lust am Lernen, wenn sie unter Druck gesetzt werden und zu viel oder etwas Unrealistisches von ihnen verlangt wird.

Starker Modus des Angepassten Unterwerfers

Patient*innen mit einem starken Bewältigungs-Modus des Angepassten Unterwerfers wirken zunächst wie „mustergültige“ Patient*innen, die sich anscheinend widerstandslos und sehr zugewandt auf den therapeutischen Prozess einlassen. Wenn es aber an die konkrete Umsetzung von Veränderungen geht (zum Beispiel zwischen den Sitzungen üben, eigene Bedürfnisse gegenüber anderen zu kommunizieren, auch mal Nein zu sagen, etwas Unpopuläres zu tun etc.), dann kommt es häufig zu für Therapeut*innen zunächst überraschendem Stillstand.

Wenn wir uns bewusst machen, dass der Hintergrund der Unterwerfung und des Gefallenwollens eine immense Angst vor Bestrafung, Zurückweisung und Verlassenheit ist, wird nachvollziehbar, dass Betroffene sich sehr schwer damit tun, sich außerhalb des Modus zu bewegen. Sollte es bei Patient*innen mit einem starken Modus des Angepassten Unterwerfers zu Stillstand kommen, sind folgende Maßnahmen hilfreich:

- Aktivierung weiterer Ressourcen funktionaler Modi, die dem*r Patienten*Patientin ausreichend Halt geben angesichts des Risikos, dass er*sie eingeht, wenn er*sie die Unterwerfung aufgibt (was und wer ist alles noch da, falls sich durch das Einbringen eigener Bedürfnisse jemand zurückzieht?)
- Empathische Konfrontation mit Explikation der Kosten des Verhaltens
- Stuhldialog zur Regulation der Bewältigung

Sorgfältig geprüft werden sollte allerdings immer auch, ob nicht vielleicht der*die Therapeut*in selbst Bedürfnisse des*r Patienten*Patientin übersieht, was diese*r über lange Zeit (so wie auch in anderen Beziehungen) hinnimmt, ohne sozial kompetent darauf hinzuweisen. Eine solche Konstellation könnte nämlich dazu führen, dass der*die Patient*in irgendwann in den Modus des Ärgerlichen Kindes switcht und dann schlichtweg sauer ist und „keine Lust mehr hat“, die mit dem*r Therapeuten*Therapeutin vereinbarten Veränderungen umzusetzen.

7.4 Unzuverlässigkeit und mangelnde Adhärenz

Anzeichen von Unzuverlässigkeit und mangelnder Adhärenz können sein, dass Patient*innen häufiger nicht zu Sitzungen erscheinen, sich nicht aktiv einbringen und insgesamt irgendwie „nicht an Bord“ wirken. Auch hier kann ein Grund der Modus des Undisziplinierten Kindes sein (siehe auch Abschnitt 7.3). Weitere mögliche Gründe sind:

1. Bleibende starke Ambivalenz hinsichtlich Veränderung.
2. Starker Modus des Vermeidenden Beschützers.
3. Die Anstrengungen im Rahmen der Therapie übersteigen die von dem*r Patienten*Patientin erwarteten Anstrengungen.
4. Der*die Patient*in ist nicht überzeugt vom therapeutischen Ansatz.
5. Die therapeutische Beziehung ist nicht tragfähig.

Bleibende starke Ambivalenz hinsichtlich Veränderung

Die ambivalente beziehungsweise auch im Verlauf schwankende Veränderungsmotivation ist in der Behandlung von Menschen mit Verhaltenssucht ebenso immanent wie in der Behandlung von Menschen mit stoffgebundenen Süchten.

Wenn Patient*innen von Anfang an oder im Verlauf etwas mehr zur Pro-Verhaltenssucht-Seite schwanken, kann sich das in mangelnder Therapieadhärenz äußern. In diesen Fällen sollte die Ambivalenz immer wieder explizit thematisiert werden. Es gilt, die Ambivalenz und ihre Auswirkungen auf den therapeutischen Prozess beim Namen zu nennen und sie, wo nötig, immer wieder zu bearbeiten: in beide Seiten einfühlen, alle Argumente benennen und abwägen (siehe auch Abschnitt 5.4.9). Sollte sich abzeichnen, dass die Ambivalenz im Verlauf der Therapie quasi ununterbrochen präsent ist und in hinderlicher Weise Einfluss nimmt, muss mit dem*r Patienten*Patientin gemeinsam überlegt werden, ob die Motivation, das bisherige Verhalten beizubehalten, zum gegebenen Zeitpunkt nicht womöglich größer ist als die Motivation, etwas zu verändern. Wenn die Übung zur Bearbeitung von Ambivalenz (siehe Seite 217 ff.) wiederholt sehr knappe Ergebnisse liefert und die Prozentzahlen zur Veränderungs- und Anstrengungsbereitschaft sich immer wieder nur knapp über 50 Prozent bewegen, sollte zunächst überprüft werden, ob dem*r Patienten*Patientin weitere Unterstützungsmaßnahmen über die ambulante Psychotherapie hinaus helfen würden. Falls Patient*innen sich demgegenüber auch nicht öffnen können, kann der Schluss gezogen werden, dass eine ambulante Behandlung zum jetzigen Zeitpunkt nicht fortgeführt wird. In diesem Falle sollte mit dem*r Patienten*Patientin besprochen werden, dass er*sie sich bei gegebener Bereitschaft zu einem späteren Zeitpunkt wieder melden kann.

Nicht zuletzt durch unsere Tätigkeit als Supervisorinnen wissen wir, dass es für Therapeut*innen schwer sein kann, nicht doch in einen Fordernden Modus zu verfallen. Wir sehen, dass Kolleg*innen sich um wertfreie Kommunikation bemühen, zuweilen aber doch eine Botschaft transportieren wie „Wenn Sie sich nicht reinhängen, kann es ja nichts werden!". Dies passiert entweder, wenn der eigene Fordernde Modus des*r Therapeuten*Therapeutin per se stark ausgeprägt ist oder wenn Patient*innen über lange Zeit in der Ambivalenz sind und immer wieder schwanken. Bei der Beteiligung eigener dysfunktionaler Muster sollten diese reguliert werden, gegebenenfalls mithilfe von Supervision beziehungsweise Selbsterfahrung oder Intervision.

Wenn die Ambivalenz tatsächlich über eine längere Zeit hinweg immer wieder auftritt, den Therapieerfolg bremst und sich durch die wiederholte spezifische Intervision nicht auflösen lässt, ist eine klare Stellungnahme des*r Therapeuten*Therapeutin zur Möglichkeit von Veränderung wichtig, die gleichermaßen wertschätzend wie konstruktiv konfrontierend ist:

„Es ist absolut nachvollziehbar und völlig legitim, dass Sie an dem Bewältigungs-Modus hängen. Er war lange Zeit unheimlich wichtig für Sie und hat Ihnen viel geholfen. Ich habe den Eindruck, dass Ihr Nutzen aus diesem Bewältigungsverhalten zum momentanen Zeitpunkt die Kosten noch überwiegt. Das ist vollkommen in Ordnung. Mir ist nur wichtig, dass wir auf Basis der Kosten-Nutzen-Bilanz zu einer bewussten Entscheidung kommen. Diese Entscheidung kann auch sein, dass wir an dieser Stelle die Therapie beenden und gegebenenfalls zu einem späteren Zeitpunkt fortsetzen."

An dieser Stelle kann es vorkommen, dass Patient*innen beteuern, dass sie auf jeden Fall weitermachen möchten. Dann sollte von Therapeut*innenseite noch einmal zugewandt und eindringlich besprochen werden, dass dazu gehört, sich aktiv am Therapieprozess zu beteiligen. Und dass das Erledigen von Hausaufgaben nun einmal notwendig ist, um sich weiterzuentwickeln. Ein solches Gespräch kommt einer empathischen Konfrontation gleich, die dem*r Patienten*Patientin vor Augen führt, dass er*sie auch mit seinem*ihrem Tun (oder Nichttun) Realitäten schafft:

„Ich weiß, dass da dieser Anteil in Ihnen ist, der die Veränderung und die Therapie will. Diesem Anteil steht meine Tür immer offen. Wenn aber der andere Anteil in Ihnen, der weitermachen möchte wie bisher, weil er Ihnen damit bisher viel geholfen hat, oder ein Anteil, dem die Bemühungen im Rahmen der Veränderung zu anstrengend sind, noch so stark ist, dass er keine aktive Beteiligung an der Veränderung zulässt, dann werden wir auch keine Veränderung erzielen. Was dann passiert, ist, dass Sie irgendwann eine Therapie abgeschlossen haben werden, aber im Grunde genauso dastehen wie vorher. Sie werden sich dann sagen ‚Ich habe doch Therapie gemacht, aber sie hat gar nichts bewirkt' und deshalb wahrscheinlich auch in Zukunft nicht noch einmal Hilfe aufsuchen. Das fände ich fatal, da der Anteil in Ihnen, der Veränderung möchte, dann vielleicht doch stärker ist und wirklich von einer neuerlichen Therapie profitieren könnte. Deshalb möchte ich erst dann mit Ihnen arbeiten, wenn Sie sich wirklich aktiv in das Veränderungsgeschehen einbringen können."

Ziel ist, den*die Patienten*Patientin nicht mit einem unbefriedigenden Therapieergebnis oder einem „Rausschmiss" durch den*die Therapeuten*Therapeutin gehen zu lassen, sondern mit einer aktiven, selbstverantwortlichen und ehrlichen Entscheidung („Ich habe mich gegen die Therapie entschieden, weil ich mein Suchtverhalten zum jetzigen Zeitpunkt noch nicht aufgeben wollte").

Starker Modus des Vermeidenden Beschützers

Der Bewältigungs-Modus Vermeidender Beschützer ist dadurch charakterisiert, dass Situationen, die unangenehme Gefühle auslösen können, aktiv vermieden werden. Dies kann berufliche oder private Veranstaltungen, die Nutzung öffentlicher Verkehrsmittel sowie Termine beim Arzt oder Arbeitsamt oder aber eben die Therapietermine selbst betreffen. Mitunter geht dies so weit, dass es schwierig ist, Patient*innen überhaupt in Kontakt zu halten. Hinter wiederholten kurzfristigen Absagen und Nichterreichbarkeit am Telefon kann aktive Vermeidung stecken (aktiv heißt nicht bewusst / absichtsvoll!).

Im besten Fall erkennen und benennen wir den Modus des Vermeidenden Beschützers gleich zu Beginn der Therapie und fügen ihn gemeinsam mit dem*r Patienten*Patientin ins Fallkonzept ein. Wir greifen dem möglichen Auftreten des Vermeiders vorweg und besprechen mit dem*r Patienten*Patientin, wie wir in der Therapie mit ihm umgehen – dass wir ihn immer klar benennen und uns ihm in den Weg stellen werden. Neben der Validierung und biografischen Einordnung ist es sehr wichtig, Betroffene nicht mit ihren Vermeidungsstrategien „auskommen“ zu lassen, also sehr klar dabei zu bleiben, dass ein Fernbleiben von herausfordernden Situationen nicht zielführend ist. Dies kann dann schwierig werden, wenn die Vermeidung unter dem Deckmantel der Selbstfürsorge daherkommt. Häufige Beispiele sind wiederholt verlängerte Krankschreibungen („Ich brauche einfach noch mehr Ruhe vor den ganzen Anstrengungen“) oder ausgedehntes Schlafverhalten („Ich brauche noch mehr Erholung und muss mich ausschlafen, ich muss unseren Termin verschieben“). Wichtig ist, dem*r Patienten*Patientin in freundlich zugewandter Weise Verständnis zu signalisieren, aber auch im Rahmen einer empathischen Konfrontation aufzuzeigen, dass das Verhalten maladaptiv geworden ist. Zum Beispiel:

„Ich kann gut verstehen, dass es für Sie manchmal sehr schwierig ist, sich einer Situation zu stellen. In unseren Sitzungen zum Beispiel müssen Sie ihre schwierige Situation einem anderen Menschen offenlegen und sich selbst damit auseinandersetzen, welche Problembereiche es gibt und wie ausgeprägt sie tatsächlich sind. Das sind große Herausforderungen. Und ich glaube, dass durch diese Herausforderungen Ihr Vermeidender-Beschützer-Modus aktiviert wird. Und der möchte Sie nun davon abhalten, unseren Termin wahrzunehmen, bei dem Sie womöglich Scham und Angst erleben könnten. Dahinter steckt, dass schon in Ihrer Herkunftsfamilie Probleme vermieden und unter den Teppich gekehrt wurden, nicht wahr? Sie hatten kein hilfreiches Vorbild im Umgang mit Problemen und Konflikten. Da war der Vermeider erst mal sehr hilfreich, um genau dem aus dem Weg zu gehen. Wenn Sie dem Vermeider nun aber weiter das Ruder überlassen, fürchte ich, werden Ihre momentanen Schwierigkeiten größer und größer. Und ich glaube, dass der Vermeider sich auch vor unserem nächs-

ten Termin melden wird. Und vor dem nächsten und dem nächsten. Meinen Sie, dann können Sie sich genauso gut jetzt überwinden und zur Sitzung kommen? Wissen Sie, mir ist sehr wichtig, dass Sie aus diesen Schwierigkeiten rauskommen und wieder unbelasteter leben können. Deshalb möchte ich Sie gerne dabei unterstützen, den Termin trotz des Unbehagens doch wahrzunehmen.“

Die Anstrengungen im Rahmen der Therapie übersteigen die von dem*r Patienten*Patientin erwarteten Anstrengungen

Bereits in Abschnitt 5.4.9 haben wir darauf hingewiesen, dass wir die Patient*innen schon früh und realistisch darüber aufklären, dass es anstrengend werden wird, die Verhaltenssucht zu überwinden und neue Muster zu etablieren. Mit diesem Vorgehen soll die in der Überschrift dieses Abschnitts beschriebene schwierige Therapiesituation von vorneherein *verhindert* werden.

Wir teilen Patient*innen sehr klar mit, dass die Veränderung, zu der sie sich entschieden haben, nicht „einfach so“ passieren oder leicht umsetzbar sein wird. Patient*innen sollten daher nicht nur eine Entscheidung für die Veränderung treffen, sondern auch eindeutige *Bereitschaft* erklären, einen schwierigen Prozess zu durchlaufen und sich anders zu verhalten, als mächtige Gefühle und Impulse es nahelegen. Eine Formulierungshilfe für die Aufklärung über die Anstrengungen, die ggf. auftreten können, findet sich auf Seite 221 f. („Wissen, worauf man sich einlässt“).

Patient*in ist nicht überzeugt vom therapeutischen Ansatz

Die Schematherapie holt viele Menschen gut ab, die sich in psychotherapeutische Behandlung begeben. Durch den weitreichend individualisierbaren Ansatz des Modus-Modells, die sehr trefflichen Verbindungen zwischen biografischen Erfahrungen und aktuellen Problemen, die durch Emotionsbrücken und Imaginationen möglich sind, und durch die lebendigen und kreativen Tools fühlen sich viele Patient*innen gut aufgehoben. Doch auch die Schematherapie passt nicht für alle Menschen. Wenn zum Beispiel keinerlei Motivation besteht oder gefördert werden kann, sich neben der Symptomebene auch mit biografischen Hintergründen zu befassen, kann es sinnvoll sein, zunächst einmal rein verhaltenstherapeutisch zu behandeln (oder den*die Patienten*Patientin entsprechend weiterzuvermitteln).

Manche Patient*innen können wir in diesem Fall „abholen“, indem wir die Ablehnung der Auseinandersetzung mit der Vergangenheit als vermeidendes Bewältigungsverhalten einordnen und in einem Stuhldialog bearbeiten. Manchmal hilft es aber auch, sich noch einmal gezielt darüber zu verständigen, ob es ungeklärte Fragen zum schematherapeutischen Vorgehen oder Zweifel an einzelnen therapeutischen Strategien gibt. Diese sollten sorgfältig beantwortet und geklärt werden.

Manche Patient*innen sind auch abgeschreckt, wenn die Terminologie zu „esoterisch" erscheint. Auch hier ist die Schematherapie flexibel und kreativ. Wir müssen zum Beispiel nicht vom „inneren Kind" sprechen. Wir können den Modus des Vulnerablen Kindes auch den „einsamen Paul" oder „die hilflose Susanne" nennen. Zudem hilft skeptischen Patient*innen die fundierte Psychoedukation zur physiologischen Grundlage der Verfestigung und Veränderung von Verhaltensmustern dabei, Vertrauen in die Methoden zu fassen.

Die therapeutische Beziehung ist nicht tragfähig

Wenn Therapeut*innen unreflektierte und unbearbeitete Strafende und Fordernde Modi haben, die im Kontakt mit dem*r Patienten*Patientin aktiviert werden und dessen Vulnerables Kind mit Gefühlen von Wertlosigkeit und Angst triggern, ziehen Patient*innen sich immer wieder in Bewältigungsverhalten zurück. Sie können sich dann nicht verletzlich und bedürftig zeigen, sodass auch keine Nachbeelterung möglich ist. Die therapeutische Beziehung ist dadurch tiefgreifend beeinträchtigt. Die Möglichkeit, dass eigene dysfunktionale Bezugspersonen-Modi aktiv sind, sollte immer reflektiert werden, im besten Falle im Rahmen einer Intervision oder Supervision.

Häufiger als den Strafenden Modus sehen wir bei Kolleg*innen in Supervision und Selbsterfahrung den Fordernden Modus – der an sie selbst wie auch an Patient*innen gerichtet sein kann. Therapeut*innen stecken dann zu hohe Ziele und haben einen zu starr definierten Standard im Sinne eines gewünschten Soll-Zustandes, der keine Abweichungen zulässt.

Stillstand kann jedoch auch dann entstehen, wenn Therapeut*innen sich davor scheuen, den*die Patienten*Patientin empathisch zu konfrontieren. Aus der Angst heraus, ihn*sie damit zu überfordern oder zu verletzen, verbleiben Therapeut*innen zu lange darin, den Status quo mit dem*r Patienten*Patientin gemeinsam zu konstatieren und zu monitoren, statt aktiv in die Veränderung zu gehen. Auch das sehen wir als Beeinträchtigung der therapeutischen Beziehung, da es elementare Aufgabe von Therapeut*innen ist, auf funktionale Weise Veränderung zu unterstützen. Dies insbesondere, wenn wir unsere Rolle als die von guten Elternteilen verstehen, die die emotionalen Bedürfnisse unserer Patient*innen im Blick haben und sie versorgen. Ein guter Elternteil sollte eingreifen, wenn etwas im Argen liegt. Auch in diesem Fall empfehlen wir Supervision und gegebenenfalls Selbsterfahrung zur Regulation vermeidender Bewältigungs-Modi.

In manchen Fällen kann es auch vorkommen, dass Bewältigungs-Modi des*r Patienten*Patientin trotz wiederholter empathischer Konfrontation immer wieder das Interaktionsverhalten dominieren und irgendwann die therapeutische Beziehung beeinträchtigen. Dies gilt insbesondere für den Modus des Manipulierers / Lügners / Täuschers und den Pöbel- / Angreifer-Modus. In diesen Ausnahmefällen werden Grenzen des*r Therapeuten*Therapeutin substanziell überschritten, sodass das Vertrauensverhältnis nicht wiederherstellbar ist und die Behandlung seitens des*r Therapeuten*Therapeutin nicht fortgeführt werden kann.

7.5 Verantwortungsabgabe an Therapeut*innen

Patient*innen mit starker Außenorientierung und dependenter Persönlichkeitsstruktur treten mit der expliziten oder impliziten Botschaft auf „Beseitige meine Symptome!“ oder allgemein „Mach du mal!“.

Hintergrund ist häufig die kindliche Erfahrung, dass Bezugspersonen angstinduzierend und invalidierend oder sehr dominant aufgetreten sind und dem Kind alles abgenommen haben.

Das Kind erlebt sich selbst als unwirksam und lernt, sich immer nach der starken Person umzusehen, die auf es aufpasst und Entscheidungen trifft beziehungsweise Angelegenheiten regelt. Daraus kann sich ein aktives dysfunktionales Bewältigungsverhalten entwickeln. Patient*innen wirken in diesem Bewältigungs-Modus so auf Therapeut*innen ein, dass er*sie aktiv wird. Das Gegenüber wird „auf Trab“ gehalten, um den*die Patienten*Patientin zu „retten“, während diese*r sich rauszieht.

Die Eltern der Patientin Annika B. zum Beispiel nahmen ihr als Kind alles ab. Sie wurde nicht in Erledigungen im Haushalt einbezogen, die Mutter suchte ihr Kleidung aus, der Vater entschied, welche Wahlpflichtkurse sie in der Schule belegte und welches Musikinstrument sie lernte. Zugleich erfuhr sie Abwertung dafür, dass sie nicht so kompetent sei wie andere Kinder in ihrem Alter. Annika B. traute sich noch nach ihrem Schulabschluss nicht zu, eine Ausbildung nach ihrem Interesse zu machen. Sie hatte Angst, dass es nicht das Richtige sein und dass sie versagen könnte. Sie wählte dann eine Berufsausbildung, die ihre Eltern für sinnvoll hielten. Frau B. kam mit kaufsüchtigem Verhalten in die Therapie. In der Behandlung zeigte sie sich sehr verständig und stimmte den erarbeiteten Konzepten und Zusammenhängen freundlich zu. Die Umsetzung konkreter Veränderungsschritte wehrte sie jedoch lange ab mit Aussagen wie „Ich kann das nicht“, „Das traue ich mir nicht zu“, „Können Sie mir da nicht was an die Hand geben, wie das gehen soll?“, „Was meinen Sie, wie ich das machen kann?“.

Wenn Therapeut*innen ein solches Verhalten bei Patient*innen identifizieren, sollten sie

- die geringe Wirksamkeitserwartung des*r Patienten*Patientin benennen und biografisch einordnen,
- den Aufbau von Wirksamkeitserwartung (durch das Selbsttun) erklären und unterstützen,
- eine therapeutische Grundhaltung einnehmen und vertreten, die Fehler explizit erlaubt und als wichtig für den Lernprozess deklariert,
- selbst Modell für Offenheit gegenüber Neuem und Fehlern sein,
- jedes Ausprobieren des*r Patienten*Patientin validieren und verstärken,
- den*die Patienten*Patientin empathisch damit konfrontieren, dass ihm*ihr nicht geholfen ist, wenn das Gegenüber ihm*ihr alles abnimmt (genau das hat ja zu den Problemen geführt).

Besonders müssen Therapeut*innen darauf achten, Patient*innen mit abhängiger Struktur nicht zu sehr zu versorgen. Viele Therapeut*innen neigen generell zum Versorgen und befriedigen besonders gerne das Bindungsbedürfnis von Patient*innen. Damit ist der Gruppe dependenter Personen aber nicht geholfen. Wichtig ist, dass sie „flügge" werden, also in der Lage sind, eigene Wege zu gehen und eigene Entscheidungen zu treffen. Dafür ist es notwendig, dass sie zuweilen auch eine gewisse innere Spannung erleben, Risiken eingehen, sich etwas trauen, ohne dass der*die Therapeut*in als Sicherheitsnetz fungiert. Auf dem Boden der nährenden Zuwendung müssen Patient*innen auch „liebevoll gepusht" werden, um eigene Kompetenzen und die Unabhängigkeit erreichen zu können, die im Leben eines gesunden Erwachsenen oder einer gesunden Erwachsenen notwendig sind.

7.6 Symptomverschiebung

Wenn im Laufe der Therapie eine Reduktion des Suchtverhaltens verzeichnet wird, kann es vorkommen, dass sich begleitend in einem anderen Bereich die Distanzierte Selbstberuhigung „einschleicht". Die arbeitssüchtige Patientin geht abends pünktlich in den Feierabend, tut dort aber nicht viel anderes, als sich durch ihren Instagram-Feed zu scrollen. Der von Sportwetten abhängige Patient löscht seinen Online-Wettaccount und sucht das Wettbüro zwei Straßen weiter nicht mehr auf, trinkt aber plötzlich täglich Alkohol. Das Phänomen der Symptomverschiebung ist auch aus der Behandlung stoffgebundener Abhängigkeiten bekannt und weist in der Regel darauf hin, dass wesentliche Faktoren der Entstehung und Aufrechterhaltung der Problematik noch nicht ausreichend therapeutisch adressiert worden sind (zum Beispiel Vollmer & Krauth, 2000). Grundsätzlich kann bei einem sauber erstellten schematherapeutischen Fallkonzept davon ausgegangen werden, dass zentrale Aspekte der Entstehung und Aufrechterhaltung der Verhaltenssucht bekannt sind. Nichtsdestotrotz kommt es natürlich auch vor, dass wichtige biografische Erfahrungen erst im Verlauf der Therapie zur Sprache kommen und der Bearbeitung zugänglich werden.

Eine Patientin mit Internetsucht bearbeitete im Rahmen ihrer Therapie fokussiert die frühe Frustration des Autonomiebedürfnisses durch eine Mutter, die sich in der Beziehung zur Patientin stets stark kontrollierend zeigte, und einen Vater, der eine Vielzahl von Entscheidungen für die Patientin traf, ohne ihre Sicht der Dinge mit einzubeziehen. Die Patientin konnte ihren Internetgebrauch im Verlauf der Therapie gut regulieren und zeigte auch zunehmend selbstbestimmtes Verhalten in ihrem Alltag. Sie zog mit dem Partner in eine eigene Wohnung und wechselte das Studienfach entsprechend ihrer persönlichen Neigung von einem wissenschaftlichen zu einem kreativen Fach. Nach und nach wurde jedoch offenkundig, dass sich das Sportverhalten der Patientin dysfunktional veränderte. Sie ging täglich ins Fitnessstudio und verbrachte dort zunehmend mehr Zeit. Sie offenbarte in der Therapie, dass sie sich sehr unwohl fühle, wenn sie dem neuen Pensum an Sport einmal nicht nachgehe. Dann werde auch der Drang danach, im Internet zu surfen, wieder stärker. Durch erneute Imaginationen, ausgehend von solchen Momenten, kam die Patientin erstmals in ihrem Erwachsenenalter mit belastenden Erfahrungen in Kontakt, die sie als kleines Mädchen mit zwei älteren Jungen aus der Nachbarschaft gemacht hatte. Die Jungen hatten sie bei einem Dorffest in ein Gebüsch gezogen und sexuell missbraucht. Danach hatten sie die Patientin mit Androhung von „Schlimmerem" eingeschüchtert und zum Schweigen gebracht. Die massiv ängstigende Erfahrung wurde behutsam imaginativ überschrieben. In der Folge konnte die Patientin sich auf die durch die gemeinsame Wohnung vertiefte Bindung zu ihrem Partner einlassen und das exzessive Sportverhalten reduzieren, ohne dass im weiteren Verlauf emotionale Betäubung in einem anderen Bereich auftrat.

7.7 Gefühle von Ärger und Frustration bei Therapeut*innen

Wir sehen insbesondere Fordernde und Aufopfernde Modi von Therapeut*innen als relevant für Gefühle von Ärger und Frustration.

Wie in den vorangegangenen Abschnitten an verschiedenen Stellen bereits erwähnt, können eigene Fordernde Modi von Therapeut*innen in der Behandlung von Menschen mit Verhaltenssucht aktiviert werden (vgl. Abschnitte 4.1.5, 7.2, 7.3, 7.4). Wir unterscheiden hier

- einen nach innen gerichteten Fordernden Modus und
- einen nach außen gerichteten Fordernden Modus.

Der *nach innen gerichtete Fordernde Modus* verlangt von dem*r Therapeuten*Therapeutin, seinen*ihren Beruf perfekt auszuüben. Daraus ergibt sich implizit die Forderung, dass Patient*innen „super laufen" müssen, also idealtypische Bilderbuchverläufe zeigen. Weichen die Verläufe ab, was bei Verhaltenssucht durchaus zu erwarten ist, kann sich der Modus des Ärgerlichen Kindes regen: „Ich gebe mein Allerbestes und der*die Patient*in macht das alles zunichte!"

Der Fordernde Modus, der von dem*r Therapeuten*Therapeutin verlangt, perfekt zu sein, kann zudem Unterwerfende oder Vermeidende Bewältigung triggern, was dazu führt, dass Therapeut*innen zu sehr schonen, zu viel übernehmen, dabei zu wenig konfrontieren und zu wenig Halt und Struktur geben, sodass sie selbst den Prozess prolongieren, was dann wiederum Ärger hervorruft.

Der *nach außen gerichtete Fordernde Modus* beinhaltet unreflektierte überhöhte Normen und Standards, an denen der*die Patient*in gemessen wird. Der normative Druck, den der*die Therapeut*in durch die eigene Lerngeschichte übernommen hat, wird an den*die Patienten*Patientin weitergegeben. Gelingt dem*r Patienten*Patientin die Erfüllung des überhöhten Standards nicht, ärgert sich der*die Therapeut*in über ihn*sie: „Er*sie lässt sich ja schon sehr gehen. Also das müsste man doch können!"

Voraussetzung für die Regulation eines Fordernden Modus sind die kritische Selbstreflexion und das Wissen um diesen Modus. Sollten Ärgergefühle in der Therapie immer wieder auftreten, empfehlen wir daher die Inanspruchnahme von Supervision oder bei bekannten eigenen dysfunktionalen Anteilen die Selbsterfahrung.

Im Rahmen eigener Modus-Arbeit kann der Fordernde Anteil konfrontiert und reduziert und das Vulnerable Kind versorgt werden, sodass in Zukunft auch das Streben danach, ein*e „Supertherapeut*in" zu sein, nicht mehr dysfunktional treibt.

Eine allgemein hilfreiche Strategie zur Verhinderung der Übertragung eigener überhöhter Normen auf den*die Patienten*Patientin ist, sich einfühlsam in seine*ihre Lage zu versetzen.

Therapeut*innen sollten sich immer wieder vergegenwärtigen,

- welche Geschichte ihr*e Patient*in hat,
- was er*sie als Kind erlebt hat (sehr wirkungsvoll ist es, sich ein Bild des*r Patienten*Patientin als Kind vor das innere Auge zu rufen),
- wie diese Erfahrungen dazu geführt haben, mit welchen Problemen er*sie heute zu kämpfen hat, und
- dass das eigene Tempo, in dem Dinge angegangen und verändert werden, kein Maßstab dafür ist, was der*die Patient*in leisten kann.

7.8 Rückfälle und Rückfallprophylaxe

Der wichtigste Satz dieses Kapitels gleich vorneweg: *Ein Rückfall ist als Teil des Weges zu erwarten und wirft keinesfalls alle bis dahin erreichten Veränderungen und die dafür erbrachten Mühen über den Haufen!* Diese Botschaft ist auch für Patient*innen immens wichtig. Es besteht im Falle eines Rückfalls in die Verhaltenssucht kein Grund, sich zu schämen oder schuldig zu fühlen.

Bei stoffgebundenen wie auch stoffungebundenen Abhängigkeiten ist der Rückfall ein Phänomen, das zum Störungsbild dazugehört. Rückfälle passieren. Sie sind kein Ausdruck von Schwäche oder mangelndem Willen. In der Behandlung von Menschen mit einer Alkoholabhängigkeit heißt es: „Der Rückfall gehört zur Krankheit."

Diese Grundhaltung vertreten wir auch Menschen mit Verhaltenssüchten gegenüber. Wir thematisieren die Möglichkeit eines Rückfalls bei bereits erreichter Abstinenz (Glücksspiel) oder bei bereits erreichtem Umgang (Internet/Medien, Arbeit, Kaufen, Sex) frühzeitig in der Therapie, um der nachvollziehbaren Irritation und Verunsicherung von Patient*innen angesichts eines Rückfalls ein Stück weit vorzubeugen. Ein weiterer wünschenswerter Effekt der Vorwegnahme möglicher Rückfälle ist, dass Betroffene sich leichter damit tun, Rückfälle offen in der Therapie anzusprechen, wenn sie zuvor gehört haben, dass der*die Therapeut*in Rückfälle nicht verteufelt, sondern im Zusammenhang mit dem Störungsbild damit vertraut ist.

Rückfälle sollten im Rahmen der Psychoedukation im Zusammenhang mit Konditionierungsphänomen und deren Tücken besprochen werden. Hier kann auch das Bild der Bergbesteigung noch einmal herangezogen werden (vgl. Seite 166 ff.):

„Der Weg zum Ziel führt bei einer Gipfelbesteigung nicht geradlinig immer nur bergan. Der natürliche sichere Weg durch das Gelände kann auch einen kurzzeitigen Abstieg zurück in eine Region näher dem Tal bedeuten, führt aber dennoch im Großen und Ganzen betrachtet bergan zum Ziel."

Empathisches Verständnis von Therapeut*innenseite kann auch zusätzlich mithilfe des Bildes vom Trampelpfad (siehe S. 90) ausgedrückt werden. In diesem Bild kann auch wunderbar hingeleitet werden zur Rückfallprophylaxe:

„Als wir über die Biologie der Sucht gesprochen haben, habe ich das Bild von einem Trampelpfad bemüht, der durch eine wilde Wiese führt, vielleicht erinnern Sie sich. Es ist, auch wenn man dieses Bild hinzuzieht, allzu verständlich, dass man zuweilen in Versuchung geraten kann, doch wieder den Trampelpfad zu nehmen, der so bequem ausgetreten ist, anstatt den mühsam zu erschließenden neuen Weg. Besonders anfällig dafür sind wir, wenn wir angeschlagen oder durch die aktuelle Situation sehr stark herausgefordert sind. In diesem Moment haben wir oftmals nicht die Energie

für den mühsamen neuen Weg und erinnern uns wegen der anderweitig gebundenen Kapazität nicht mehr daran, dass der Trampelpfad zwar bequem ist, uns aber gar nicht zum Ziel führt. Diese kritischen Situationen können einen Rückfall also wahrscheinlicher machen. Ich möchte mir genau solche schwierigen Situationen gerne mit Ihnen gemeinsam anschauen, um Sie in Zukunft noch besser vorbereitet zu wissen. Was meinen Sie?"

Rückfallprophylaxe

Ein Rückfall bietet therapeutisch gesehen die Gelegenheit, noch einmal ganz genau hinzuschauen, was ihn ausgelöst hat. Ausgehend davon können oftmals sehr effizient weitere schwierige Situationen benannt werden. Wenn kritische Situationen identifiziert sind, können alternative funktionale Verhaltensstrategien für die Zukunft erarbeitet werden.

Es sollte im Verlauf der Therapie eine individuelle Liste herausfordernder Situationen und Umstände erstellt werden, die das Risiko eines Rückfalls bergen. Je nach individuellem Hintergrund der Verhaltenssucht können das zum Beispiel sein:

- Erleben schmerzhafter Gefühle wie Angst, Einsamkeit, Minderwertigkeit, Überforderung, Traurigkeit oder Verzweiflung.
- Erleben unangenehmer Gefühle wie Langeweile oder Überdruss.
- Konflikte mit anderen Menschen.
- Konfrontation mit Menschen, die noch verhaltenssüchtig sind und zu denen der*die Patient*in noch nicht sicher genug Nein sagen kann.
- Starkes Verlangen nach der problematischen Aktivität.
- Ausüben der Aktivität im Rahmen von kontrolliertem Konsum.
- Herausfordernde und belastende Lebenssituationen wie zum Beispiel Trennung von oder Tod einer nahestehenden Person, Jobwechsel, Jobverlust, Umzug, körperliche Erkrankung usw.

Die Konfrontation mit allgemeinen Auslösereizen und individuellen Triggern ist sicher bei allen Betroffenen eine potenzielle Gefahr für einen Rückfall. Die Löschung problematischer Konditionierungen sollte daher Bestandteil jeder Behandlung sein (siehe Abschnitt 6.3.1).

Anhand der Liste werden mit den Patient*innen individuelle Maßnahmen erarbeitet, die ihn*sie in die Lage versetzen, die kritischen Situationen zu bewältigen, möglichst ohne in die Verhaltenssucht zurückzufallen. Zum Teil beinhaltet dies die ohnehin indizierten Interventionen im Rahmen der Schematherapie der Verhaltenssucht (vertiefende Auseinandersetzung mit der eigenen Biografie, Entmachtung Strafender und Fordernder Modi, Versorgung von Kind-Modi, Etablierung gesund erwachsener Wahrnehmung und Befriedigung emotionaler Grundbedürfnisse). Darüber hinaus ergibt sich bei vielen Patient*innen die Notwendigkeit, Fertigkeiten in den Bereichen Problemlösung, Kommunikation, Konfliktbewältigung und Stressbewältigung aufzubauen oder zu fördern (entsprechend den allgemeinen verhaltenstherapeutischen Prinzipien).

Hilfreich kann auch sein, einen individuellen „Notfallplan" zu erstellen, in dem den individuellen kritischen Situationen ganz konkret eine funktionale Reaktion zugeordnet wird. Patient*innen sind hier dazu angehalten, schriftlich zu fixieren, was genau sie im Vorfeld, während und nach einer kritischen Situation tun können, um sich zu helfen.

Die schriftliche Fixierung halten wir für äußerst hilfreich, da die neuen funktionalen Verhaltensstrategien angesichts von Belastungen vermutlich nicht ohne Weiteres abrufbar sind. Der Notfallplan sollte diskret, aber gut erreichbar und möglichst an verschiedenen Stellen (oder auch für unterwegs – entsprechend gesichert – digital auf dem Smartphone) hinterlegt sein. Das folgende Arbeitsblatt kann eine Orientierung für den Aufbau des Notfallplans liefern.

ARBEITSBLATT

Kritische Situationen und Hilfsmaßnahmen

Kritische Situationen	Was kann ich (im Vorfeld, währenddessen und danach) tun, um mir zu helfen?

Das individuell ausgefüllte Arbeitsblatt sollte von Beginn der Therapie an genutzt und immer wieder überprüft und gegebenenfalls erweitert oder angepasst werden – zum Beispiel nach einem tatsächlichen Rückfall.

7.9 Einbezug von Angehörigen und Co-Abhängigkeit

Partner*innen, Familie und Freund*innen von Betroffenen temporär in die Therapie mit einzubeziehen, kann in vielen Fällen sinnvoll sein, um diese aufzuklären und als Unterstützung für Patient*innen ein Stück weit mit ins Boot zu holen. Besonders indiziert ist dies, wenn bei Angehörigen Co-Abhängigkeit besteht. Von einer Co-Abhängigkeit gehen wir aus, wenn ein*e Angehörige*r

1. durch eigenes Tun oder durch das Unterlassen bestimmter Handlungen die Verhaltenssucht des*r Betroffenen zusätzlich aufrechterhält und / oder
2. erheblich unter der Verhaltenssucht des*r Betroffenen leidet.

Es muss davon ausgegangen werden, dass Co-Abhängigkeit bei den Verhaltenssüchten ein ebenso häufiges Phänomen darstellt wie bei den stoffgebundenen Süchten. Daher sollte es in der Behandlung immer mit bedacht werden.

Co-abhängiges Verhalten wie unter Punkt 1 benannt, kann sehr unterschiedliche Formen annehmen, die nur im Gespräch mit dem*r Angehörigen selbst zuverlässig exploriert werden können. Beispiele aus der Praxis sind:

- Der*die Partner*in sollte längst die Unterlagen für die Steuererklärung vorbereitet haben, verbringt seine Freizeit aber ausschließlich mit ausuferndem Computerspiel – der*die Angehörige übernimmt stillschweigend die Aufgabe.
- Utensilien, die ein*e Familienangehörige*r zum Ausleben einer Sexsucht verwendet, werden versteckt, wenn unangemeldeter Besuch kommt.
- Dem besten Freund / der besten Freundin wird immer wieder Geld geliehen, wenn diese*r zum Spielen ins Casino geht und sich das eigentlich nicht leisten kann.
- Dem*r Partner*in wird ab und zu Geld überwiesen, wenn er*sie beim Shoppen die Kreditkarte überzogen hat.

Oft steckt hinter co-abhängigem Verhalten, das aufrechterhaltend auf die Sucht wirkt, die Zuneigung dem*r Betroffenen gegenüber und der (nachvollziehbare und menschliche!) Wunsch, die Dinge möglichst rasch und unauffällig zu bereinigen. Angehörige, die dem*r Verhaltenssüchtigen sehr nahestehen, erleben oft auch selbst große Scham angesichts der Probleme des*r Betroffenen und agieren selbst in einem Bewältigungs-Modus, um die Scham nicht zu spüren.

Wenn Angehörige mit in eine oder mehrere Therapiesitzungen kommen, sollten die individuellen Beweggründe empathisch validiert werden. Zugleich sollte auch sehr eindeutig darüber aufgeklärt werden, dass das Verhalten (oder Nichtverhalten) des*r Angehörigen zur Aufrechterhaltung des Problems beiträgt. Angehörige sollten ermutigt werden, aus dem Teufelskreis auszutreten, zum Beispiel indem sie Ausfälle des*r Betroffenen nicht länger kompensieren, Suchtverhalten nicht länger verheimlichen und decken oder eine Konfrontation vermeiden.

Wir Therapeut*innen können in der Angehörigensitzung selbst ein hilfreiches Modell dafür sein, wie Angehörige den*die Betroffene*n außerhalb der Therapie zugewandt und unterstützend, gleichsam aber auch ehrlich und konkret mit dem Suchtverhalten und seinen Folgen konfrontieren können. Angehörige werden darin unterstützt, eigene Eindrücke, Gefühle und Bedürfnisse zu äußern, ohne dabei entweder zu bagatellisieren oder anzuklagen.

Zugleich sollte mit Angehörigen der entscheidende Unterschied zwischen kurzfristig kaschierenden und langfristig hilfreichen eigenen Verhaltensweisen erarbeitet werden. Dies beinhaltet auch, das Tun und Lassen des*der Betroffenen wieder in dessen Eigenverantwortung zu geben und Kontrolle darüber abzugeben. Statt die Verhaltenssucht des*der Betroffenen zum eigenen Fokus zu machen, sollte die eigene Selbstfürsorge – und damit die funktionale Abgrenzung von der*dem Betroffenen – im Vordergrund stehen.

Auch sollten die leidvollen Auswirkungen des Suchtverhaltens auf den*die Angehörige*n selbst offen angesprochen und auch dem*der Betroffenen bewusst gemacht werden. Angehörige leiden zum Beispiel unter der emotionalen Distanziertheit und Abwesenheit der Betroffenen, unter den durch die Sucht verursachten finanziellen Nöten bis hin zur existenziellen Bedrohung oder (bei Sexualpartner*innen) unter der gesundheitlichen Gefahr durch Infektionsrisiken, die von der Sexsucht eines*r Partners*Partnerin ausgehen kann.

Konstruktives Verhalten von Angehörigen von Menschen mit Verhaltenssüchten kann sich an der folgenden Zusammenfassung orientieren:

- Probleme und eigene Bedürfnisse direkt ansprechen
- Selbstfürsorglich auf sich selbst achten, sich schützen, eigene Interessen wahren und wahrnehmen
- Negative Folgen der Verhaltenssucht nicht vertuschen, verheimlichen oder abfedern
- Versäumnisse des*r Betroffenen nicht kompensieren
- Nicht mit Geld für die Ausübung der Verhaltenssucht aushelfen
- Nicht die Rolle des*r professionellen Helfers*Helferin / des*r Therapeuten*Therapeutin übernehmen
- Nötige Abgrenzung vornehmen, loslassen und an Eigenverantwortung des*der Betroffenen appellieren

In manchen Fällen kann eine eigene psychotherapeutische Begleitung für Angehörige indiziert sein, wenn diese aufgrund der Belastungen eine krankheitswertige Störung entwickelt haben und / oder aufgrund tief verwurzelter interaktioneller Muster und Dynamiken nicht ohne Weiteres in der Lage sind, die Empfehlungen zum veränderten Umgang mit dem*der Betroffenen umzusetzen.

Zur vertiefenden Aufklärung über Verhaltenssucht im Allgemeinen und dem Vorgehen im Rahmen des schematherapeutischen Ansatzes kann gegebenenfalls auch der Ratgeber *Ausstieg aus Verhaltenssüchten* (Arnhold & Hoppe, 2019) empfohlen werden.

Literatur

Albrecht, U. & Grüsser, S. M. (2003): Diagnose der Glücksspielsucht? *Psychomed,* 15: 96–99.

Archonti, C., Roediger, E. & de Zwaan, M. (2016): *Schematherapie bei Essstörungen*. Weinheim: Beltz.

Arnhold, J. & Hoppe, H. (2019): *Ausstieg aus Verhaltenssüchten. Wie Schematherapie helfen kann*. Paderborn: Junfermann.

Barrera, M. (1979): An evaluation of a brief group therapy for depression. *Journal of Consulting and Clinical Psychology,* 47(2), 413–415.

Barth, J., Schneider, S. & von Känel, R. (2010): Lack of social support in the etiology and the prognosis of coronary heart disease: A systematic review and meta-analysis. *Psychosomatic Medicine,* 72: 229–238.

Baxter, L. R. jr. (1992): Neuroimaging studies of obsessive compulsive disorder. *Psychiatric Clinics of North America,*15(4): 871–884.

Baxter, L. R. jr., Saxena, S., Brody, A. L., Ackermann, R. F., Colgan, M., Schwartz, J. M., Allen-Martinez, Z., Fuster, J. M. & Phelps, M. E. (1996): Brain mediation of Obsessive-Compulsive Disorder symptoms: Evidence from functional brain imaging studies in the human and nonhuman primate. *Seminars in Clinical Neuropsychiatry,*1(1): 32–47.

Beck, A. & Seiferth, N. (2012): Neurobiologie der Sucht und Brain-Imaging. *Spectrum Psychiatrie,* 2: 10–13.

Beesdo-Baum, K., Zaudig, M. & Wittchen, H.-U. (2019): *Strukturiertes Klinisches Interview für DSM-5-Störungen – Klinische Version. Deutsche Bearbeitung des Structured Clinical Interview for DSM-5-Disorders – Clinical Version von Michael B. First, Janet B. W. Williams, Rhonda S. Karg, Robert L. Spitzer*. Göttingen: Hogrefe.

Berner, M. & Schmidt, H. M. (2014): Exzessives Sexualverhalten. In O. Bilke-Hentsch, K. Wölfling & A. Batra (Hrsg.), *Praxisbuch Verhaltenssucht. Symptomatik, Diagnostik und Therapie bei Kindern, Jugendlichen und Erwachsenen* (144–161). Stuttgart: Thieme.

Bilke-Hentsch, O., Wölfling, K. & Batra, A. (2014). *Praxisbuch Verhaltenssucht. Symptomatik, Diagnostik und Therapie bei Kindern, Jugendlichen und Erwachsenen*. Stuttgart: Thieme.

Black, D. W., Kehrberg, L. L., Flumerfelt, D. L. & Schlosser, S. S. (1997): Characteristics of 36 subjects reporting compulsive sexual behavior. *American Journal of Psychiatry,* 154 (2): 243–249.

Breuer, S. & Kleinert, J. (2009): Primäre Sportsucht und bewegungsbezogene Abhängigkeit – Beschreibung, Erklärung, Diagnostik. In D. Batthyàny & A. Pritz (Hrsg.), *Rausch ohne Drogen: Substanzungebundene Süchte* (191–218). Wien: Springer Vienna.

Carli, V., Durkee, T., Wasserman, D., Hadlaczky, G., Despalins, R., Kramarz, E., Wasserman, C., Sarchiapone, M., Hoven, C.W., Brunner, R. & Kaess, M. (2013): The association between pathological internet use and comorbid psychopathology: A systematic review. *Psychopathology* (46): 1–13.

Cohen, S., Alper, C. M., Doyle, W. J., Treanor, J. J. & Turner, R. B. (2006): Positive emotionale style predicts resistance to illness after experimental exposure to rhinovirus or influenza A virus. *Psychosomatic Medicine,* 68(6): 809–815.

Côté, D., Caron, A., Aubert, J., Desrochers, V., Ladouceur, R. (2003): Near wins prolong gambling on a video lottery terminal. *Journal of Gambling Studies,* 19(4): 433–438.

Cuijpers, P., van Straten, A. & Warmerdam, L. (2006). Behavioral activation treatments of depression. A meta-analysis. *Clinical Psychology Review,* 27: 318–326.

Deutsches Institut für Medizinische Dokumentation und Information, DIMDI (2020): *Wann kommt die ICD-11.* Einzusehen unter: ↗ https://www.dimdi.de/dynamic/de/faq/faq/Wann-kommt-die-ICD-11/ (letzter Zugriff am 18.06.2020).

Dilling, H., Mombour, W. & Schmidt, M.D. (Hrsg.) (1991): *ICD-10 Kapitel V (F). Klinisch-diagnostische Leitlinien.* Bern: Huber.

Drca, N., Wolk, A., Jensen-Urstad, M. & Larsson, S.C. (2014): Atrial fibrillation is associated with different levels of physical activity levels at different ages in men. *Heart,* 100: 1037–1042.

Erzen, E. & Cikrikci, Ö. (2018): The effect of loneliness on depression: A meta-analysis. *International Journal of Social Psychiatry,* 64(5): 427–435.

Falkai, P. & Wittchen, H.-U. (Hrsg.) (2015): *Diagnostische Kriterien DSM-5.* Göttingen: Hogrefe.

First, M.B., Spitzer, R.L., Gibbon, M. & Williams, J.B.W. (2002): *Structured Clinical Interview for DSM-IV-TR axis I disorders, research version (SCID-I-RV).* New York: Biometrics Research, New York State Psychiatric Institute.

Goldberg, L.R. (1990): An alternative „description of personality": The Big-Five factor structure. *Journal of Personality and Social Psychology,* 59(6): 1216–1229.

Grant, J.E., Odlaug, B.L., Potenza, M.N., Hollander, E. & Kim, S.W. (2010): Nalmefene in the treatment of pathological gambling: multicentre, double-blind, placebo-controlled study. *British Journal of Psychiatry,* 197(4): 330–331.

Grawe, K. (2004): *Neuropsychotherapie.* Göttingen: Hogrefe.

Griffiths, M. (2005): A „components" model of addiction within a biopsychosocial framework. *Journal of Substance Use,* 10(4), 191–197.

Griffiths, M.D., Urbán, R., Demetrovics, Z., Lichtenstein, M.B., de la Vega, R., Kun, B., Ruiz-Barquín, R., Youngman, J. & Szabo, A. (2015): A cross-cultural re-evaluation of the Exercise Addiction Inventory (EAI) in five countries. *Sports Medicine,* 1: 5–12.

Grüsser, S.M. & Thalemann, C.N. (2006): *Verhaltenssucht: Diagnostik, Therapie, Forschung.* Bern: Huber.

Ha, J.H., Yoo, H.J., Cho, I.H., Chin, B., Shin, D. & Kim, J.H. (2006): Psychiatric comorbidity assessed in Korean Children and adolescents who screen positive for internet addiction. *Journal of Clinical Psychiatry,* 67(5): 821–826.

Harandi, T.F. Taghinasab, M.M. & Nayeri, T.D. (2017): The correlation of social support with mental health: A meta-analysis. *Electronic Physician,* 9(9): 5212–5222.

Harlow, H. F. (1958): The Nature of Love. *American Psychologist,* 13(12): 673–685.

Hayes, S. & Lillis, J. (2012): *Acceptance and Commitment Therapy.* American Psychological Association.

Horst, E. (1975): *Friedrich der Staufer.* Düsseldorf: Claassen.

Jack, R.E., Sun, W., Delis, I., Garrod, O.G.B. & Schyns, P.G. (2016): Four not six: revealing culturally common facial expressions of emotion. *Journal of Experimental Psychology: General,* 145(6): 708–730.

Kaye, W. (2008): Neurobiology of anorexia and bulimia nervosa. *Physiology & Behavior,* 94(1): 121–135.

Kleinert, J. (2014): Suchtartiges Sport- und Bewegungsverhalten. In O. Bilke-Hentsch, K. Wölfling & A. Batra (Hrsg.), *Praxisbuch Verhaltenssucht. Symptomatik, Diagnostik und Therapie bei Kindern, Jugendlichen und Erwachsenen* (167–189). Stuttgart: Thieme.

Lear, S. A., Hu, W., Rangarajan, S., Gasevic, D., Leong, D., Iqbal, R., Casanova, A., Swaminathan, S., Anjana, R. M., Kumar, R., Rosengren, A., Wie, L., Yang, W., Chuangshi, W., Huaxing, L., Nair, S., Diaz, R., Swidon, H., Gupta, R., Mohammadifard, N., Lopez-Jaramillo, P., Oguz, A., Zatonska, K., Seron, P., Avezum, A., Poirier, P., Teo, K. & Yusuf, S. (2017): The Effect of Physical Activity on Mortality and Cardiovascular Disease in 130 000 People from 17 High-Income, Middle-Income, and Low-Income Countries: the PURE Study. *The Lancet*, 390(10113): 2643–2654.

Legenbauer, T. & Vocks, S. (2005): *Manual der kognitiven Verhaltenstherapie bei Anorexie und Bulimie*. Heidelberg: Springer Medizin.

Lewinsohn, P. M. (1974): A behavioral approach to depression. In R. J. Friedman & M. M. Katz (Hrsg.), *The psychology of depression: Contemporary theory and research.* New Jersey: John Wiley & Sons.

Lobbestael, J., van Vreeswijk, M., Spinhoven, P., Schouten, E. & Arntz, A. (2010): Reliability and validity of the Short Schema Mode Inventory (SMI). *Behavioral and Cognitive Psychotherapy,* 38: 437–458. Deutsche Übersetzung von Rothemund, Pillmann, Dominiak & Jacob, Verwendung und Abdruck nur mit Genehmigung der Autoren.

Loose, C., Graaf, P. & Zarbock, G. (2013): *Schematherapie mit Kindern und Jugendlichen.* Weinheim: Beltz.

Lupi, M., Martinotti, G., Acciavatti, T., Pettorruso, M., Brunetti, M., Santacroce, R., Cinosi, E., Di Iorio, G., Di Nicola, M. & Di Giannantonio, M. (2014): Pharmacological Treatment in Gambling Disorder: A Qualitative Review. *BioMed Research International.* Einzusehen unter: ↗ https://www.hindawi.com/journals/bmri/2014/537306 (letzter Zugriff am 18.06.2020).

Meerkerk, G. J., Van Den Eijnden, R. M., Vermulst, A. A. & Garretsen, H. F. L. (2009): The compulsive Internet use scale (CIUS): some psychometric properties. *Cyberpsychology & Behavior,* 12: 1–6.

Meyer, C., Rumpf, H., Kreuzer, A., de Brito, S., Glorius, S., Jeske, C., Kastirke, N., Porz, S., Schön, D., Westram, A., Klinger, D., Goeze, C., Bischof, G., John, U. (2011): Pathologisches Glücksspielen und Epidemiologie (PAGE): *Entstehung, Komorbidität, Remission und Behandlung. Endbericht an das Hessische Ministerium des Innern und für Sport.* Greifswald/Lübeck.

Mons, U., Hahmann, H. & Brenner, H. (2014): A reverse J-shaped association of leisure time physical activity with prognosis in patients with stable coronary heart disease: evidence from a large cohort with repeated measurements. *Heart,* 100: 1043–1049.

Müller, A. & Voth, E. M. (2014): Suchtartiges Kaufverhalten. In O. Bilke-Hentsch, K. Wölfling & A. Batra (Hrsg.), *Praxisbuch Verhaltenssucht. Symptomatik, Diagnostik und Therapie bei Kindern, Jugendlichen und Erwachsenen* (128–139). Stuttgart: Thieme.

Müller, A., Müller, U., Albert, P., Mertens, C., Silbermann, A., Mitchell, J. E. & de Zwaan, M. (2007): Hoarding in a compulsive buying sample. *Behaviour Research and Therapy,* 45 (11): 2754–2763.

Müller, K., Glaesmer, H., Brähler, E., Wölfling, K., Beutel, M. (2014): Prevalence of internet addiction in the general population: results from a German population-based survey. *Behavior and Information Technology* 33, 757–66.

Musalek, M. & Zeidler, R. (2014): Suchtartiges Arbeitsverhalten. In O. Bilke-Hentsch, K. Wölfling & A. Batra (Hrsg.), *Praxisbuch Verhaltenssucht. Symptomatik, Diagnostik und Therapie bei Kindern, Jugendlichen und Erwachsenen* (191–213). Stuttgart: Thieme.

Neuner, M., Raab, G. & Reisch, L. A. (2005): Compulsive buying in maturing consumer societies: An empirical re-inquiry. *Journal of Economic Psychology,* 26: 509–522.

Park, S. K., Kim, J. Y. & Cho, C. B. (2008): Prevalence of Internet addiction and correlations with family factors among South Korean adolescents. *Adolescence*, 43(172), 895–909.

Petersen, K. U., Thomasius, R., Schelb, Y., Spieles, H., Trautmann, S., Thiel, R. & Weymann, N. (2010): *Beratungs- und Behandlungsangebote zum pathologischen Internetgebrauch in Deutschland. Endbericht an das Bundesministerium für Gesundheit (BMG).* Hamburg: Universitätsklinikum Hamburg-Eppendorf, Deutsches Zentrum für Suchtfragen des Kindes- und Jugendalters (DZSKJ).

Petry, J. & Baulig, T. (1996): *Kurzfragebogen zum Glücksspielverhalten (KFG).* Göttingen: Hogrefe.

Poppelreuter, S. (2004): Arbeitssucht: Massenphänomen oder Psychoexotik? Aus Politik und Zeitgeschichte – Gesellschaft und Sucht (1-2). Bundeszentrale für politische Bildung. Einzusehen unter: ↗ https://www.bpb.de/apuz/28575/arbeitssucht-massenphaenomen-oder-psychoexotik?p=all#footnodeid_14-14 (letzter Zugriff am 18.06.2020).

Poppelreuter, S. & Windholz, C. (1999): Arbeitssucht in Unternehmen – Formen, Folgen, Vorkehrungen. *Wirtschaftspsychologie* (4): 62–69.

Premper, V., Sobottka, B. & Fischer, T. (2007): Der Schweriner Fragebogen zum Glücksspielen. *Praxis Klinische Verhaltensmedizin und Rehabilitation,* 20: 244–249.

Raab, G., Neuner, M., Reisch, L. A. & Scherhorn, G. (2005): *SKSK – Screeningverfahren zur Erhebung von kompensatorischem und süchtigem Kaufverhalten.* Ein Testmanual. Göttingen: Hogrefe.

Raymond, N. C., Coleman, E. & Miner, M. H. (2003): Psychiatric comorbidity and compulsive/impulsive traits in compulsive sexual behavior. *Comprehensive Psychiatry,* 44: 370–380.

Reddemann, L. (2012): *Imagination als heilsame Kraft.* Stuttgart: Klett-Cotta.

Reid, R. C., Garos, S. & Carpenter, B. N. (2011): Reliability, validity and psychometric development oft the Hypersexual Behavior Inventory in an outpatient sample of men. *Sexual Addiction & Compulsivity,* 18: 30–51.

Reiss, N. & Vogel, F. (2014): *Empathische Konfrontation in der Schematherapie.* Weinheim: Beltz.

Reiss, N., Dominika, P., Harris, D., Knörnschild, C., Schouten, E. & Jacob, G. (2012): Reliability and Validity of the German Version of the Schema Mode Inventory. *European Journal of Psychological Assessment,* 28: 297–304.

Reuter, J., Raedler, T., Rose, M., Hand, I., Gläscher, J. & Büchel, C. (2005): Pathological gambling is linked to reduced activation of the mesolimbic reward system. *Nature Neuroscience,* 8(2): 147–148.

Robinson, B. E. (1998): Chained to the Desk. A guidebook for Worcaholics, their Partners and Children, and the Clinicians who treat them. *New York, NY: New York University Press*: 52–54.

Roediger, E. (2010): *Raus aus den Lebensfallen: Das Schematherapie-Patientenbuch.* Paderborn: Junfermann.

Roediger, E. (2014): *Wer A sagt … muss noch lange nicht B sagen: Lebensfallen und lästige Gewohnheiten hinter sich lassen.* Kösel Verlag.

Romanczuk-Seiferth, N., van den Brink, W. & Goudriaan, A. E. (2014): From symptoms to neurobiology: pathological gambling in the light of the new classification in DSM-5. *Neuropsychobiology,* 70: 95–102.

RUMPF, H.-J., MEYER, C., KREUZER, A., JOHN, U., MERKEERK, G.-J. (2011): *Prävalenz der Internetabhängigkeit (PINTA). Bericht an das Bundesministerium für Gesundheit.* Greifswald / Lübeck 31, 12 ff.

SACHSE, R. (2004): *Persönlichkeitsstörungen: Leitfaden für die Psychologische Psychotherapie.* Göttingen: Hogrefe.

SALKOVSKIS, P. M. (1985): Obsessional-compulsive Problems: a cognitive-behavioural analysis. *Behaviour Research and Therapy,* 25, 571–583.

SASS, H., WITTCHEN, H.-U., ZAUDIG, M. & HOUBEN, I. (2003): *Diagnostisches und Statistisches Manual Psychischer Störungen – Textrevision – DSM-IV-TR. Deutsche Bearbeitung und Einführung.* Göttingen: Hogrefe.

SAVAGE, B. M., LUJAN, H. L., THIPPARTHI, R. R. & DICARLO, S. E. (2017): Humor, laughter, learning and health! A brief review. *American Journal of Physiology,* 41: 341–347.

SCHNEIDER, C. & BÜHLER, K.-E. (2001): Arbeitssucht. *Deutsches Ärzteblatt,* 98(8): 463–465.

SELIGMAN, M. (1998): *Learned Optimism: How to Change Your Mind and Your Life.* London: Pocket Books.

SIMPSON, S. (2016): Schemamodi bei Essstörungen. In: C. Archonti, E. Roediger, & M. de Zwaan (Hrsg.), *Schematherapie bei Essstörungen* (70–84). Weinheim: Beltz.

SMITH, N. J. (1980): Excessive weight loss and food aversion in athletes simulating anorexia nervosa. *Pediatrics,* 66: 139–142.

SPITZ, R. A. (1945): Hospitalism. An Inquiry into the Genesis of Psychiatric Conditions in Early Childhood. *The Psychoanalytic Study of the Child,* 1(1): 53–74.

SPITZ, R. A. (1946a): Hospitalism: A Follow-Up Report on Investigation Descirbed in Volume I, 1945. *The Psychoanalytic Study of the Child,* 2(1): 113–117.

SPITZ, R. A. (1946b): Anaclitic Depression. An Inquiry into the Genesis of Psychiatric Conditions in Early Childhood II. *The Psychoanalytic Study of the Child,* 2(1): 313–342.

SZABO, A. & GRIFFITHS, M. D. (2007): Exercise addiction in British sport science students. *International Journal of Mental Health and Addiction,* 5(1): 25–28.

TARGHETTA, R., NALPAS, B., & PERNEY, P. (2013): Argentine tango: Another behavioral addiction? *Journal of Behavioral Addictions,* 2(3), 179–186.

VAN VREESWIJK, M., BROERSEN, J. & SCHURINK, G. (2014): *Mindfulness and Schema Therapy. A Practical Guide.* New Jersey: Wiley-Blackwell.

VOLLMER, H. C. & KRAUTH, J. (2000): Verhaltenstherapie bei Suchterkrankungen. In R. Thomasius (Hrsg.), *Psychotherapie der Suchterkrankungen* (102-121). Stuttgart: Thieme.

WALTER, N. & HEINEN, T. (2017): Sportsucht als Verhaltenssucht. Auch im Sport gibt es ein Zuviel – Symptome und Folgen. *Sportärztezeitung* (3): 90–93.

WEI, H. T., CHEN, M. H., HUANG, P. C. & BAI, Y. M. (2012): The association between online gaming, social phobia, and depression: an internet survey. *BMC Psychiatry,* 12 (1): 92.

WINKLER, A., DÖRSING, B., RIEF, W., SHEN, Y. & GLOMBIEWSKI, J. (2013): Treatment of internet addiction: A meta-analysis. *Clinical Psychology Review,* 33: 317–329.

WÖLFLING, K., MÖRSEN, C. P., DUVEN, E., ALBRECHT, U., GRÜSSER, S. M. & FLOR, H. (2011): To gamble or not to gamble: at risk for craving and relapse – learned motivated attention in pathological gambling. *Biological Psychiatry,* 87(2): 275–281.

WOLPE, J. (1969): *The Practice of Behavior Therapy.* London: Pergamon Press.

WORLD HEALTH ORGANIZATION (2010): *Global Recommendations on Physical Activity for Health.* WHO Press.

YOUNG, J. E., KLOSKO, J. S. & WEISHAAR, M. E. (2005): *Schematherapie. Ein praxisorientiertes Handbuch.* Paderborn: Junfermann.

Zarbock, G. (2014): *Einladung zur Schematherapie. Grundlagen, Konzepte, Anwendung.* Weinheim: Beltz.

Zastrow, A., Kaiser, S., Stippich, C., Walter, S., Herzog, W., Tchanturia, K., Belger, A., Weisbrod, M., Treasure, J. & Friederich, H.-C. (2009): Neural Correlates of Impaired Cognitive-Behavioral Flexibility in Anorexia Nervosa. *The American Journal of Psychiatry,* 166: 608–616.

Zeeck, A., Leonhart, R., Mosebach, N., Schlegel, S., Linster, H. W. & Hartmann, A. (2013): Psychopathologische Aspekte von Sport. Eine deutsche Adaptation der „Exercise Dependence Scale" (EDS-R). *Zeitschrift für Sportpsychologie,* 20: 94–106.

Index

Überblick über die Online-Materialien:

- Merkblätter I bis VII
- Vorlage: Die eigene Modus-Landkarte (Modus-Modell)
- Die eigene Modus-Landkarte mit Laissez-faire-Anteil
- Instruktion für die ressourcenaktivierende Imagination
- Instruktion und Leitfaden für die diagnostische Imagination (emotionale Exposition)
- Instruktion und Leitfaden für eine überschreibende Imagination mit Entmachtung von Fördernden und Strafenden Modi und Versorgung des Modus des Vulnerablen Kindes
- Instruktion und Leitfaden für eine überschreibende Imagination mit Konfrontation des Laissez-faire-Modus und Versorgung des Modus des Impulsiven und Undisziplinierten Kindes
- Instruktion zur Imagination zum Leben ohne die Verhaltenssucht
- Leitfaden für einen Stuhldialog des Strafenden Modus und Versorgung des Modus des Vulnerablen Kindes
- Leitfaden für einen Stuhldialog zur Entmachtung des Fordernden Modus und Versorgung des Modus des Vulnerablen Kindes
- Leitfaden für die Regulation des Distanzierten-Selbstberuhiger Modus im Stuhldialog
- Anleitung für die empathische Konfrontation des Distanzierten Selbstberuhigers auf einem Stuhl
- Leitfaden für einen Stuhldialog zur Förderung funktional begrenzender innerer Botschaften und Versorgung des Modus des Impulsiven Kindes
- Leitfaden für einen Stuhldialog zur Förderung funktional begrenzender innerer Botschaften und Versorgung des Modus des Undisziplinierten Kindes
- Leitfaden für einen Stuhldialog zur Bearbeitung von Ambivalenz
- Arbeitsblatt: Kosten-Nutzen-Abwägung kurz- und langfristig
- Arbeitsblatt: Vorlage Modus-Memo: Bewältigungsverhalten
- Arbeitsblatt: Vorlage Modus-Memo: unzureichende funktional fordernde Botschaften des Modus des Gesunden Erwachsenen bei Laissez-faire-Modus
- Instruktion: Achtsames Atmen
- Arbeitsblatt: Kritische Situationen und Hilfsmaßnahmen